家庭膳食与营养

主　编　鲁　彬　刘香娥
副主编　王方顺　孙红梅　田　静
编　者　贾盛兰　李清洁　邵照国
　　　　杨　阳　时明明

U0339970

北京理工大学出版社
BEIJING INSTITUTE OF TECHNOLOGY PRESS

内 容 简 介

本教材基于课改"课程模块化"的新要求,将内容分为家庭膳食必需的营养素及能量、家庭膳食基础知识与食谱编制、家庭特定人群营养与膳食指导、家庭膳食食品安全、常见慢病家庭膳食指导五大模块,共十三个项目,并制定相对应的工作任务及实施流程。具体任务采用任务驱动法的行动导向式编写方式,从任务描述(情景导入)、任务分析、相关知识、任务实施到任务评价、同步测试等,文中有课件、图片、微视频等数字资源的二维码,为广大师生设立了"教、学、做-评"一体的教学环境。本教材内容充分对接生命全周期的健康理念,从儿童、妇女、成人、老人全部群体的膳食营养进行序化,并充分考虑特殊人群特殊时期膳食改变和要求,旨在培养学生根据所学知识为不同人群进行科学配餐、减少疾病发生的能力。

图书在版编目(CIP)数据

家庭膳食与营养 / 鲁彬, 刘香娥主编. --北京:
北京理工大学出版社, 2021.11 (2021.12 重印)
ISBN 978-7-5763-0627-9

Ⅰ. ①家⋯　Ⅱ. ①鲁⋯ ②刘⋯　Ⅲ. ①膳食营养-教材　Ⅳ. ①R151.4

中国版本图书馆 CIP 数据核字(2021)第 222377 号

出版发行 /	北京理工大学出版社有限责任公司
社　　址 /	北京市海淀区中关村南大街 5 号
邮　　编 /	100081
电　　话 /	(010)68914775(总编室)
	(010)82562903(教材售后服务热线)
	(010)68944723(其他图书服务热线)
网　　址 /	http://www.bitpress.com.cn
经　　销 /	全国各地新华书店
印　　刷 /	唐山富达印务有限公司
开　　本 /	787 毫米×1092 毫米　1/16
印　　张 /	15.25
字　　数 /	406 千字
版　　次 /	2021 年 11 月第 1 版　2021 年 12 月第 2 次印刷
定　　价 /	85.00 元

责任编辑 / 吴　欣
文案编辑 / 吴　欣
责任校对 / 周瑞红
责任印制 / 施胜娟

现代家政服务与管理专业创新型系列教材
建设委员会名单

顾问：

宁波卫生职业技术学院　朱晓卓教授

中国家庭服务业协会理事

中国劳动学会理事

中国老教授协会家政学与家政产业专委会副主任委员

全国电子商务职业教育教学指导委员会委员

宁波卫生职业技术学院健康服务与管理学院院长、高职研究所所长

主任：

菏泽家政职业学院　董会龙教授

中国职业技术教育学会家政专业教学工作委员会理事

山东省职业技术教育学会教学工作委员会委员

山东省家庭服务业协会副会长

副主任：

菏泽家政职业学院教务处长　刘加启

菏泽家政职业学院家政管理系主任　王颖

菏泽家政职业学院家政管理系副主任　孙红梅

院校主要编写成员（排名不分先后）：

菏泽家政职业学院　张永清

长沙民政职业技术学院　钱红

菏泽家政职业学院　鲁彬

遵义医药高等专科学校　钟正伟

菏泽家政职业学院　郭丽

徐州技师学院　辛研

山东医学高等专科学校　乜红臻

淄博电子工程学校　苗祥凤

菏泽家政职业学院　刘德芬

遵义医药高等专科学校　冯子倩

菏泽家政职业学院　郑胜利

山东药品食品职业学院　孟令霞

菏泽家政职业学院　刘香娥

济南护理职业学院　潘慧

菏泽家政职业学院　朱晓菊

山东交通学院　陈明明

菏泽家政职业学院　常莉

菏泽家政职业学院　武薇

德州职业技术学院　冯延红

菏泽家政职业学院　赵炳富

医院、企业主要编写成员（排名不分先后）

单县中心医院　贺春荣

菏泽市天使护政公司　李宏

河南雪绒花职业培训学校　刘丽霞

单县精神康复医院　田静

淄博柒鲁宝宝教育咨询有限公司　齐晓萌

单县中心医院营养科　时明明

河南雪绒花职业培训学校　焦婷

菏泽颐养院医养股份有限公司单县老年养护服务中心　闫志霖

序　言

  2019 年 6 月，国务院办公厅印发《关于促进家政服务业提质扩容的意见》（国发办〔2019〕30 号，以下简称《意见》），从完善培训体系、推进服务标准化、强化税收金融支持等 10 方面提出了 36 条政策措施，简称"家政 36 条"。《意见》围绕"提质"和"扩容"两个关键词，紧扣"一个目标""两个着力""三个行动""四个聚焦"，着力发展员工制企业，推进家政行业进入社区，提升家政人员培训质量，保障家政行业平稳健康发展。

  中国社会正在步入家庭的小型化、人口的老龄化、生活的现代化和劳动的社会化，人们对于家政服务的需求越来越广泛。未来，家政服务从简单劳务型向专业技能型转变，专业化发展是关键节点。对于家政服务企业来说，在初级服务业务领域，发展核心是提高服务人员的不可替代性，必须提高家政服务人员服务质量和水平；在专业技术型业务中，需要不断建立完善的标准化服务体系，实现专业化发展。对于高等教育来说，亟须为家政行业培养懂知识重技能的高素质家政人才。

  为进一步深化高等职业教育教学水平，促进家政行业高素质人才的培养工作，提升学生的理论知识和实践能力，由菏泽家政职业学院牵头，联合其他高校、企业，在深入调研和探讨的基础上，编写"现代家政服务与管理专业高职系列规划教材"，包括家政服务公司经营与管理、家庭膳食与营养、家庭急救技术、母婴照护技术、老年照护技术、家电使用与维护、家政实用英语、家庭康复保健 10 余本。

  此系列教材以学习者为中心，基于家庭不同工作情境的职业能力体系进行教学设计、教材编写与资源开发；站在学习者的角度设计任务情境案例，按照不同层面设计教学模块，并制定相对应的工作任务及实施流程。对于技能型知识点，采用任务驱动模式编写，从任务描述（情景导入）、任务分析、相关知识、任务实施到任务评价，明确技能标准及要求，利于教师授教和学生学习。同时，增加知识拓展模块，将课程思政理念融入教材内容全过程，更加注重能力培养和工作思维的锻炼。

  本系列教材的出版，能够填补现代家政服务与管理高职教育专业教材的空白，更好地服务于高职现代家政服务与管理专业师生，为家政专业人才培养提供了参考依据，符合家政专业人才培养教学标准，具有前瞻性和较强应用性。

李晓华

2021.10.22

前　言

《国务院关于实施健康中国行动的意见》（国发〔2019〕13 号）明确指出，合理膳食是健康的基础。实施合理膳食行动，倡导人人追求健康，从合理膳食做起。家庭是社会的细胞，是社会和谐的基础，"合理膳食，营养惠万家"，让居民吃得更科学、更健康，同时传播营养知识、树立健康生活方式、增强人民体质、提高生命质量、预防疾病。

《家庭膳食与营养》是现代家政服务与管理专业核心教材之一，围绕均衡营养、珍惜食物、提高居民健康素养、促进健康中国行动计划的实施的目标以及家政服务员岗位核心能力要求，充分对接《家政服务员国家职业资格标准》和《公共营养师国家职业资格标准》来选取内容；遵循由简单到复杂、由基本知识到综合应用的认知规律，基于课改"课程模块化"的新要求，将内容分为家庭膳食必需的营养素及能量、家庭膳食基础知识与食谱编制、家庭特定人群营养与膳食指导、家庭膳食食品安全、常见慢病家庭膳食指导五大模块，分别介绍了以下内容：宏量营养素和其他营养素以及有关能量的一般知识；家庭常见食物的营养价值和家庭膳食的营养状况调查与评价，以及合理营养和平衡膳食；母婴、儿童少年和老年期的营养膳食指导；食品安全卫生知识；家庭常见代谢性疾病和心血管疾病的营养与膳食。内容充分对接生命全周期的健康理念，从儿童、妇女、成人、老人全部群体的膳食营养进行序化，并充分考虑特殊人群特殊时期膳食改变。

本教材采用学习目标、任务描述、任务分析、相关知识（穿插拓展知识、课堂互动等特色栏目）、任务实施、任务评价、同步测试这一编写体例，文中附有课件、图片、微视频等数字资源的二维码，为广大师生创造了"教、学、做、评"为一体的教学环境。

本教材为全国高等职业教育教材，适用于现代家政服务与管理等专业学生的营养教育，也适用于向广大居民普及营养知识。营养素养是健康素养的重要组成部分，营养素养是连接个体、食物和环境的桥梁，影响饮食行为和膳食营养的摄入，最终影响个体的健康与发展。期待本教材能提高居民营养知识，帮助他们改善不健康的生活方式，科学选择食物、合理搭配膳食，提高家庭健康素养，推进健康中国行动计划的实现。

本教材编写团队是具有丰富教学经验的一线教师和医院临床营养学专家，他们在教材编写过程中充分汲取了各自领域的优势，本着易教、易学、创新的教学理念，避免了传统教材的"大而全"弊端，但囿于知识面和学术水平有限，加之编写时间仓促，疏漏、不足之处在所难免，恳请读者批评指正，不胜感激！

目　　录

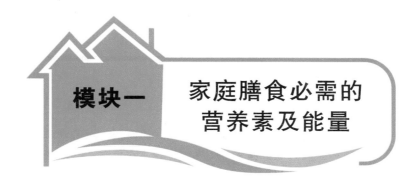

模块一　家庭膳食必需的营养素及能量

项目一　宏量营养素

【项目介绍】

　　膳食是人类的生命之源，是影响人体生长发育和身体健康的重要因素。在膳食提供的各类营养素中，蛋白质、脂类、碳水化合物这三大宏量元素，为人们的一切行为活动提供基本的能量供给。本项目重点介绍蛋白质、脂类、碳水化合物对人体的重要作用及其在人体内的代谢过程，帮助家庭成员发现膳食结构中存在的问题，预防慢性疾病的发生，提高居民健康素养。

【知识目标】

　　掌握蛋白质、脂类、碳水化合物的营养学意义，及其缺乏与过量的危害与膳食防治。熟悉蛋白质、脂类、碳水化合物的食物来源及推荐摄入量。

【能力目标】

　　能够根据症状判断相应的宏量营养素缺乏状况，并能进行正确的膳食指导，改善营养状况。

【素质目标】

　　具有严谨科学的态度，传播健康饮食理念和健康生活方式，做到合理营养，平衡膳食，提高全民健康水平。

任务一
蛋白质

任务描述

　　李某的儿子8岁，近来情绪不好，体重下降，有时伴随腹泻。李某带儿子到儿童保健门诊检查，医生了解到小孩平时挑食、偏食，吃饭较少，于是进行了相关体格检查，初步判定为轻度蛋白质-能量营养不良。

　　工作任务：

　　1. 什么指标能判断蛋白质-能量营养不良？

　　2. 请对该儿童进行正确的膳食指导。

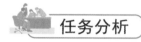 **任务分析**

　　掌握蛋白质的营养学意义，蛋白质缺乏和过多的危害；熟悉蛋白质评价方法，了解蛋白质的来源、推荐摄入量等，并能运用理论知识进行正确的膳食指导。

蛋白质

　　任务重点：蛋白质的营养学意义、食物来源及推荐摄入量。

　　任务难点：蛋白质缺乏和过多的危害。

 相关知识

一、蛋白质概述

　　蛋白质（protein）是一切生命的物质基础，它是由碳、氢、氧、氮、硫等元素组成的有机化合物，动植物的每一个细胞都由蛋白质构成，蛋白质约为体重的16%。人体内所有蛋白质都在不断更新，包括合成和分解两部分，人体每日更新体内蛋白质总量的1%~3%。蛋白质是细胞组分中含量最丰富、功能最多的高分子物质，几乎没有一项生命活动能离开蛋白质。

　　（一）营养学意义

　　1. 构成机体的重要成分

　　蛋白质是构成人体细胞、组织、器官结构的主要物质。除水分外，蛋白质约占细胞内物质的80%。组织、器官的生长发育，机体各种损伤修补，消耗性疾病的恢复，以及人体内细胞和组织的更新，都需要合成大量的蛋白质。蛋白质也是构成多种具有重要生理功能的物质的成分，包括蛋白类酶、蛋白类激素、血红蛋白、肌纤凝蛋白、肌钙蛋白、肌动蛋白、抗体和核蛋白及蛋白类细胞因子等。

　　2. 为机体提供能量

　　蛋白质在体内可被代谢分解，释放出能量。1 g蛋白质在体内分解约产生16.7 kJ（4 kcal）能量。生命活动中有10%~15%的能量源于蛋白质。当碳水化合物、脂肪供能充足时，此功能可以被替代。因此，供给能量并非蛋白质的主要功能。

3. 维持生命活动和调节生理功能

蛋白质是多数酶、激素、抗体、核蛋白等生命活性物质的组成成分，而这些物质对维持生命、调节生理功能有重要的作用。此外，蛋白质对维持体内酸碱平衡和胶体渗透压、调节水分在体内的分布、遗传信息的传递、物质的转运也具有重要作用。

4. 提供必需氨基酸和氮源

氨基酸是组成蛋白质的基本单位，以肽键相连接并形成一定的空间结构。自然界中的氨基酸有300多种，构成人体蛋白质的氨基酸有20种。

（1）营养必需氨基酸（essential amino acid）：在构成蛋白质的20种氨基酸中，有8种人体不能合成，需要从外界摄取。这些体内需要而不能自身合成，必须从食物中摄取的氨基酸称为营养必需氨基酸。包括异亮氨酸、亮氨酸、色氨酸、苏氨酸、苯丙氨酸、赖氨酸、蛋氨酸（甲硫氨酸）、缬氨酸8种。

（2）非必需氨基酸（nonessential amino acid）：除8种营养必需氨基酸以外的其余12种氨基酸，体内可以合成，不一定由食物供给，这些氨基酸称为非必需氨基酸。

（3）半必需氨基酸（semiessential amino acid）：精氨酸和组氨酸虽然能够自身合成，但合成量不多，长期缺乏或需要量增加，也会造成氮的负平衡。这两种氨基酸也可以称为半必需氨基酸。对婴幼儿来讲，组氨酸被认为是必需氨基酸，在成年之后，才可以自己合成。

（二）蛋白质营养价值的评价

营养学上，蛋白质的质量评价主要从食物中蛋白质的含量、必需氨基酸的含量和比值、蛋白质的消化率和蛋白质的利用率四个方面进行。

1. 蛋白质的含量

不同食物的蛋白质含量差异较大，动物性食物蛋白质含量一般较高，而除大豆类以外的植物性食物蛋白质含量均较低，如蔬菜、水果。一般根据食物的含氮量来计算蛋白质的含量，常用微量凯氏定氮法先测定食物中氮的含量，再换算为蛋白质的含量。计算公式为：

$$食物中的蛋白质含量 = 食物被测定的含氮量 \times 6.25$$

值得注意的是，食物中蛋白质含量高不一定等于质量高。当然，如果含量不高，再好的蛋白质，其营养价值也会受到限制。

拓展案例

三鹿奶粉三聚氰胺事件

2008年9月11日，有报道指出甘肃等地报告多例婴幼儿泌尿系统结石病例，调查发现患儿多有食用三鹿牌婴幼儿配方奶粉的历史，经相关部门调查，确认三鹿牌婴幼儿配方奶粉受到三聚氰胺污染。

事件迅速发酵，经调查，三鹿等22个厂家的69批次产品中均不同程度检出三聚氰胺，几乎所有中国主流的婴儿奶粉品牌都在列。不法分子为什么要在奶粉中加入三聚氰胺？

三聚氰胺的化学式为$C_3N_3(NH_2)_3$，其中氮的含量大概为66.7%，在奶粉中加入三聚氰胺可提高奶粉中氮的含量，使人误认为奶粉中蛋白质含量较高。

2. 必需氨基酸的含量和比值

食物蛋白质中的必需氨基酸含量和比值是评价食物中蛋白质营养价值的质的指标。食物中蛋白质必需氨基酸含量及比值越接近人体需要的模式，就越容易被人体吸收利用，该蛋白质则称为优质蛋白，如蛋、奶、水产品和肉类及大

蛋白质互补作用

豆中的蛋白质。在各类膳食蛋白质中，按照人体氨基酸含量和比值，其中含量相对不足的氨基酸为"限制氨基酸"，含量最低的称为第一限制氨基酸，以此类推，为第二限制氨基酸、第三限制氨基酸等。

将两种或两种以上的食物蛋白质混合食用，其中所含的氨基酸可以取长补短、相互补充，从而提高蛋白质的营养价值，这称为蛋白质的互补作用，如图1-1-1所示。蛋白质互补遵循远属、多样、同餐原则。

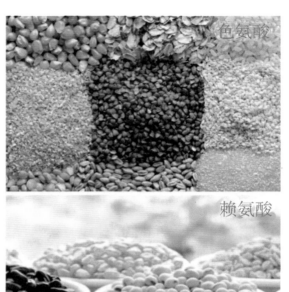

图1-1-1 食物互补作用

课堂互动

请根据中国人的饮食习惯，说一说我们的日常膳食搭配里是如何利用蛋白质互补作用来提高食物的营养价值的？

3. 蛋白质的消化率

蛋白质消化率（protein digestibility）是指膳食中蛋白质在机体内被消化酶分解和吸收的程度。消化率越高，蛋白质越容易被分解为氨基酸，被机体吸收利用的可能性越大，其营养价值也越高。计算公式如下：

$$蛋白质消化率 = \frac{摄入氮 - (粪氮 - 粪代谢)}{摄入氮} \times 100\%$$

粪氮指食物中未被消化吸收的氮，粪代谢氮指从消化道脱落的肠黏膜细胞、死亡的肠道微生物以及由肠黏膜分泌的消化液氮。当人完全不吃含蛋白质的食物时，粪便中所测得的氮即为粪代谢氮，又称内源性氮。蛋白质消化率受食物的种类、烹调方法和加工方式等的影响。一般动物性食物蛋白质消化率高于植物性食物。常用食物的蛋白质消化率见表1-1-1所示。

表 1-1-1　常用食物的蛋白质消化率

食物	消化率	食物	消化率	食物	消化率
鸡　蛋	97±3	大　米	88±4	大豆粉	87±7
牛　奶	95±3	面　粉	96±4	菜　豆	78
肉、鱼	94±3	燕　麦	86±7	花生酱	88
玉　米	85±6	小　米	79	混合膳	96

4. 蛋白质的利用率

常用来评价蛋白质利用率的指标有生物价、蛋白质净利用率、蛋白质功效比值和氨基酸评分。

（1）生物价：蛋白质被吸收后在体内储留的氮与被吸收的氮的比值称为生物价（biological value，BV）。生物价反映食物蛋白质吸收后在体内真正被利用的程度，其计算公式为：

$$BV = \frac{储留氮}{吸收氮} \times 100$$

$$吸收氮 = 摄入氮 - （粪氮 - 粪代谢氮）$$

$$储留氮 = 吸收氮 - （尿氮 - 尿内源性氮）$$

常见食物蛋白质生物价：鸡蛋为 94，牛奶为 85，鱼为 83，牛肉为 76，猪肉为 74，大米为 74，小麦为 67。

（2）蛋白质净利用率：食物中蛋白质被机体利用的情况称为蛋白质净利用率（net protein utilization，NPU）。蛋白质净利用率包括了蛋白质的消化和利用两个方面，因此常用来评定食物蛋白质的营养价值。其计算公式为：

$$NPU = \frac{储留氮}{摄入氮} \times 100\%$$

$$= 生物价 \times 消化率 \times 100\%$$

（3）蛋白质功效比值：摄入单位重量的蛋白质所增加的体重，称为蛋白质功效比值（protein efficiency ratio，PER）。其计算公式为：

$$PER = \frac{动物体重增加量}{摄入食物中蛋白质}$$

（4）氨基酸评分：被测食物蛋白质的第一限制性氨基酸与推荐的等量理想氨基酸或参考蛋白质同种氨基酸含量的比值，称为氨基酸评分（amino acid score，AAS），也称蛋白质化学评分。常用的有赖氨酸、含硫氨基酸、苏氨酸和色氨酸。其计算公式为：

$$AAS = \frac{被测食物蛋白质每克氮或蛋白质氨基酸含量}{参考蛋白质每克氮或蛋白质氨基酸含量} \times 100$$

常见食物中蛋白质的利用指标如表 1-1-2 所示。

表 1-1-2　常见食物中蛋白质的利用指标

食物	生物价（BV）	净利用率（NPU）/%	功效比(PER)	氨基酸评分（AAS）
全鸡蛋	94	84	3.92	1.06
全牛奶	87	82	3.09	0.98
鱼	83	81	4.55	1.00

食物	生物价（BV）	净利用率（NPU）/%	功效比（PER）	氨基酸评分（AAS）
牛肉	76	73	2.30	1.00
大豆	73	66	2.32	0.63
土豆	67	60	—	0.48
大米	63	63	2.16	0.59
精制面粉	52	51	0.60	0.34

（三）膳食参考摄入量

测定人体蛋白质和氨基酸平均需要量的方法主要包括氮平衡法、要因加算法和稳定性放射性核素技术。氮平衡法是研究蛋白质需要量最常用的方法，指氮的摄入量和排出量的关系，常用于描述体内蛋白质的营养状况。人体的氮平衡有：①零氮平衡，即摄入氮＝排出氮；②正氮平衡，即摄入氮>排出氮；③负氮平衡，即摄入氮<排出氮。

中国营养学会建议成人蛋白质的 EAR（estimated average requirement，平均需要量）为 0.9 g/（kg·d），RNI（recommended nutrient intake，推荐摄入量）为 1 g/（kg·d）。根据 18～50 岁成年男性和女性代表值可以推算出，每日蛋白质的 RNI 为男性 65 g，女性 55 g。蛋白质供给能量占总能量的百分比，成人占 10%～15%，儿童、青少年为 12%～14%。

（四）食物来源

蛋白质的食物来源可分为动物性和植物性两大类。动物性食物中，鱼、肉、蛋、奶为人体优质蛋白质的重要来源（见图 1-1-2）。植物性食物中，豆类蛋白质含量高，是植物蛋白质的优质来源。谷物蛋白质含量不高，但每日摄入量大，也是膳食蛋白质的主要来源。一般而言，动物蛋白质的营养价值优于植物蛋白质。

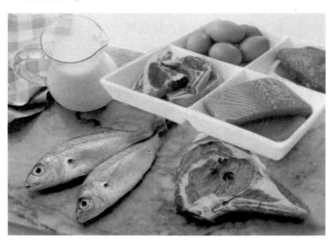

图 1-1-2　优质蛋白质食物来源

二、蛋白质缺乏与过量的危害

人体蛋白质的营养状况可通过体格测量和生化检验等来进行判断，缺乏与过量均会对机体产生危害。

（一）蛋白质缺乏的危害

长期摄入蛋白质不足、消化吸收不良和需要量增加，会导致机体出现负氮平衡，引起组织细胞的分解、萎缩和凋亡，从而导致器官结构和功能受到影响。蛋白质缺乏临床表现为疲倦、体重减轻、贫血、免疫和应急能力下降、血浆蛋白含量下降，尤其是清蛋白降低，并出现营养性水肿。蛋白质缺乏在成人和儿童中都有发生，处于生长阶段的儿童更为敏感，易患蛋白质-能量营养不良（protein-energy malnutrition，PEM）。

PEM 是由于长期缺乏能量和（或）蛋白质所致的一种以体重下降、能量代谢异常、血浆蛋白减少和免疫功能低下为特点的全身性消耗性病症。

1. 临床分型

依据临床表现的不同，PEM 分为水肿型、消瘦型和混合型三种类型。

（1）水肿型是指能量摄入基本满足而蛋白质严重不足的儿童营养性疾病，由蛋白质严重缺乏引起，周身水肿为其特征，水肿为凹陷性，皮下脂肪不减，甚至增多，外观虚胖，表情淡漠，伴有毛发稀疏、干、脆、枯黄，指甲薄脆，有横沟，皮肤干燥，肝肿大，肌肉萎缩，肌张力低下，甚至不能站立或行走。血浆总蛋白和清蛋白明显降低。

（2）消瘦型是指蛋白质和能量摄入均严重不足的儿童营养性疾病，消瘦为其特征，表现为身材矮小，体重低下，皮下脂肪减少，肌肉松弛；皮肤干枯、多皱，失去弹性和光泽，呈老人脸、骨瘦如柴貌；头发纤细而无光泽，干、脆、易脱落；精神萎靡或烦躁不安；各系统器官功能低下，易出现体弱乏力、低血压、低体温、腹泻等症状，无水肿，血浆总蛋白和清蛋白正常。

（3）混合型介于上述两型之间，病人体重有明显下降并伴随有水肿。

水肿型和消瘦型临床表现如表 1-1-3 所示。

表 1-1-3　PEM 分型临床表现

水肿型（kwashiorkor）	消瘦型（marasmus）
3~13 岁儿童	小于 2 岁的幼儿
蛋白质摄入不足，常见的是感染	蛋白质、能量均严重缺乏或吸收功能受限
发病快，急性 PEM	发展缓慢、慢性 PEM
体重下降不明显	体重下降明显
肌肉部分消耗，保留部分体脂	严重的肌肉和脂肪消耗
体重是同年龄儿童平均体重的 60%~80%	体重是同年龄儿童平均体重的 60%
水肿	没有明显的水肿
肿大的脂肪肝	没有脂肪肝
焦虑、易怒、易悲伤	焦虑、淡漠
没有食欲	可能有食欲
毛发干脆、易脱落、颜色改变	毛发稀疏
有皮损	皮肤干瘦、弹性差

2. 营养评价

借助临床表现、体格测量及适当的实验室检查，可对营养不良病人作出科学的评价，如表 1-1-4、表 1-1-5 所示。其中，体格测量是评估营养不良的最简易方法。

表 1-1-4　不同状态儿童营养不良的形态指标与意义

体型	指标	同龄同性别			意义
		$<\bar{x}-3\,s$	$<\bar{x}-2\,s$	$<\bar{x}-s$	
体重低下	体重	重度	中度	轻度	反映过去和（或）现在有慢性和（或）急性营养不良
生长缓慢	身高	重度	中度	轻度	反映过去或长期慢性营养不良
消瘦	体重/身高	重度	中度	轻度	反映近期急性营养不良

表 1-1-5　婴幼儿营养不良分度标准

体征	Ⅰ（轻）度	Ⅱ（中）度	Ⅲ（重）度
体重低于正常均值	15%~25%	25%~40%	40%以上
腹部皮褶厚度	0.4~0.8 cm	0.4 cm 以下	消失
肌张力	基本正常	减低、肌肉松弛	减低、肌肉萎缩
精神状态	基本正常	不稳定、易疲乏烦躁不安	精神萎靡、反应低下抑制与烦躁交替

3. 蛋白质缺乏的营养防治

（1）合理喂养。大力提倡母乳喂养，对母乳不足或不宜母乳喂养者应及时给予指导，选用正规奶粉，采用混合喂养或人工喂养并及时添加辅助食品；纠正儿童偏食、挑食、吃零食的不良习惯，小学生早餐要吃饱，午餐应保证供给足够的能量和蛋白质。

（2）轻度或慢性营养不良干预。可进行膳食干预，在饮食调整中应根据病人的实际消化能力和病情逐步增加，不能操之过急，一旦摄食过度，机体可能会出现消化不良、腹泻等症状。

（二）蛋白质过多的危害

蛋白质，尤其是动物性蛋白摄入过多会对人体产生危害。蛋白质大量分解产生的氨基酸可引起氨基酸中毒；代谢产物中含硫氨基酸过多，会加速骨骼中钙的丢失，易产生骨质疏松；酸性代谢产物会增加肝、肾的负担，造成肝、肾肥大。大量的蛋白质堆积会还导致机体脱水、脱钙、痛风，对水和无机盐代谢不利而引起泌尿系统结石和便秘。

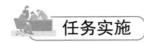 **任务实施**

本项目中李某的儿子有明显的蛋白质缺乏的临床表现，具体可以通过体格检测和实验室生化检查来进一步确定。家庭对儿童生长发育的简易监测，可以参考儿童生长发育监测图，定期测量体重，并将体重值标在生长发育监测图上，如发现体重增长缓慢或不增，应尽快查明原因，予以纠正。

针对该情况提出膳食指导如下：①循序渐进地补充能量，轻症可从每日 250~330 kJ/kg 开始，逐步少量增加；若消化吸收能力较好，可逐渐加到每日 500~727 kJ/kg，并按实际体重计算热能。②补充鱼、肉、蛋、奶、肝泥等优质高蛋白食物。蛋白质摄入量从每日 1.5~2.0 g/kg 开始，逐步增加到 3.0~4.5 g/kg，过早给予高蛋白食物，可能引起腹胀和肝大。③食物中还应含有丰富的维生素和微量元素，多吃新鲜水果、蔬菜，增强自身抵抗力。

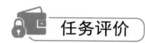 **任务评价**

学习任务一后，对照表1-1-6进行任务评价。

表1-1-6　任务评价表

项目	评价标准
知识掌握 （50分）	描述蛋白质的营养学意义（10分） 描述从哪几个方面进行蛋白质的营养学评价（10分） 描述蛋白质的食物来源（10分） 描述蛋白质的推荐摄入量（10分） 描述蛋白质缺乏与过多的危害（10分） 回答熟练、全面、正确
技能能力 （25分）	能对不同人群设计具体的高蛋白或低蛋白膳食（10分） 能及时纠正蛋白质缺乏或过多等状况并进行正确的膳食指导（15分） 膳食指导和食谱设计要正确、经济、科学
人文素养 （25分）	能通过交流提高自己和服务对象的健康素养（10分） 遵守职业道德规范，宣传绿色环保节约理念（10分） "合理膳食 营养惠万家"，让居民吃得更科学更健康（5分）
总分（100分）	

同步测试

一、 选择题

1. 天然食物中蛋白质消化率最高的是（　　　）。

A. 动物内脏　　　　　B. 牛奶　　　　　　C. 蛋类　　　　　　D. 谷类

2. 下列选项中，（　　　）不属于必需氨基酸。

A. 异亮氨酸　　　　　B. 苯丙氨酸　　　　C. 苏氨酸　　　　　D. 谷氨酰胺

3. 蛋白质的互补原则不包括（　　　）。

A. 种属越远越好　　　　　　　　　B. 食物多样化

C. 同餐食用最佳　　　　　　　　　D. 谷类越多越好

4. 下列食物中，蛋白质利用率最高的是（　　　）。

A. 豆腐　　　　　　　B. 豆浆　　　　　　C. 黄豆粒　　　　　D. 豆芽

二、 简答题

请陈述蛋白质缺乏的危害。

任务二

脂类

任务描述

　　随着人们对饮食健康的关注，减油、减脂成为人们的共识，近年来逐渐兴起了一种纯素食主义，即只食用植物食品，不食用肉、禽、蛋、海鲜类，也不食用任何来自动物的食品，包括动物脂肪、奶类、奶制品以及蜂蜜等。

　　工作任务：

　　请你从营养学的角度分析这种纯素食主义到底好不好？

任务分析

脂类

　　近年来，随着居民生活方式的改变以及身体活动水平的下降，肥胖及膳食相关慢性病问题日趋严重，因而很多人采取减肥餐、素食等方式来控制能量的摄入，但素食也存在一定的弊端和误区。要想解决本工作任务，要求学生掌握脂类的营养学意义，以及脂类缺乏和过多的危害，并要求他们熟悉脂类的分类、食物来源、推荐摄入量，并能运用理论知识进行正确的膳食指导。

　　任务重点：脂肪的营养学意义、食物来源及推荐摄入量。

　　任务难点：脂肪缺乏和过多的危害。

相关知识

一、脂类概述

　　脂类是脂肪和类脂的总称，为人体必需产能的宏量营养素之一，是一类不溶于水而易溶于有机溶剂的非极性化合物。脂肪由一分子甘油和三分子脂肪酸构成，故又称甘油三酯。类脂包括磷脂、糖脂、脂蛋白、固醇类等。

（一）营养学意义

1. 构成机体的重要成分

　　脂肪广泛存在于人体内，是人体最重要的成分，主要分布在皮下、腹腔大网膜及肠系膜处。脂类也是人体细胞的重要组成成分，对维持细胞结构和功能有重要作用。磷脂是生物膜脂质双层的基本骨架，是脑和神经组织的结构脂；胆固醇是合成维生素、胆汁酸和固醇类激素的前体。

2. 为机体提供和储存能量

　　脂肪是人体重要的能量来源，脂肪提供能量占成人每日总能量的20%~30%。每克脂肪在体内氧化可产生9 kcal（37.56 kJ）的能量，是产能最高的营养素。当人体摄入能量过多而不能及时被利用时，就转变为脂肪储存于体内。

3. 维持体温和保护内脏器官等生理功能

　　脂肪是热的不良导体，可阻止体热的散发，维持体温正常和恒定。体脂也能防止和缓冲因震动而造成的对脏器、组织、关节的损害，发挥对器官的保护作用。磷脂有维持生物膜的功能，胆固醇能防止神经冲动扩散，胆固醇酯能参与体内运输代谢等。

4. 提供必需脂肪酸

必需脂肪酸（essential fatty acid，EFA）是指人体需要而不能自身合成，必需依赖食物提供的脂肪酸，如亚油酸和 α-亚麻酸。

5. 促进脂溶性维生素的吸收

如果人体长期脂肪摄入不足或消化吸收功能障碍，可造成脂溶性维生素缺乏。

6. 促进食欲，增加饱腹感

油脂烹调食物可改变食物的感官性状和口感，促进食欲；脂肪进入十二指肠后，刺激产生肠抑胃素，使胃的排空延迟，增加饱腹感。

（二）营养价值的评价

膳食脂类的营养价值主要取决于脂肪的消化率、必需脂肪酸的含量及脂溶性维生素的含量等。

1. 脂肪的消化率

脂肪的消化率越高，其营养价值也越高。食物脂肪的消化率与其熔点密切相关，而熔点主要取决于脂肪酸碳链长度和饱和程度。含不饱和脂肪酸和短链脂肪酸越多的脂肪，熔点越低，越容易消化。一般植物油的消化率要高于动物脂肪。

2. 必需脂肪酸的含量

脂肪中的必需脂肪酸含量越高，其营养价值也越高。多数植物油中的必需脂肪酸含量高于动物脂肪。

3. 膳食脂肪提供的各种脂肪酸的比例

机体对饱和脂肪酸、单不饱和脂肪酸和多不饱和脂肪酸的需求不仅要有一定的数量，而且各种脂肪酸之间还要有适当的比例。目前推荐的比值为 1∶1∶1，ω-3 与 ω-6 脂肪酸摄入比为1∶（4~6）。一般植物油中不饱和脂肪酸的含量高于动物脂肪。

4. 脂溶性维生素的含量

食物脂肪是各类脂溶性维生素 A、维生素 D、维生素 E、维生素 K 的食物来源，一般脂溶性维生素含量高的脂肪营养价值也高。

（三）脂类的推荐摄入量

我国营养学会推荐的脂肪摄入量为：成人脂肪提供的能量占每日摄入总能量的 20%~30%；初生至 6 个月龄婴儿脂肪提供的能量占每日摄入总能量的45%~50%；7~12 个月龄婴儿为 35%~40%；幼儿为 30%~35%；儿童及青少年为 25%~30%。

（四）食物来源

脂类的主要来源是动物性食物、植物种子和坚果，如表 1-1-7 所示。

表 1-1-7　脂类的主要食物来源

脂类		主要食物来源
饱和脂肪酸		动物脂肪（猪油、牛油、羊油）；黄油；棕榈油；椰子油
单不饱和脂肪酸		橄榄油、茶树油；花生油、芝麻油；动物脂肪
多不饱和脂肪酸	亚油酸	普遍存在于植物油中，在葵花籽油、豆油、玉米胚芽油中较多
	亚麻酸	菜籽油、豆油、紫苏油
	EPA、DHA	鱼贝类
磷脂		蛋黄、肝脏、大豆、麦胚、花生
胆固醇		动物脑、肝、肾等内脏和皮；鱼籽、蛤贝类；肉蛋奶类

二、脂类缺乏与过量的危害

人体脂类营养状况可以通过体格测量（体质指数、腰围、体脂含量）和血脂测定等进行评价。

1. 缺乏的危害

脂类缺乏主要为必需脂肪酸摄入不足的表现，可出现生长发育迟缓、生殖障碍、皮肤受损等，还可引起肝脏、肾脏和视觉功能障碍，同时容易导致脂溶性维生素和维生素 B_{12} 缺乏。

2. 过量的危害

脂肪摄入过量主要引起肥胖、冠心病、高血压、动脉粥样硬化、糖尿病和某些肿瘤的发生。不饱和脂肪酸，如 DHA、EPA 有降低血脂，保护机体避免发生心脑血管疾病的作用。但不饱和脂肪酸，尤其是多不饱和脂肪酸含有较多的不饱和键，容易在体内氧化产生过氧化物和氧化物，对机体产生不利影响。

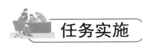

任务实施

脂类是构成机体的重要成分，为机体提供和储存能量，维持体温和保护内脏器官，提供人体必需脂肪酸，促进脂溶性维生素的吸收。因此，采取纯素食可能会引发一定的营养缺乏问题。

在任务实施时，通过课堂讨论的形式，循序渐进引导学生思考以下问题，并逐一解答。

1. 人体脂类的构成包括哪些？脂肪与运动、疾病的关系是什么？
2. 哪些食物提供脂类？脂肪酸有哪些分类？
3. 脂类与脂溶性维生素有什么关系？
4. 总结归纳素食的利弊与误区。

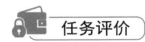

任务评价

学习任务二后，对照表 1-1-8 进行任务评价。

表 1-1-8　任务评价表

项目	评价标准
知识掌握 （50 分）	描述脂类的营养学意义（10 分） 描述从哪几个方面进行脂类的营养学评价（10 分） 描述脂类的食物来源（10 分） 描述脂类的推荐摄入量（10 分） 描述脂类缺乏与过多的危害（10 分） 回答熟练、全面、正确
技能能力 （25 分）	能根据不同人群的需要设计具体的高脂或低脂膳食（10 分） 能及时纠正脂类缺乏或过多等状况并进行正确的膳食指导（15 分） 膳食指导和食谱设计要正确、经济、科学
人文素养 （25 分）	能通过交流提高自己和服务对象的健康素养（10 分） 遵守职业道德规范，宣传绿色环保节约理念（10 分） "合理膳食 营养惠万家"，让居民吃得更科学更健康（5 分）
总分（100 分）	

同步测试

一、单选题

1. 1 g脂肪产生（　　）能量。

A. 4 kcal　　　　　B. 5 kcal　　　　　C. 7 kcal　　　　　D. 9 kcal

2. 下列食物中，含人体所需的必需脂肪酸最多的是（　　）。

A. 豆油　　　　　B. 猪油　　　　　C. 黄油　　　　　D. 动物肝脏

二、多选题

1. 脂类包括脂肪和类脂。其中，类脂又包括（　　）。

A. 磷脂　　　　　B. 糖脂　　　　　C. 固醇类　　　　　D. 脂蛋白

2. 脂肪摄入过多容易引起的疾病有（　　）。

A. 肥胖　　　　　B. 冠心病　　　　　C. 高血压　　　　　D. 糖尿病

3. 按脂肪酸的饱和程度分类，分为（　　）。

A. 不饱和脂肪酸　　　　　　　　　B. 饱和脂肪酸

C. 必需脂肪酸　　　　　　　　　　D. 非必需脂肪酸

任务三　碳水化合物

任务描述

王某，女，16岁，高中生。学习压力大，时间紧，不能保证规律进食早餐，并且为保持身材，长期控制主食类食物的摄入，每天谷薯类摄入不超过150g。近来总感觉精神倦怠，疲乏无力，学习效率下降，夜间睡眠质量差。

工作任务：

王某的饮食方式是否健康？请具体分析。

任务分析

人体一切生命活动都需要能量，利用碳水化合物供能是最直接、最经济、最主要的供能方式。人体每天所需能量的55%~65%都来自碳水化合物的供给，

碳水化合物

因此每天摄入足量富含碳水化合物的食物对生命健康和生活工作非常重要。而本任务中王某所出现的症状是否是由于碳水化合物不足导致的？这就要求学生掌握碳水化合物的作用、推荐摄入量、缺乏和过多的危害，熟悉碳水化合物的食物来源和营养评价，并能依据不同症状对个体或群体进行正确的膳食指导。

任务重点：碳水化合物的营养学意义。

任务难点：碳水化合物缺乏和过多的危害。

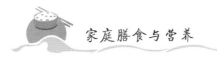

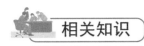 相关知识

一、碳水化合物概述

碳水化合物（carbohydrates，CHO），也称糖类，是自然界最丰富的能量物质。碳水化合物由碳、氢、氧三种元素组成，分子式中氢氧的比例恰好与水相同（2：1），如同碳和水的化合物，因而得名。碳水化合物是一个大家族，按照单糖分子（DP）聚合程度，可将碳水化合物分为三类：糖（1~2 DP）、寡糖（3~9 DP）和多糖（≥10 DP），糖又分为单糖、双糖和糖醇，如表1-1-9所示。

（一）碳水化合物的分类

表1-1-9　碳水化合物分类

分类	组成	说明
糖	单糖：葡萄糖、半乳糖、果糖	不能再水解，是构成多糖的最基本单位
	双糖：蔗糖、乳糖、麦芽糖	乳糖是最适宜婴儿食用的碳水化合物
	糖醇：山梨醇、木糖醇、麦芽糖醇	可作为糖尿病、心血管病人的甜味剂，预防龋齿
寡糖	麦芽糊精、棉籽糖、水苏糖、低聚果糖	棉籽糖和水苏糖存在于豆类中，在人体内不能被消化吸收但可以被肠道细菌代谢产生气体，导致肠胀气
多糖	淀粉、糖原、纤维素	淀粉在酶的作用下最终水解为葡萄糖，直链和支链淀粉占膳食碳水化合物的绝大部分，以颗粒形式存在，是人类主要的供能物质，在肝脏和肌肉中，葡萄糖可以合成糖原暂时储存。

（二）营养学意义

1. 构成人体组织的重要生命物质

碳水化合物是构成组织的重要物质，并参与细胞的组成和多种活动。细胞膜的糖蛋白，结缔组织中的黏蛋白，神经组织中的糖脂等，其构成都有碳水化合物。遗传物质核酸中的核糖和脱氧核糖也是由碳水化合物参与构成的。

2. 为机体提供和储存能量

碳水化合物是人类最经济、最干净、最主要的能量来源。1 g葡萄糖在体内氧化可以产生16.8 kJ（4 kcal）的能量。维持人体健康所需的能量中，55%~65%由碳水化合物提供。糖原又称动物淀粉，是人和运动特有的一种多糖。肝脏约储存机体内1/3的糖原。碳水化合物释放能量较快，是大脑神经系统和肌肉的主要能量来源。婴儿时期缺少碳水化合物会影响脑细胞的生长发育。

3. 具有节约蛋白质、抗生酮及解毒的作用

摄入足够量的碳水化合物能防止体内蛋白质消耗，不需要动用蛋白质供能，增加体内氮的潴留。

脂肪在体内代谢需要碳水化合物的参与。因为脂肪代谢产生的乙酰基需要与草酰乙酸结合进入三羧酸循环，才能彻底氧化。膳食中充足的碳水化合物可以避免脂肪不完全氧化而产生过量的酮体，这一作用称为碳水化合物的抗生酮作用。

肝脏中的葡糖醛酸是一种重要的解毒剂，它能与许多有害物质如细菌毒素、酒精、砷等结合并排出体外。

4. 提供膳食纤维和增强肠道功能

非淀粉多糖如纤维素、果胶、功能性低聚糖等不易消化的碳水化合物，能刺激肠道蠕动，选择性地刺激肠道中的有益菌群的生长，能维持正常肠道功能，减少有毒物质与肠道细胞的接触时间，保护人体免受有害菌的侵袭。

（三）营养价值的评价

碳水化合物的营养价值主要从碳水化合物的血糖应答水平，即血糖指数（glycemic index, GI）来进行评价。

$$GI = \frac{食用含50\ g碳水化合物的某食物2\ h后血糖曲线下面积}{信用50\ g标准食物（葡萄糖或馒头）2h后血糖曲线下面积}$$

GI 越接近 1，说明该食物升高血糖能力越强，反之则越弱。营养学上提倡进食的主食为低 GI 的食物，其能缓慢升高血糖，不至于使血糖波动太快，这一点对于糖尿病病人、老年人、孕妇等来说尤为重要。一般认为，GI>0.70 为高 GI 食物，GI 处于 0.55~0.70 为中等 GI 食物，GI<0.55 为低 GI 食物。高 GI 食物如图 1-1-3 所示。

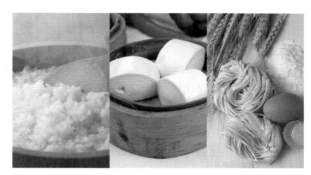

图 1-1-3 高 GI 食物

混合膳食会影响食物消化的速度，从而降低食物升高血糖的能力，即混合膳食会降低食物的 GI 值，因此，建议不同类食物搭配食用以降低食物 GI。混合膳食中，有些食物 GI 并不高，但其消费量大，也可能影响血糖的高低，因此提出了血糖负荷（glycemic load, GL）的概念。

GL=食物 GI×摄入该食物的实际可利用碳水化合物含量(g)

混合膳食的 GL=∑（GI×该食物碳水化合物重量百分比）×一餐碳水化合物总量(g)

GL>20 为高血糖负荷，GL 为 11~19 为中等血糖负荷，GL<10 为低血糖负荷。

（四）参考摄入量

中国营养学会建议适宜摄入量（adequate intake, AI）：碳水化合物所提供的能量应占总能量的 55%~65%，精制糖不超过总能量的 10%。

（五）食物来源

碳水化合物来源广泛，我国居民膳食中的碳水化合物主要来自小麦、稻米、玉米、小米、高粱米等谷类，含量为 70%~75%；绿豆、赤豆、豌豆、蚕豆等干豆类，含量为 50%~60%；甜薯、马铃薯、芋头等薯类，含量为 20%~25%。甘蔗和甜菜是蔗糖的主要来源，蔬菜和水果除含少量可利用的单糖、果糖外，还含有纤维素和果胶类。

二、缺乏与过量的危害

碳水化合物在体内可直接供能，或转化为糖原短期储存或转化为脂肪长期储存。通常，

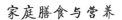

碳水化合物的营养评价基于膳食碳水化合物摄入量及供能比的分析。碳水化合物可通过影响生理和代谢过程而直接影响人类健康，因而碳水化合物缺乏或过量将对疾病或疾病进程产生影响。

1. 缺乏的危害

碳水化合物长期摄入不足可导致酮症酸中毒、呕吐、便秘和口臭等症状，引起后代高死亡率和低出生体重及其他营养素缺乏。

2. 过量的危害

过量的碳水化合物摄入可引起碳水化合物氧化率增加，对糖尿病的发生和发展产生不利影响；过量的部分最终转化为脂肪并沉积在机体的脂肪组织上而导致人体肥胖。

 任务实施

碳水化合物是构成人体组织的重要生命物质，为机体提供和储存能量。成年人碳水化合物供能占总能量 55%～65%，根据中国居民膳食宝塔推荐，每日谷薯类应摄取 250～400 g。碳水化合物长期摄入不足，会消耗蛋白质和脂肪供能，容易导致组织细胞降解和酮症酸中毒，出现疲乏、倦怠、消瘦等症状，并且由于缺乏碳水化合物给大脑和神经系统提供能量，影响学习效率。

在任务实施时，通过课堂讨论的形式，循序渐进引导学生思考以下问题，并逐一解答。

1. 简述碳水化合物的构成成分，在身体中的代谢过程。
2. 简述碳水化合物的分类及特点。
3. 简述碳水化合物的营养学意义。
4. 哪些食物提供碳水化合物？推荐摄入量是多少？
5. 简述碳水化合物摄入过多和过少的危害。

 任务评价

学习任务三后，对照表 1-1-10 进行任务评价。

表 1-1-10　任务评价表

项目	评价标准
知识掌握 （40分）	简述碳水化合物的营养学意义（10分） 简述碳水化合物的营养学评价方法（10分） 简述碳水化合物的食物来源及推荐摄入量（10分） 简述碳水化合物缺乏与过多的危害（10分） 回答熟练、全面、正确
技能能力 （35分）	能及时纠正碳水化合物缺乏或过多的状况，并进行正确的膳食指导（15分） 能帮助家人合理选择富含碳水化合物的食物（10分） 能在进行食谱设计时合理利用碳水化合物补充能量（10分） 膳食指导要通俗易懂、经济、科学、合理
人文素养 （25分）	能通过交流提高自己和服务对象的健康素养（10分） 遵守职业道德规范，宣传绿色环保节约理念（10分） "合理膳食，营养惠万家"，让居民吃得更科学更健康（5分）
总分（100分）	

同步测试

单选题

1. 下列选项中，属于单糖的是（　　　）。

A. 麦芽糖　　　　　　B. 果糖　　　　　　　C. 蔗糖　　　　　　　D. 海藻糖

2. 碳水化合物应占每天总热能的（　　　）左右。

A. 10%　　　　　　　B. 25%　　　　　　　C. 60%　　　　　　　D. 80%

3. GI（　　　），为高 GI 食物。

A. >0.70　　　　　　B. <0.55　　　　　　C. 为 0.55~0.70　　　D. <0.70

4. 最适宜婴儿食用的碳水化合物是（　　　）。

A. 乳糖　　　　　　　B. 麦芽糖　　　　　　C. 蔗糖　　　　　　　D. 淀粉

5. 碳水化合物的主要食物来源不包括（　　　）。

A. 谷物　　　　　　　B. 薯类　　　　　　　C. 豆类　　　　　　　D. 蔬菜

6. 碳水化合物过量造成的危害有（　　　）。

A. 呕吐　　　　　　　B. 肥胖　　　　　　　C. 便秘　　　　　　　D. 酮症酸中毒

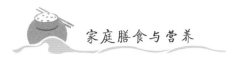

项目二　其他营养素

【项目介绍】

本项目介绍除宏量营养素以外的营养素，包含水、矿物质、膳食纤维、维生素等。各种营养素与健康息息相关，合理膳食、均衡营养，可增强机体免疫力，有效对抗各种病毒和细菌感染。

【知识目标】

了解水、矿物质、膳食纤维、维生素等在体内的代谢过程及常见异常情况；熟悉相关营养素对机体的影响，以及其推荐摄入量；掌握常见食物所含营养素的种类、食物来源等。

【能力目标】

能够评价水、矿物质、膳食纤维、维生素等营养素的质量和营养状况，能够根据症状判断缺乏症情况并能指导饮食，改善营养状况。

【素质目标】

家庭是社会的细胞，培养合理营养、预防疾病的理念，节约资源，有助力健康中国的博大胸怀。

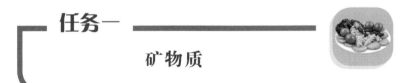

任务一

矿物质

任务描述

李某，今年 11 岁，四年级学生，偏食，最近一直说腿疼、腿软，时常还抽筋，体育成绩不达标。

工作任务：

1. 请解释李某出现上述现象的原因。
2. 对李某进行健康指导，说明应该怎么预防上述情况。

任务分析

完成该任务，学生需要理解矿物质的营养学意义，掌握矿物质缺乏与过量的危害，了解各种矿物质的食材来源。在任务实施过程中，可以通过增加食用含钙量高的奶类、豆类等饮食来干预。同时能够科学搭配，健康补钙，引导学生树立饮食与健康关系密切的观念，从而增强自我保健能力，改善饮食行为习惯，建立健康的生

矿物质

活方式，提升自身的营养素养，为更好回报社会打下坚实的身体基础。

任务重点：矿物质的营养学意义。

任务难点：矿物质缺乏与过量的危害及膳食防治。

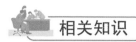 **相关知识**

人体组织中含有的矿物质种类达 60 多种，其中含量大于体重 0.01% 的称为常量元素或宏量元素，如钙、磷、钾、钠、镁、硫、氯等；含量小于体重 0.01%，每日需要量在 100 mg 以下的，称为微量元素，如铁、碘、锌、硒、铜、铬、锰、钼、钴等，其总量约占人体的 0.05% 左右，这些矿物质在人体内不能合成，需要从日常饮食中摄取。

矿物质是机体的组成成分，可以维持机体正常的生理功能，虽然不能为机体提供能量，但在身体内发挥着不可替代的重要作用。比如，在机体内常参与构成酶的活性中心或作为酶的激活剂或者抑制剂，与神经肌肉的兴奋性、心肌的收缩功能有密切关系，甚至还参与血液的凝固等，能维持人体的健康和正常的代谢。

一、钙

钙（Ca）是人体含量最多的无机元素，正常成人含钙总量为 850～1 200 g，相当于体重的 1.5%～2.0%。

（一）营养学意义

1. 构成骨骼和牙齿的主要成分

体内 99% 以上的钙存在于骨骼和牙齿中，钙占骨骼重量的 25%。

2. 参与维持多种生理功能

钙参与调节神经与肌肉活动以及细胞信号传导活动，促进细胞信息传递，调节体内某些酶活性和维持细胞膜的稳定性等；在凝血过程、激素分泌、维持酸碱平衡、降低毛细血管通透性等方面也具有一定作用。

（二）影响钙吸收的因素

维生素 D 是影响钙吸收的主要因素，除此之外，蛋白质或氨基酸、乳糖、胃酸和胆汁的分泌等可促进机体钙的吸收；而碱性磷酸盐、草酸、鞣酸和植酸等阴离子，可与钙结合成不溶性钙盐，从而抑制钙的吸收。

（三）参考摄入量

中国营养学会推荐不同人群钙的适宜摄入量（AI）：成人 800 mg/d，儿童、孕妇、乳母 800～1 200 mg/d，老年人 1 000 mg/d。成人可耐受最高摄入量（tolerable upper intake level，UL）为 2 000 mg/d。

（四）食物来源

奶、奶制品是钙的良好食物来源，也是婴幼儿的最佳钙源。常见水产品中，小虾皮含钙丰富，其次是海带。豆类及其制品、油料种子和蔬菜也含钙，比如，黄豆及其制品、黑豆、赤小豆、各种瓜子、芝麻酱、发菜等，图 1-2-1 为富含钙的食物。

课堂互动

同学们在日常生活中是如何补钙的？

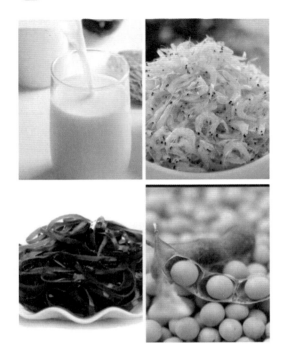

图 1-2-1　富含钙的食物

（五）缺乏与过量的危害

1. 钙缺乏的主要危害

①引起腓肠肌及其他部位肌肉痉挛；②生长期儿童长期缺钙则会导致骨骼钙化不良，生长发育迟缓，严重者出现骨骼变形，如佝偻病；成人也会出现钙缺乏，可致骨质疏松症和骨质软化症。

钙缺乏的膳食防治包括增加摄取富含钙的食物，补充促进钙吸收的物质，如维生素 D 等，禁止食用引起钙流失的食品，如含草酸、鞣酸高的食物，同时适当增加户外运动的时间，以利于机体合成一定量的维生素 D。

课堂互动

同学们见过因缺钙而导致鸡胸现象的患者吗？见过"O"型腿、"X"型腿的患者吗？

2. 钙过量的危害

过量补钙会使孩子食欲不振、恶心、便秘、消化不良，影响肠道对营养物质的吸收。长期补钙过多会导致孩子患上轻微的腰疼，还可能会有肉眼血尿，还会形成尿道结石。成人可能会引起高钙血症、高钙尿症、血管及组织钙化、肾结石、乳碱综合征，干扰铁锌等金属离子的吸收和引起便秘等。

拓展知识

低钙惊厥

宝宝九个月了，有大大的脑袋，有时突然四肢抽动，面部肌肉抽搐，不过很快就正常了，去医院诊治才知是低钙惊厥。低钙惊厥常发生于婴儿期，与维生素 D 缺乏密切相关，临床又称为维生素 D 缺乏性手足抽搐症。钙离子可抑制神经肌肉的兴奋性，血钙浓度降低时，可引起手足搐搦，严重时可出现喉痉挛、呼吸困难、面色青紫、伴有四肢强直等症状。

二、铁

铁（Fe）是人体必需微量元素中含量最多，也是最容易缺乏的元素，但铁过多给机体带来的危害也越来越受到人们的关注。

（一）营养学意义

1. 活体组织的组成成分

铁是细胞的必需元素，参与血红蛋白与肌红蛋白的合成，也参与细胞色素酶类、过氧化氢酶、过氧化物酶等的合成。正常人体内 65%～75% 的铁存在于血红蛋白中，3% 在肌红蛋白中，1% 在含铁酶类、辅助因子及运铁载体中，此类铁称为功能性铁。剩余 25%～30% 为储存铁，主要以铁蛋白和含铁血黄素形式存在于肝、脾和骨髓的单核吞噬细胞系统中。

2. 参与和维持多种生理功能

铁能参与体内氧的运送及组织的呼吸过程，维持正常的造血功能；参与体内的能量代谢，维持正常的免疫功能；在调节酶活性，维持线粒体的呼吸作用、核糖体的生物合成、辅助因子的生物合成、基因表达调节和核苷酸代谢等系列活动中均发挥重要作用。

（二）参考摄入量

中国营养学会推荐的不同人群铁的推荐摄入量（适宜摄入量）：成人男性为 12 mg/d，女性为 20 mg/d；孕妇与非孕期的育龄妇女均为 20 mg/d，乳母为 24 mg/d；老年人为 12 mg/d；成人可耐受最高摄入量（UL）为 42 mg/d。

（三）食物来源

铁在动物性和植物性食物中广泛存在。动物性食品是铁的良好来源，如肝脏、瘦肉、动物全血等；海带、芝麻、豆类及红醋、蛏子、蚌肉、油菜、芹菜、藕粉含铁量也比较丰富，图 1-2-2 是含铁较丰富的食物。

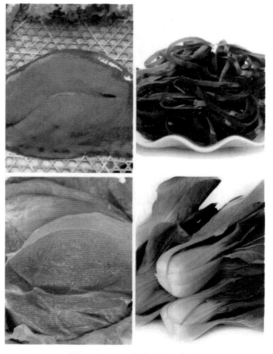

图 1-2-2 富含铁的食物

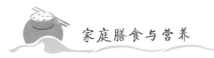

（四）缺乏与过量的危害

1. 铁缺乏的危害

长期膳食供铁不足，可引起体内铁的缺乏而导致缺铁性贫血，多见于婴幼儿、孕妇及乳母。体内缺铁可分为三个阶段：铁减少期、红细胞生成缺铁期（DE）、缺铁性贫血期（DA）。铁缺乏可导致机体免疫功能障碍。儿童缺铁，可发生智力发育的损害及行为的改变，损害儿童的认知能力。孕早期缺铁性贫血可导致早产、低出生体重儿及胎儿死亡等现象的发生。

课堂互动

早晨经常不吃早饭的同学，有时候会出现头晕的情况，你们知道这可能是什么原因吗？

---

2. 铁过量的危害

误服铁剂、慢性酒精中毒、门脉性肝硬化可致体内铁过量。铁过量可导致急性铁中毒，引起慢性铁中毒，急性铁中毒表现为恶心、呕吐和血性腹泻，并可发生严重低血压、体克和昏迷、凝血不良、代谢性酸中毒等；继发性铁过量可出现红细胞生成增加、肝纤维化、肝硬化和胰腺功能不足等。

拓展案例

童童，男，10月龄，自生后一直采取母乳喂养，未添加辅食，六月龄后经常腹泻，近来发现患儿面色苍白，食欲差，经常哭闹。无肝炎、结核传染病史，无药物及其他过敏史，无手术及创伤史。

入院初步诊断：缺铁性贫血。

请同学们思考童童缺铁性贫血的病因？应该怎么预防？童童的营养配餐应该考虑哪些因素？

三、锌

锌（Zn）是人体重要的必需微量元素之一，正常成年人体内的锌总量为 2~3 g。锌遍布于全身许多组织中，不少组织含量较丰富，约 60% 存在于肌肉、30% 存在于骨骼中。

（一）营养学意义

1. 体内多种酶的重要组成成分或酶的激活剂

体内的超氧化物歧化酶、苹果酸脱氢酶、碱性磷酸酶、乳酸脱氢酶等多种含锌酶，在组织呼吸、能量代谢、抗氧化过程中发挥了重要作用。另外，锌还是维持 RNA 聚合酶、DNA 聚合酶、反转录酶等活性所必需的微量元素。

2. 参与维持多种生理功能

锌对生长发育、免疫防御功能、物质代谢和生殖功能等均有重要的作用，还参与胰岛素的合成，能增强胰岛素的活性。此外，锌与感觉功能有关，对味觉、食欲、视力和皮肤创伤愈合等方面有重要的影响。近年来还发现，锌在基因调控中可能也有重要作用。

（二）推荐摄入量

中国营养学会推荐不同人群锌的摄入量（RNI）：成年男性 12.5 mg/d，女性 7.5 mg/d；孕妇 9.5 mg/d，乳母 12 mg/d；成人可耐受最高摄入量（UL）40 mg/d。

（三）食物来源

锌的来源很广泛，贝壳类海产品（如牡蛎、扇贝）、红色肉类、动物内脏是锌的极好来源，干酪、虾、燕麦、花生酱、花生等是良好来源，干果类、谷类胚芽和麦麸也富含锌。一般植物性食物含锌较低，过细的加工可导致大量的锌丢失，比如，小麦加工成精面粉大约丢失 80% 的锌。

富含锌的食物如图 1-2-3 所示。

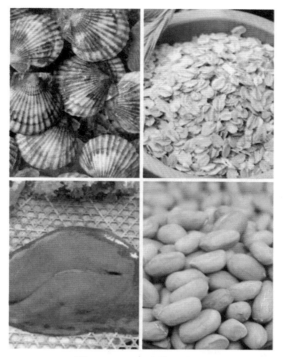

图 1-2-3　富含锌的食物

（四）缺乏与过量的危害

1. 锌缺乏的危害

儿童缺锌表现为生长缓慢，继而出现味觉障碍、偏食、厌食，若长期缺锌，可导致矮小瘦弱（侏儒症）；成人若长期缺锌可导致性功能减退、精子数减少、胎儿畸形、皮肤粗糙、免疫力降低等症状。

对于一般人群，锌的每日供给量要足够，应提倡平衡膳食，消除挑食、偏食、吃零食的不良习惯；对于可能发生缺锌的情况，如早产儿人工喂养者营养不良、小儿长期腹泻、大面积烧伤等，均应适当补锌；日常饮食注意粗细搭配，避免长期吃精制食品；多吃含锌丰富的食物，如海产品中的生蚝、海蛎肉、牡蛎、贝类等，动物性食品的锌含量和生物利用率均高于植物性食品；植物性食物中以干豆类、坚果含锌量较高。

2. 锌过量的危害

过量的锌可干扰铜、铁和其他微量元素的吸收、利用，引起免疫功能障碍；成人摄入 4～8 g 锌后可观察到恶心、呕吐、腹泻、发热和嗜睡等中毒症状。

四、硒

硒（Se）是人体必需的微量元素，体内总量为 14～21 mg，存在于所有细胞与组织器官中。在肝、胰、肾、心、脾、牙釉质及指甲中，硒浓度较高；脂肪组织中浓度最低。

（一）营养学意义

硒是体内硒蛋白、谷胱甘肽过氧化物酶的组成成分；具有抗氧化功能，能保护心血管和心肌的健康，增强免疫功能，对有毒重金属具有解毒作用；还具有促进生长、抗肿瘤的作用。

（二）推荐摄入量

中国营养学会推荐，成人膳食硒的 RNI 为 60 μg/d，UL 为 400 μg/d。

（三）食物来源

海产品和动物内脏是硒的良好食物来源。动物食品如猪肾、蛋类、禽肉，水产品如小虾、鳝鱼、鳅鱼等，海产动物食品中含硒量较高。植物中的硒含量受当地水土中硒含量影响很大。富含硒的食物如图 1-2-4 所示。

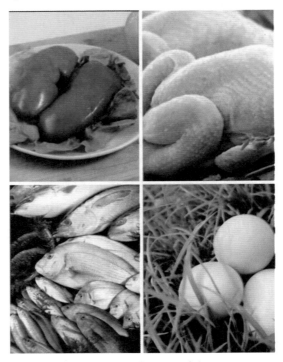

图 1-2-4　富含硒的食物

（四）缺乏与过量的危害

1. 硒缺乏的危害

长期缺硒易诱发克山病和大骨节病。克山病主要表现为急性或慢性心功能不全，临床表现多样，有急性、亚急性、慢性和潜在性四种类型。大骨节病是一种地方性变形性骨关节病，在少年时期发病，可使骨骺板提前骨化，表现为侏儒型；如在青春后期发病，则畸形不明显，主要表现为骨关节炎症状，关节肿胀，有少量积液，活动时有摩擦感；成人下肢发病多，因踝、膝肿胀疼痛，行走不便。硒缺乏的膳食防治为选用硒盐或选择富硒食物。

2. 硒过量的危害

大剂量摄入硒可引起中毒，主要表现为毛发干燥、变脆、易断裂及脱落，指甲变形，肢端麻木、抽搐，甚至偏瘫，严重者可致死。

五、碘

人体内含碘（I）20~50 mg，主要集中在甲状腺组织内。

（一）营养学意义

参与合成甲状腺激素，促进和调节代谢，促进生长发育。

（二）推荐摄入量

中国营养学会推荐不同人群碘的摄入量（RNI）：成人为 120 μg/d，孕妇和乳母为 230~240 μg/d；成人可耐受最高摄入量（UL）为 600 μg/d。

（三）食物来源

碘主要来自食物，占每日总摄入量的 80%～90%；其次来自饮水与含碘食盐。海产品碘含量高于陆地食物，其中含碘丰富的食物有海带、紫菜、发菜、鲜鱼、蛤干、干贝、虾、海参及海蜇等。富含碘的食如图 1-2-5 所示。

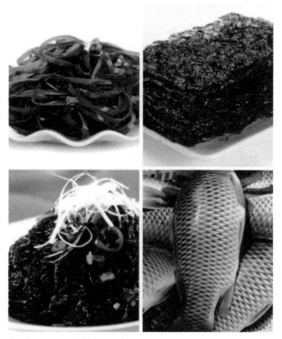

图 1-2-5 富含碘的食物

（四）缺乏与过量的危害

1. 碘缺乏的危害

成人缺碘可引起甲状腺肿大，在胎儿期和新生儿期缺碘可引起克汀病。

补充碘最简单有效的方法就是食用碘化食盐。但应注意碘盐应随吃随买，置于避光、避热、防潮的地方保存，菜炒熟时再放盐，以避免碘的丢失。也可采用碘油，碘油有口服和注射两种剂型。注射一次可维持 2~3 年，口服一次维持 1 年，但碘油只是一种临时替代的辅助措施。碘化饮水、碘化面包、碘茶及含碘药物对特定地区的人群也是补碘的好措施。

2. 碘过量的危害

长时间高碘摄入，可导致高碘性甲状腺肿。

拓展案例

克汀病

克汀病，也叫呆小症，是由胚胎期缺乏碘引起的，又称地方性呆小症。碘是甲状腺合成甲状腺素所必需的原料。在缺乏食用碘的地区，很多成人患有缺碘症，引起甲状腺肿大。小儿胚胎 4 个月后，甲状腺已能合成甲状腺素。但是母亲缺碘，供给胎儿的碘不足，势必使胎儿期甲状腺素合成不足，严重影响胎儿中枢神经系统，尤其是大脑的发育。若不及时补充碘，将造成神经系统不可逆的损害，智力发育低下，并且有不同程度的听力和言语障碍。

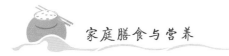
六、钠

钠（Na）是人体不可缺少的常量元素，是细胞外液的主要阳离子。钠约占体重的 0.15%，食盐是人体获取钠的主要来源，全部由胃肠道吸收。

（一）营养学意义

调节机体体液容量及渗透压平衡，维持酸碱平衡，增强神经肌肉的兴奋性，维持血压正常，参与或影响体内物质代谢。

（二）适宜摄入量

中国营养学会推荐的适宜摄入量（AI），在不同年龄段标准有所不同，成人、孕妇和乳母为 2 000 mg/d。研究发现，膳食钠摄入与血压有关，为防止高血压，世界卫生组织建议每日钠的摄入量小于 2.3 g，约相当于食盐 6 g。

（三）食物来源

钠普遍存在于各种食物中，但天然食物中钠的含量不高。人体钠的主要来源是食盐，其次是含盐的加工食物，如腌制品、发酵豆制品、酱油或咸味膨化食品等。富含钠的食物如图 1-2-6 所示。

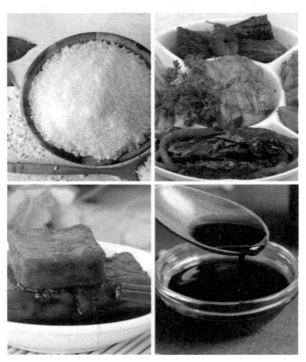

图 1-2-6　富含钠的食物

（四）缺乏与过量的危害

一般情况下，机体缺钠的情况较少，但在禁食、膳食限盐、过量出汗和某些疾病状态下可引起机体缺钠，出现低钠血症；缺钠还会影响细胞对氨基酸和葡萄糖的吸收，减少胃液的分泌。长期摄入较多的食盐，会增加高血压、心血管疾病和肿瘤发生的危险性，还会导致水肿、血清胆固醇升高等。

七、钾

钾（K）是人体必需的一种营养素，主要以离子状态存在于细胞内，正常人血浆中钾的浓度为 3.5~5.5 mmol/L。

（一）营养学意义

参与糖和蛋白质的代谢，维持细胞内液渗透压的稳定和酸碱平衡，维持神经肌肉的兴奋性，维持心肌的正常功能。

（二）适宜摄入量

中国营养学会推荐的膳食钾适宜摄入量（AI）与年龄段有关，14 岁以上为 2 000 mg/d，孕妇为 2 000 mg/d，乳母为 2 400 mg/d。

（三）食物来源

大部分食物都含有钾，但蔬菜和水果是钾最好的来源，如芹菜、香蕉、柑橘、橙子等。此外，奶类乳制品、豆类的含钾量也较高。富含钾的食物如图 1-2-7 所示。

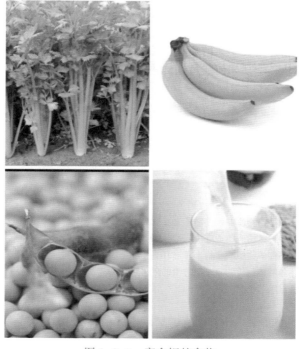

图 1-2-7 富含钾的食物

（四）缺乏与过量的危害

体内钾总量减少可引起低钾血症，出现肌肉无力瘫痪、心脏自动节律性增高，心律失常及肾功能障碍等。当摄入过多或排出困难时，血清钾离子浓度增高，高于 5.5 mmol/L 称为高钾血症，会出现心肌的应激性下降、心率缓慢、心音减弱等症状，神经肌肉应激性增强。

课堂互动

请同学们想想，各种矿物质的共同特点有哪些？

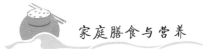

 拓展案例

　　王某，52 岁，女性，12 小时前出现双下肢无力，无心慌、气短，无胸闷、胸痛，无腹痛、呕吐、腹泻，无头晕，无药物过敏史，体格检查：T：36.3℃，P：90 次/分，R：20 次/分，BP：131/86 mmhg，神志清，精神可，双肺呼吸音清，心率 90 次/分，律齐，腹平软，全腹无压痛、反跳痛及肌紧张。双下肢肌力 Ⅳ 级，双上肢肌力正常。

　　初步诊断：低钾血症。

　　请同学们思考：该患者在饮食上应该注意什么？怎么改善？

 任务实施

　　缺钙抽筋是肌肉抽筋的症状，生长期的儿童对钙的需求量是非常大的，钙是机体内非常重要的矿物质，参与调节神经与肌肉活动，如不及时补钙会有肌肉抽筋的症状。

　　在任务实施时，通过课堂小组讨论的形式，循序渐进引导学生思考以下问题，并逐一解答。

　　1. 李某出现腿疼、腿软，时常还抽筋，可能是身体缺乏哪种物质导致的？

　　2. 李某缺乏的这种物质有什么样的营养学意义？

　　3. 这种物质缺乏可能会出现李某的症状，那么如果这种物质过量，会不会产生坏处？

　　4. 为改善李某的现状，李某如何通过饮食进行干预？

任务评价

　　学习该任务后，对照表 1-2-1 进行任务评价。

表 1-2-1　任务评价表

项目	评价标准
知识掌握 （40分）	描述各种矿物质的营养学意义（10） 描述各种矿物质的适宜摄入量（10） 描述各种矿物质的食物来源（10） 描述各种矿物质的缺乏与过量的危害（10） 回答熟练、全面、正确
技能能力 （25分）	日常生活中能正确利用富含各种矿物质的食材（15） 能为缺乏者合理配备烹饪食材（10）
人文素养 （35分）	能通过学习将营养学知识与生活中的食物选择、膳食计划和食谱设计联系起来，从而解决实际生活中的膳食问题（15分） 遵守职业道德规范，宣传绿色环保节约理念（10分） 推广"合理膳食，营养惠万家"理念，让居民吃得更科学更健康（5分） 鼓励居民养成良好的生活习惯（5分）
总分（100分）	

同步测试

一、选择题

1. 人体含量最多的无机元素是（ ）。

A. 钙   B. 铁   C. 锌   D. 碘

2. 以下食物中，属于优质铁食物来源的是（ ）。

A. 虾米   B. 大米   C. 菠菜   D. 瘦肉

3. 正常成年人每天需要钙（ ）mg。

A. 600   B. 700   C. 800   D. 1 000

4. 低钾血症，血钾小于（ ）mmol/L。

A. 4.0   B. 3.5   C. 3.33   D. 5.5

5. 摄入食盐过多，容易造成（ ）。

A. 糖尿病   B. 甲亢   C. 血脂异常   D. 高血压

6. 根据中国居民膳食指南，成人每天盐不应超过（ ）g。

A. 4   B. 5   C. 6   D. 10

7. 母乳属于贫（ ）食物。

A. 钙   B. 锌   C. 碘   D. 铁

8. 克汀病是由缺乏（ ）造成的。

A. 碘   B. 锌   C. 钙   D. 铁

二、简答题

1. 缺钙直接补充钙片就可以了，这种说法对吗？为什么？

2. 说说你在日常生活中是如何补充矿物质的。

任务二

膳食纤维

任务描述

　　人体所需的六大营养素，包括蛋白质、脂肪、糖、维生素、水和矿物质。前三种是人体最重要的能量来源，后三种则是身体中必不可少的建筑材料。而号称第七大营养素的膳食纤维，则是一种身体无法分解消化的食物成分，它不提供能量，不会被吸收，只是身体里的"过客"而已。

　　工作任务：

　　1. 膳食纤维到底凭什么号称是营养素呢？

　　2. 你需要补充膳食纤维吗？

任务分析

完成该任务，学生需要理解膳食纤维的营养学意义、掌握膳食纤维缺乏与过量的危害、了解膳食纤维的食材来源，日常生活中要养成及时适量增加含膳食纤维多的食物，科学搭配，健康补充。同时引导学生树立饮食与健康关系十分密切的观念，从而增强自我保健能力，改善饮食行为习惯，建立健康的生活方式，提升自身的营养素养，打下坚实的身体基础。

任务重点：膳食纤维的营养学意义。

任务难点：掌握膳食纤维缺乏与过量的危害及膳食防治。

相关知识

膳食纤维（dietary fiber，DF）是植物性食物中不能被人体小肠消化的多糖类物质，包括非水溶性膳食纤维（纤维素、半纤维素）和水溶性膳食纤维（木质素、果胶、树胶和低聚糖等）。

（一）营养学意义

1. 预防肠道疾病和促进肠道健康

膳食纤维吸水后，膨胀为凝胶状，使食物的黏滞性能增加，还可以软化粪便、刺激肠蠕动，使便秘得到缓解。具有肠道屏障功能和免疫性，促进益生菌生长。

2. 具有饱腹感和调节体重

膳食纤维产生饱腹感和限制部分糖与脂质的吸收，控制体重和预防肥胖。

3. 调节血糖和预防 2 型糖尿病

大多数膳食纤维种类具有低的血糖生成指数，降低餐后血糖和胰岛素水平，提高膳食纤维的摄入量能减少 2 型糖尿病的发生风险。

4. 预防脂代谢紊乱引起的冠心病

膳食纤维能缩短食糜在小肠内滞留的时间、吸附胆汁酸，从而降低总胆固醇和低密度胆固醇的水平。

5. 预防结肠癌等癌症的发生

膳食纤维可使粪便量增加、稀释结肠内致癌物质的浓度、减少通过时间，和致癌物质结合、抑制癌细胞生长。

（二）推荐摄入量

中国营养学会推荐摄入量：低能量饮食 1 800 kcal 为 25 g/d；中等能量饮食 2 400 kcal 为 30 g/d；高能量饮食 2 800 kcal 为 35 g/d；其中，非水溶性膳食纤维占 70%～75%，水溶性膳食纤维占 25%～30%。

（三）食物来源

膳食纤维主要源于谷类、薯类、豆类、水果和新鲜蔬菜等天然植物性食物。食物成熟度越高，其膳食纤维含量就越高。一般绿叶蔬菜要比根茎类食物含量高；水果的果皮、谷类和豆类的种子皮含量很高，谷类加工越精细，膳食纤维丢失就越多。富含膳食纤维的食物如图 1-2-8 所示。

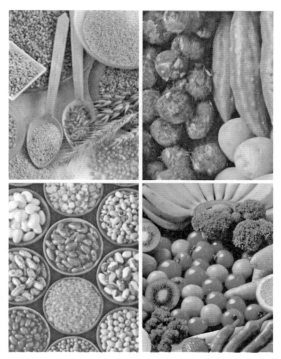

图 1-2-8 富含膳食纤维的食物

课堂互动

请大家思考，膳食纤维既然不参与能量提供，而我们到底有没有必要补充膳食纤维？

拓展知识

便秘病人饮食指导

治疗和预防便秘的最好方法是高纤维膳食。病人除了可增加蔬菜的摄入量外，还可适当增加玉米、地瓜等杂粮，晚间喝一瓶酸奶，有利于胃肠的蠕动，次日早晨还可以服一杯蜂蜜水，使粪便易于排出。

（四）缺乏与过量的危害

1. 摄入过少

短期过低或无膳食纤维膳食，可引起便秘；长期摄入过低将增加心血管疾患、肠道型糖尿病发生的风险。长期缺少蔬菜和全谷物，摄入过多高蛋白、高脂肪食物，可能引起代谢紊乱，诱发多种慢性疾病。

2. 摄入过多

当膳食纤维摄入量过多时，会引起胃肠胀气和腹胀等胃肠不适，影响其他营养素的吸收。

拓展知识

我们有必要补充膳食纤维吗？

　　膳食纤维是碳水化合物家族中的小明星，虽然膳食纤维没法被吸收，但它确实对健康有好处。包括中国在内的大部分国家一般推荐每天摄入 25~30 g 膳食纤维，美国国家医学院的推荐摄入量还要更高。但当代人习惯了精致的米面和肉类，所以无论中外，人均膳食纤维摄入量都远远达不到推荐量。

 任务实施

　　膳食纤维具有预防肠道疾病和促进肠道健康、预防脂代谢紊乱引起的冠心病、预防结肠癌等重要作用，对于身体的全面健康、疾病的预防发挥着不可替代的作用。

　　在任务实施时，通过课堂小组讨论的形式，循序渐进引导学生思考以下问题，并逐一解答。

　　1. 膳食纤维对身体的营养学意义是什么？

　　2. 不同生理年龄的人群每天对膳食纤维的摄入量具体有哪些要求？

　　3. 要想摄入较多的膳食纤维，应该怎样进行配餐？

 任务评价

　　学习该任务后，对照表 1-2-2 进行评价。

表 1-2-2　任务评价表

项目	评价标准
知识掌握 （40分）	描述膳食纤维的营养学意义（10） 描述膳食纤维的适宜摄入量（10） 描述膳食纤维的食物来源（10） 描述膳食纤维的缺乏与过量的危害（10） 回答熟练、全面、正确
技能能力 （25分）	日常生活中能正确利用富含膳食纤维的食材（10） 能为膳食纤维缺乏者合理配备烹饪食材（15）
人文素养 （35分）	能通过学习将营养学知识与生活中的食物选择、膳食计划和食谱设计联系起来，从而解决实际生活中的膳食问题（15分） 遵守职业道德规范，宣传绿色环保节约理念（10分） 推广"合理膳食，营养惠万家"理念，让居民吃得更科学更健康（5分） 鼓励居民养成良好的生活习惯（5分）
总分（100分）	

同步测试

一、选择题

1. 下列食物中，不含膳食纤维的是（　　　）。

A. 谷类　　　　　　B. 肉类　　　　　　C. 蔬菜　　　　　　D. 水果

2. 膳食纤维主要来源于（　　　）。

A. 谷类　　　　　　B. 肉类　　　　　　C. 水产品　　　　　　D. 坚果

二、简答题

膳食纤维有什么作用？健康的人群每天还需要补充膳食纤维吗？

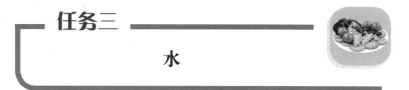

任务三

水

任务描述

口不渴的时候说明身体不缺水，等口渴时再喝水。

工作任务：

这种说法正确吗？

任务分析

完成该任务，学生需要了解水的营养学意义，掌握水平衡的内容、水的需要量。生命离不开水，体内一旦缺少水，那么健康乃至生命都将受到威胁。因此，日常生活中要养成良好的饮水习惯，引导学生树立健康饮水的观念，从而增强自我保健能力，改善饮水习惯，建立健康的生活方式，提升自身的营养素养，打下坚实的身体基础。

水

任务重点：水的营养学意义。

任务难点：掌握水平衡的内容及水的需要量。

相关知识

水（water）是人体中含量最多的成分，占健康成年人体重的 60%～70%。机体含水量随着年龄的增长而下降，男性大于女性。体内的水 2/3 分布于细胞内，1/3 分布在组织液、血浆、淋巴等细胞外。

（一）水的平衡

在正常情况下，机体水的摄入量和水的排出量大致相等。例如，成年人每日水摄入量约 2 500 mL，排出量约 2 500 mL。水的摄入主要通过饮水或饮料、食物获得，少量来源于体内营养素氧化形成的内生水。水的排出通过肾脏、皮肤、肺和胃肠道等器官组织。

（二）营养学意义

水的营养学意义主要有：是人体组织的主要成分，参与人体内的新陈代谢，维持体液正常渗透压及电解质平衡，具有调节人体体温和润滑作用等。

生命之源——水

（三）水的需要量

水的实际需要量因年龄、性别、运动量和生理状况等有所不同。我国建议的每天需水量：

8~9 岁为 70~100 mL/kg，10~14 岁为 50~80 mL/kg，成人为 40 mL/kg 或每日最少饮水 1 200 mL。成年人每日水的摄入量和排出量如表 1-2-3 所示。

表 1-2-3 成年人每日水的摄入量和排出量

来源	摄入量/mL	排出途径	排出量/mL
食物水	1 000	呼吸	350
代谢水	300	皮肤	500
饮水	1 200	粪便	150
—	—	尿液	1 500
总量	2 500	—	2 500

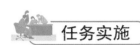

任务实施

水是人体中含量最多的成分，在机体内发挥着重要作用，占健康成年人体重的 60%~70%。人体是离不开水的，即使不口渴，也要给身体补补水，生命离不开水，体内一旦缺少水，那么健康乃至生命都将受到威胁。

在任务实施时，通过课堂小组讨论的形式，循序渐进引导学生思考以下问题，并逐一解答。

1. 水的营养学意义是什么？
2. 机体内水的摄入和排除途径都有哪些？
3. 我们如何使水的代谢保持平衡状态？

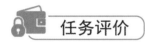

任务评价

学习该任务后，对照表 1-2-4 进行任务评价。

表 1-2-4 任务评价表

项目	评价标准
知识掌握 （60 分）	描述水的营养学意义（20） 描述每天水的摄入途径（20） 描述每天水的排出途径（20） 回答熟练、全面、正确
人文素养 （40 分）	能通过学习加深对水的重要性的认识，提高居民营养素养（15 分） 遵守职业道德规范，宣传绿色环保节约理念（15 分） 推广"合理膳食，营养惠万家"理念，让居民吃得更科学更健康（5 分） 鼓励居民养成良好的生活习惯（5 分）
总分（100 分）	

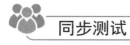

同步测试

纯净水不含杂质和有害物质，因此适合长期饮用。这种说法对吗？为什么？

任务四 维生素

任务描述

　　李奶奶85岁了，身体一直很瘦弱，吃油脂类食物就会拉肚子，水果不吃，蔬菜吃得很少，最近皮肤干燥脱屑，眼睛模糊，干涩难忍，特别是晚上，视力下降明显，去医院诊断为维生素A缺乏。医生建议补充动物肝脏，多喝牛奶，吃鸡蛋、胡萝卜等富含胡萝卜素的食物。

　　工作任务：

　　1. 维生素到底是什么？

　　2. 为什么要补充动物肝脏等食物？

任务分析

　　掌握维生素的营养学意义、推荐摄入量、缺乏及过量的危害，熟悉维生素的分类及缺乏的原因、食物来源等，了解维生素的性质，并能运用理论知识灵活指导工作和生活。在任务实施过程中应注意在日常配餐中有意识地增加富含维生素的食物。另外，在配餐烹饪时尽量不破坏食材的有效成分，更要注重合理膳食、均衡营养，才能达到预防疾病、增强机体免疫力的目的。无论是家庭还是机构，配餐时要有节约意识和环保意识，以时令菜为主。

维生素

　　任务重点：维生素的营养学意义、缺乏及过量的危害及缺乏的原因。

　　任务难点：维生素的缺乏及过量的危害。

相关知识

一、维生素概述

　　维生素（vitamin）是维持人体正常生命活动所必需的一类小分子有机化合物。维生素在体内不能合成或合成量很少，必须由食物供给；如果食物中长期缺乏某种维生素，会导致维生素缺乏症。维生素在体内不是构成组织的成分，也不提供能量，但是参与机体代谢。

（一）维生素分类

　　根据其溶解性可将维生素分为两大类：一类是脂溶性维生素，包括维生素A、维生素D、维生素E和维生素K；另一类是水溶性维生素，包括B族维生素（维生素B_1、维生素B_2、维生素PP、维生素B_6、叶酸、维生素B_{12}等）和维生素C。

（二）维生素缺乏症发生的原因

　　水溶性维生素易随尿液排出体外，在体内一般很少储存，因此每天需从膳食中摄取足够数量的维生素以满足机体的需求，当膳食供给不足时，易出现相应的缺乏症；当摄入过多时，多以原型随尿排出体外，不易引起中毒。

脂溶性维生素可储存于肝及脂肪组织，一般通过胆汁代谢排出体外；如果过量摄入，有可能干扰其他营养素代谢，并可导致体内积存过多，引起中毒。维生素缺乏症常见原因如下。

1. 摄入量不足

膳食分配不合理、偏食、烹调方法和储存方法不当均可导致相应的维生素摄入量不足。如，淘米过度、米面加工过细可导致维生素 B_1 的大量丢失。

2. 吸收障碍

消化系统吸收功能障碍可造成维生素的吸收、利用减少，导致长期腹泻、消化道或胆道梗阻、胃酸分泌减少等。

3. 需要量增加而没有及时补充

生长期儿童、孕妇、重体力劳动者及长期高烧和慢性消耗性疾病患者对维生素的需要量会增加，所以要及时补充维生素。

4. 药物等其他因素引起的维生素缺乏

维生素缺乏
原因

长期服用抗生素可抑制肠道正常菌群的生长，从而引起某些由肠道细菌合成的维生素如维生素 K、维生素 B_6、叶酸、维生素 PP 等的缺乏。光照不足，会导致维生素 D 缺乏。

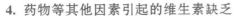

课堂互动

结合实际生活，请同学讨论维生素缺乏的原因还有哪些？

二、脂溶性维生素

（一）维生素 A

维生素 A（vitamin A），抗干眼病维生素，又名视黄醇。包括所有具有视黄醇生物活性的物质，存在于动物性食物中的维生素 A 和植物性食物中的胡萝卜素。维生素 A 的数量单位用视黄醇当量（retinol equivalent，RE）表示。

维生素 A 多以酯的形式存在，耐热、耐碱，一般烹调和罐头加工不会被破坏；在含有磷脂、维生素 E、维生素 C 或其他抗氧化物质的食物中更为稳定，在酸中不稳定；易被空气中的氧、紫外线氧化破坏，故一般保存在棕色瓶中。

1. 营养学意义

维持正常视觉，能感受弱光，缺乏时暗适应时间延长，易患夜盲症；维持上皮组织结构与功能健全，缺乏时皮肤粗糙，弹性下降，失去光泽，角膜干燥角化，导致眼干燥症；促进生长发育和维持生殖功能；抑癌、抗氧化维持正常免疫功能，胡萝卜素可阻止过多的活性氧和自由基对机体的损伤，抑制癌变，预防多种疾病的发生。

2. 推荐摄入量

中国营养学会推荐摄入量（RNI）：成人男性 800 μgRE/d，成年女性 700 μgRE/d，婴儿 400 μgRE/d，乳母 1 300 μgRE/d。

3. 食物来源

维生素 A 的来源有各种动物肝脏、鱼肝油、蛋类及乳制品等。植物中 β-胡萝卜素在体内能转化成视黄醇，称为维生素 A 原，绿色和黄色蔬菜含量较多，如胡萝卜、西兰花、菠菜、油菜、豌豆苗、南瓜、杧果、杏、柿子等。富含维生素 A 的食物如图 1-2-9 所示。

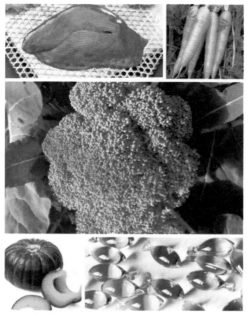

图 1-2-9　富含维生素 A 的食物

维生素 A 与夜盲症

人视网膜中的视杆细胞所含的感光物质视紫红质（rhodopsin）对弱光敏感，与暗视觉有关，人类感受弱光的物质为视紫红质，维生素 A 是合成视紫红质的原料之一。眼睛对弱光的感光性取决于视紫红质的浓度，若维生素 A 充足，视紫红质合成迅速，则暗适应时间短；当维生素 A 缺乏时，视紫红质合成受阻，暗适应时间延长，若严重缺乏，则会导致夜盲症。

4. 缺乏与过量的危害

（1）维生素 A 缺乏的危害：最早表现是暗适应能力下降与夜盲症；若不经治疗，可发展至眼干燥症，病人眼结膜和角膜上皮组织变性，泪腺分泌减少、发炎、疼痛；另外，还表现为指甲出现凹陷线纹、皮肤瘙痒、脱皮、粗糙发干，脱发，血红蛋白合成代谢障碍，免疫功能低下，儿童生长发育迟缓等。

（2）维生素 A 缺乏的膳食防治：一是积极预防和干预妊娠、哺乳母亲的维生素 A 缺乏，强调母乳喂养婴儿，当母乳不足或不能母乳喂养时，选择强化维生素 A 的配方奶；二是积极治疗感染性疾病（麻疹、疟疾和结核病等）、慢性消耗性疾病等原发疾病，使体内代谢恢复正常，以便机体吸收和利用胡萝卜素或维生素 A；三是改善饮食，经常食用富含维生素 A 的肝脏等动物性食物、富含胡萝卜素的绿叶蔬菜和橙色、黄色的水果（香蕉、柿子、橘等），增加膳食维生素 A 的摄入量；四是食用强化维生素 A 或胡萝卜素的食品。

课堂互动

人从较明亮的室外突然进入室内，看不清室内的物体，感觉室内很暗，即使待一会，也看不清，这是什么情况？

（3）维生素 A 过量的危害：摄入大剂量维生素 A 可引起急性、慢性中毒并具致畸性；大量摄入胡萝卜素可出现高胡萝卜素血症，易出现类似黄疸皮肤。

（二）维生素 D

维生素 D（vitamin D）属于固醇类，又名抗佝偻病维生素。人体皮下组织中的 7-脱氢胆固醇，经紫外线照射形成维生素 D。

维生素 D 的化学性质比较稳定，在中性和碱性环境中耐热，不易被氧化，但在酸性环境可逐渐分解，一般加工烹调对其影响不大，当脂肪酸败时可使其中的维生素 D 被破坏。

1. 营养学意义

维生素 D 调节体内钙、磷代谢，促进小肠对钙、磷的吸收，有利于骨的生长和钙化；具有对抗糖尿病的作用，对某些肿瘤细胞具有抑制作用。

2. 推荐摄入量

中国营养学会推荐摄入量（RNI）：除了 65 岁以上的老年人为 15 μg/d，其余所有人群包括儿童、青少年、成人、孕妇和乳母均为 10 μg/d。

3. 食物来源

除了晒太阳，维生素 D 主要存在于动物性食品，如沙丁鱼、动物肝、蛋黄及鱼肝油制剂中。富含维生素 D 的食物如图 1-2-10 所示。

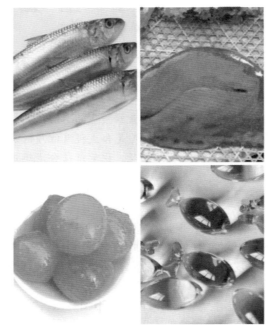

图 1-2-10　富含维生素 D 的食物

4. 缺乏与过量的危害

（1）维生素 D 缺乏的危害：维生素 D 缺乏或不足可致钙、磷代谢紊乱，血中钙、磷水平降低，使骨组织钙化发生障碍，在婴幼儿期出现佝偻病；成年人发生骨软化症，多见于孕妇、乳母和老年人。

课堂互动

同学们见过佝偻病患者吗？怎么缓解这种情况？

（2）维生素 D 缺乏的膳食防治：高发年龄段的婴幼儿应有足够时间户外活动，确保儿童每日获得维生素 D 400 IU；母乳喂养或者部分母乳喂养足月婴儿，应在生后 2 周开始补充维生素 D 400 IU/d，早产儿、低出生体重儿、双胎儿生后 1 周开始补充维生素 D 800 IU/d，均补充至 2 岁；非母乳喂养的婴儿、每日奶量摄入小于 1 000 mL 的儿童，以及奶制品、鸡蛋或者强化维生素 D 食物摄入较少的青少年，应当补充维生素 D 400 IU/d。

（3）维生素 D 过量的危害：摄入过多可引起维生素 D 过多症，多见于长期大量给儿童浓缩的维生素 D，可出现食欲缺乏、体重减轻、恶心、呕吐、腹泻、头痛等症状。

（三）维生素 E

维生素 E（vitamin E）又名生育酚，为黄色油状液体，无氧时对热、酸稳定；但对氧十分敏感，易于自身氧化，因此可以保护其他易被氧化的物质，常作为食品添加剂保护脂肪、维生素 A、不饱和脂肪酸等不被氧化，是重要的抗氧化剂；在酸败的油脂中维生素 E 多被破坏，一般的食物烹调方法对其影响不大。

1. 营养学意义

抗氧化作用，保护生物膜和某些功能蛋白的正常生理功能，预防衰老；与动物生殖功能有关，可预防先兆流产等；调节血小板黏附力和聚集作用，防止血栓，减少心肌梗死和脑卒中的风险，是肝细胞生长的重要保护因子。

2. 适宜摄入量

中国营养学会推荐的适宜摄入量（AI）：青少年、成人 14 mgα-TE/d。

3. 食物来源

维生素 E 在自然界中广泛存在，主要源于植物油、麦胚、坚果、种子类、豆类、蛋黄等；绿叶植物中的维生素 E 含量高于黄色植物；肉类、鱼类等动物性食品及水果维生素 E 含量很少。富含维生素 E 的食物如图 1-2-11 所示。

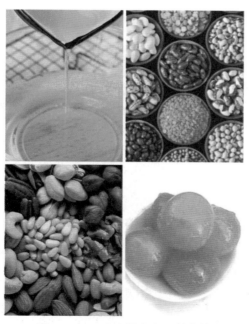

图 1-2-11　富含维生素 E 的食物

4. 缺乏与过量的危害

维生素 E 缺乏导致红细胞受损，出现溶血性贫血，给予维生素 E 治疗可望治愈；维生素 E 过量可出现视物模糊、头痛、疲乏无力等中毒症状。

三、水溶性维生素

水溶性维生素包括 B 族维生素和维生素 C，多以各种活性形式参与机体代谢。水溶性维生素在满足人体需要后，过多的可由尿液排出，在体内很少蓄积，必须由膳食不断供应，很少出现中毒现象。营养状况可以通过血和（或）尿进行评价。

（一）B 族维生素

1. 维生素 B_1

维生素 B_1（vitamin B_1）又称硫胺素，也称抗神经因子，抗脚气病维生素，是最早被发现的 B 族维生素。维生素 B_1 在酸性环境中稳定，在碱性溶液中对热极不稳定，故煮粥、蒸馒头时加碱会破坏维生素 B_1。

（1）营养学意义：维生素 B_1 参与体内产能过程，缺乏会导致神经组织供能不足，导致手足麻木，四肢无力，甚至出现下肢水肿、心力衰竭等，称为脚气病。维生素 B_1 也能维持正常神经传导，保持正常食欲和消化功能等。

（2）推荐摄入量：中国营养学会推荐摄入量（RNI）为成年男性 1.4 mg/d、女性 1.2 mg/d。

（3）食物来源：维生素 B_1 广泛存在于各类食物中，动物内脏、瘦肉及粮谷类、豆类、坚果类中含量丰富，如图 1-2-12 所示。谷类是我国传统膳食中维生素 B_1 的主要来源。维生素 B_1 主要存在于谷物糊粉层和胚芽中，过度碾磨的精白米、精白面会造成维生素 B_1 大量丢失，因此要求粗细搭配。

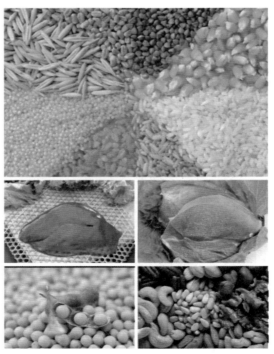

图 1-2-12 富含维生素 B_1 的食物

课堂互动

请同学们思考，淘米的次数越多越干净，这样对身体好吗？

拓展知识

维生素 B₁ 与脚气病

"脚气"和"脚气病"不能混为一谈，医学上的脚气病是指因缺乏维生素 B_1 引起的全身性疾病，而脚气则是由真菌感染所引起的一种常见皮肤病，有传染性；脚气病没有传染性，临床上以消化系统、神经系统及心血管系统的症状为主，常发生在以精白米为主食的地区。其症状表现为多发性神经炎、食欲不振、大便秘结，严重时可出现心力衰竭，称脚气性心脏病。

（4）缺乏与过量的危害：维生素 B_1 缺乏症又称脚气病，主要表现为神经—血管系统损伤，其早期症状为食欲缺乏、便秘、恶心、抑郁、周围神经障碍、易兴奋及疲劳等；临床上根据年龄差异将脚气病分为成人脚气病和婴儿脚气病，成人脚气病又可分为干性脚气病、湿性脚气病、混合型脚气病。

维生素维生素 B_1 缺乏的膳食防治：一是增加含维生素 B_1 丰富食物的摄入；二是合理烹调，减少维生素 B_1 的损失；三是纠正不良的饮食习惯，改变偏食、挑食的不良习惯。

维生素 B_1 摄入过多的危害：维生素 B_1 摄入过多时，多余的维生素 B_1 可以经尿排出体外，因此维生素 B_1 摄入过量中毒的情况少见，但摄入超过 RNI 100 倍以上可出现头痛、惊厥、心律失常等症状。

拓展知识

不同类型的脚气病临床表现

干性脚气病：以多发性周围神经炎为主，出现上行性周围神经炎，表现为踝部、足部麻木，肌肉酸痛、压痛，尤以腓肠肌为甚，跟腱及膝反射异常。

湿性脚气病：以水肿和心脏症状为主，表现为心脏扩大，周围血管扩张，静息时心动过速、气促、胸痛、水肿、肝大、全身水肿、少尿；心电图可见低电压、右心室肥大。

混合型脚气病：兼有干性脚气病与湿性脚气病的症状，既有神经炎，又有心力衰竭和水肿。

婴儿脚气病：多发生于出生数月的婴儿。发病初期食欲缺乏、呕吐、兴奋、腹泻、便秘、心跳加快，呼吸急促和困难；晚期有发绀、水脚、心脏扩大、心力衰竭和强制性痉挛等。

2. 维生素 B₂

维生素 B_2（vitamin B_2）因呈黄色又称核黄素，为橙黄色针状结晶、味苦、熔点高，水溶性较低。在酸性溶液中对热稳定，在碱性环境中易被热和紫外线破坏。食物中维生素 B_2 多为结合型，较稳定，一般烹调不会被破坏。

（1）营养学意义：食物中的维生素 B_2 在体内经转化后参与碳水化合物、脂肪、蛋白质等多种物质代谢反应，缺乏时组织细胞呼吸、代谢强度均减弱，可引起眼、口腔、皮肤等炎症反应和贫血等，表现为口角炎、唇炎、结膜炎、视物模糊、眼充血流泪、易倦怠等。

（2）推荐摄入量：中国营养学会推荐摄入量（RNI）为成年男性 1.4 mg/d、女性 1.2 mg/d。

（3）食物来源：维生素 B_2 广泛存在于动植物食品中，动物性食品较植物性食品含量高，特别是动物内脏中含量较高，其次为蛋黄、乳类。植物性食品以绿色蔬菜、豆类含量较高；而谷类含量较少，尤其是研磨得过于精细的粮谷类食物。富含维生素 B_2 的食物如图 1-2-13 所示。

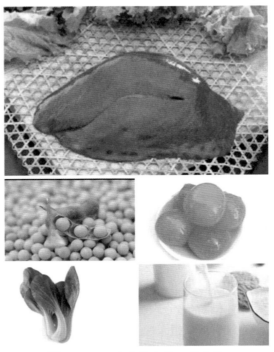

图 1-2-13　富含维生素 B_2 的食物

（4）缺乏与过量的危害：维生素 B_2 是我国饮食最容易缺乏的营养素之一，维生素 B_2 缺乏症病变主要表现有口角炎、口唇炎、舌炎、阴囊炎、脂溢性皮炎、眼部的睑缘炎，临床上称为口腔生殖综合征。维生素 B_2 过量一般不会引起中毒症状，大量服用可使尿液呈黄色。

（5）维生素 B_2 缺乏的膳食防治：一是增加含维生素 B_2 丰富食物的摄入；二是合理烹调，形成良好的膳食制度与饮食习惯，克服长期偏食、节食等不良习惯，重视富含维生素 B_2 膳食的摄入。烹调时适量加醋或避免加碱，有利于保护维生素 B_2 作用的发挥。

3. 维生素 PP

维生素 PP（vitamin PP）又名烟酸、尼克酸、抗癞皮病维生素。维生素 PP 是白色结晶，性质稳定，不易被酸、碱、光、氧等破坏，通常食物加工烹调对其影响较小。

（1）营养学意义：维生素 PP 在体内转化后参与所有宏量营养素代谢和能量代谢，烟酸可引起血管扩张；缺乏易引起代谢障碍，表现为皮炎、腹泻、痴呆等。

（2）推荐摄入量：中国营养学会推荐摄入量（RNI）为成年男性 15 mgNE/d、女性 12 mgNE/d。

（3）食物来源：维生素 PP 广泛存在于动植物食物中，肝、肾、瘦肉、乳类、全谷、豆类、绿叶蔬菜等含量丰富，一般不会出现缺乏症。玉米中所含的维生素 PP 是结合型的，不能被人体直接吸收，长期以玉米为主食的地区，易出现缺乏症。富含维生素 PP 的食物如图 1-2-14 所示。

（4）缺乏与过量的危害：维生素 PP 缺乏症又称癞皮病，主要损害皮肤、口、舌、胃肠黏膜及神经系统，其典型病例可出现皮炎、腹泻和痴呆，又称"三 D"症状。尚未见食物中摄入维生素 PP 过量引起中毒的报道。

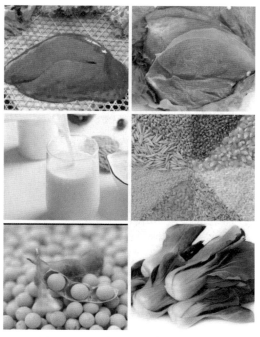

图 1-2-14　富含维生素 PP 的食物

4. 叶酸

最初从菠菜中分离出来，故称叶酸。淡黄色结晶性粉末，不溶于冷水，稍溶于热水，其钠盐易溶于水，不溶于乙醇、乙醚及其他有机溶剂，在光照、加热、酸性溶液中不稳定，室温下储存食物，叶酸易被破坏。

（1）营养学意义：参与核酸和蛋白质合成，因此缺乏易导致巨幼红细胞贫血，孕妇摄入不足，易导致胎儿发生先天性神经管畸形。

（2）推荐摄入量：叶酸摄入量通常以膳食叶酸当量（dietary folate equivalent，DFE）表示，DFE（μg）= 膳食叶酸（μg）+1.7×叶酸补充剂（μg）。中国营养学会推荐摄入量（RNI）为 14 岁以上者 400 μgDFE/d。

（3）食物来源：叶酸广泛存在于动植物食物中，包括动物内脏、蛋类、豆类、酵母、绿叶蔬菜、水果及坚果等食物；肠道细菌也能合成，故一般不会出现缺乏症。孕妇及乳母需要适当补充叶酸。富含叶酸的食物如图 1-2-15 所示。

拓展案例

是谁害了他们？

20 世纪 90 年代，苏州某儿童医院接二连三出了一件怪事，半年不到，三名男婴因暴发心力衰竭伴肺水肿而死亡，其年龄均是三个月左右，母乳喂养，家庭条件很好，其母亲在怀孕期及分娩后均以精白米为主食。分析导致患儿死亡的原因。

分析：维生素 B_1 在谷类、豆类的外皮和胚芽中含量丰富，孕妇在怀孕期间主食太精细可使 B_1 过度损失，导致自身维生素缺乏，从而殃及婴儿。维生素 B_1 缺乏症以消化、神经及循环系统症状为主，婴儿发病常很突然，来势凶猛，病情进展快，须尽早确诊抢救，否则可能迅速死亡。

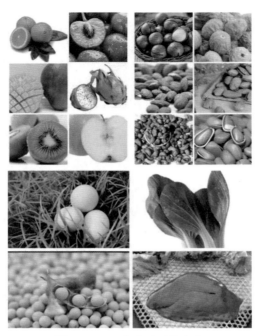

图 1-2-15 富含叶酸的食物

（4）缺乏与过量的危害：叶酸缺乏可导致巨幼细胞性贫血；可使孕妇先兆子痫和胎盘早剥的发生率增高，胎盘发育不良导致自发性流产；还可导致高同型半胱氨酸血症。而长期摄入大剂量合成叶酸，可能产生干扰抗惊厥药物的作用而诱发病人惊厥，干扰锌的吸收而导致锌缺乏；掩盖维生素 B_{12} 缺乏的症状，干扰其诊断；使胎儿发育迟缓，低出生体重儿增加等。

（二）维生素 C

维生素 C（vitamin C）又称为抗坏血酸，白色结晶，有明显的酸味，易溶于水，性质不稳定，易被氧化破坏，尤其遇碱性物质、氧化酶及铜、铁等金属离子更易被破坏；在酸性环境中对热稳定，炒菜时加醋可避免维生素 C 被破坏；维生素 C 易随水流失，烹调时间过长或采用煮、炸等烹调方式将损失大量维生素 C。

（1）营养学意义：促进胶原蛋白的合成，胶原是体内结缔组织、骨及毛细血管的重要组成成分，如果缺乏易导致坏血病，即创伤不易愈合、牙齿松动、毛细血管易破裂；防止胆固醇在动脉内壁沉积；提高机体免疫力和解毒作用。此外，还有清除自由基，改善铁、钙、叶酸的利用，参与合成神经递质等作用。

（2）推荐摄入量：中国营养学会推荐的适宜摄入量（AI）为婴幼儿 40~50 mg/d，推荐摄入量（RNI）为儿童 60~90 mg/d，青少年、成人 100 mg/d，孕妇 115 mg/d，乳母 150 mg/d。

（3）食物来源：维生素 C 主要源于新鲜的蔬菜与水果，叶菜类比根茎类含量多，酸味水果多；新鲜的辣椒、菠菜、韭菜、番茄、柠檬、柑橘、山楂、猕猴桃、鲜枣、柚子、草莓和橙子以及野生的苜蓿、苋菜、刺梨、沙棘、酸枣等含量尤为丰富；谷类、豆类不含维生素 C，但豆芽含维生素 C 较高，蔬菜淡季可以豆芽代替。富含维生素 C 的食物如图 1-2-16 所示。

（4）缺乏与过量的危害：维生素 C 严重摄入不足可致维生素 C 缺乏症，即坏血病。临床症状早期表现为疲劳、倦怠、皮肤出现瘀点或瘀斑、毛囊过度角化，继而出现牙龈肿胀出血、球结膜出血、机体抵抗力下降、伤口愈合迟缓、关节疼痛及关节腔积液等。长期大剂量摄入维生素 C 也不利于健康，可引起胃肠道反应、肾和膀胱结石等。

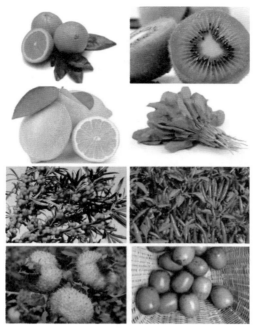

图 1-2-16　富含维生素 C 的食物

（5）维生素 C 缺乏的膳食防治：一是选择富含维生素 C 的食物，如西兰花、甘蓝、青椒、柠檬、橙子、猕猴桃等蔬菜和水果；二是改进烹调方法，减少维生素 C 在烹调中的损失；三是防止盲目追求时尚膳食及不科学延寿行为等；四是人工喂养儿应添加富含维生素 C 食物或维生素 C；另外，疾病、手术前后、吸烟者、口服避孕药时，应适当增加维生素 C 摄入量。

拓展案例

维生素 C 的发现历程

在 16—18 世纪，坏血病估计夺走了两百万船员的生命。当时，每次远航，有几乎一半以上的船员无法抵达终点。他们最大的克星并不是愤怒的原住民、敌人的战舰，而是被称为"海上凶神"的坏血病。病人先是感到慵懒昏沉、浑身无力、走不动路；疾病恶化后，伤口无法愈合，病人发烧、黄疸、全身出血，然后慢慢地死去。意大利航海家哥伦布的船队航行不到一半的路程，已经有十几个船员病倒了。那些病重的船员为了不拖累大家，对哥伦布说："船长，您就把我们送到附近的荒岛上吧，等你们返航归来的时候，再把我们的尸体运回家乡。"哥伦布噙着眼泪点了点头……

几个月过去了，哥伦布的船队终于胜利返航。船离那些重病船员所在的荒岛越来越近，哥伦布和幸存的伙伴们的心情也越来越沉重。不知不觉中船已经靠岸。

这时，十几个蓬头垢面的人从岛上向船队狂奔过来。这不是那些船员吗？他们还活着！哥伦布又惊又喜地问道："你们是怎么活下来的？"原来他们到岛上后，除了吃留下的食物就靠采摘野果和野菜维生，没想到怪病竟慢慢好了。

同学们能解释这是为什么吗？

在航海故事中，我们听过太多欧洲船员得坏血病，但在中国航海故事中，坏血病似乎没那么猖獗，这又是为什么呢？

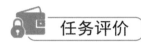 **任务实施**

在任务实施时，通过课堂小组讨论的形式，循序渐进引导学生思考以下问题，并逐一解答。

1. 什么是维生素？

2. 维生素分成几类？每一类都包含哪些维生素？

3. 维生素 A 的营养学意义是什么？哪些食物含维生素 A 丰富？

4. 维生素缺乏的原因是什么？缺乏或者过量有什么危害？

5. 李奶奶的症状与维生素 A 有什么关系？

6. 为缓解李奶奶的症状，她的日常配餐应该注意什么？

 任务评价

学习该任务后，对照表 1-2-5 进行任务评价。

表 1-2-5　任务评价表

项目	评价标准
知识掌握 （50分）	描述维生素缺乏的原因（10） 描述各种维生素的营养学意义及摄入量（15） 描述各种维生素的食物来源（10） 描述各种维生素的缺乏与过量的危害（15） 回答熟练、全面、正确
技能能力 （20分）	日常生活中能正确利用富含各种维生素的食材（10） 能为缺乏者合理配备烹饪食材（10）
人文素养 （30分）	能通过学习将营养学知识与生活中的食物选择、膳食计划和食谱设计联系起来，从而解决实际生活中的膳食问题（10分） 遵守职业道德规范，宣传绿色环保节约理念（10分） 推广"合理膳食，营养惠万家"理念，让居民吃得更科学更健康（5分） 鼓励居民养成良好的生活习惯（5分）
总分（100分）	

同步测试

一、选择题

1. 苹果汁饮料中含有 Fe^{2+}，现榨的苹果汁在空气中会由淡绿色（Fe^{2+}）变为棕黄色（Fe^{3+}）。榨汁时加入（　　），可有效防止这种现象发生。

A. 维生素 A　　　　　B. 维生素 C　　　　　C. 维生素 B_1　　　　　D. 维生素 D

2. 坏血病患者应该多吃的食物是（　　）。

A. 水果和蔬菜　　　　B. 鱼肉和猪肉　　　　C. 鸡蛋和鸭蛋　　　　D. 糙米和肝脏

3. 下列操作中，不适宜保存蔬菜中的维生素的是（　　）。

A. 菜要先洗后切

B. 切菜要随切随炒，忌久置

C. 为除去农药，切好的菜要浸泡 2 小时以上

D. 买菜要选新鲜的

4. 佝偻病是由于缺乏（　　）。

A. 维生素 A　　　　　B. 维生素 PP　　　　　C. 维生素 E　　　　　D. 维生素 D

5. "3D 症"是由缺乏（　　）造成的。

A. 维生素 A　　　　　B. 维生素 C　　　　　C. 生物素　　　　　D. 维生素 PP

6. 缺乏维生素 B_1 会造成（　　）。

A. 夜盲症　　　　　　　　　　　B. 口腔生殖综合征

C. 高同型半胱氨酸血症　　　　　D. 脚气病

7. 夜盲症是由缺乏（　　）产生的。

A. 维生素 A　　　　　B. 维生素 PP　　　　　C. 维生素 K　　　　　D. 维生素 D

8. 患巨幼细胞贫血，是由缺乏（　　）造成的。

A. 维生素 E　　　　　B. 铁　　　　　　　　C. 维生素 A　　　　　D. 叶酸

9. 维生素 C 的主要食物来源是（　　）。

A. 动物内脏　　　　　B. 蔬菜水果　　　　　C. 奶类　　　　　　　D. 谷类

二、思考题

引起维生素缺乏的原因可能有哪些？

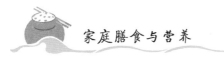

项目三 能 量

【项目介绍】

人体的一切生命活动都需要能量，正常情况下人体每天摄入的能量与消耗的能量保持平衡，体重维持在正常范围。近年来随着我国居民生活水平的提高，其膳食结构发生了显著变化，肥胖人数明显增加。WHO（World Health Organization 世界卫生组织）提出了健康减肥三原则：不腹泻、不乏力、不节食。吃动结合、能量平衡是保持身体健康的重要原则。本项目引导学生掌握人体能量的摄入与能量消耗方式，能量单位及其换算，帮助学生做到能量平衡。学生能够根据不同食物的营养素构成计算该种食物的能量值，从而开展具体而量化的健康指导。

【知识目标】

掌握能量单位及热能系数，人体能量的摄入与能量消耗方式。熟悉人体能量需要量的确定方法，能依据不同人群的能量平衡需求，进行正确的膳食指导。

【能力目标】

能准确地进行能量的计算，合理控制饮食和能量的摄入。

【素质目标】

营造全社会积极向上的氛围，树立预防为主、健康生活的理念。

任务一 能量摄入与消耗

任务描述

小磊，男，10 岁，身高 150cm，体重 70kg，学习成绩优异，开朗爱笑，爱吃油炸食品和淀粉类甜食，不爱运动。随着年龄的增长，他腹部脂肪积聚越来越明显，臀部最为显著，下肢显著肥胖，活动时常感气短、疲劳，无肥胖家族史。

工作任务：

1. 请问小磊现在需不需要控制饮食和能量的摄入？

2. 如果你是一名健康管理师，你将对小磊每日能量摄入与消耗提出什么改进建议？

任务分析

我们要帮助小磊认识肥胖对人体的危害，养成良好的饮食和生活规律，并坚持体育锻炼，利用多种途径消耗身体中堆积的脂肪，有效控制体重。本任务

能量摄入与消耗

要求学生掌握人体能量的摄入和消耗途径、能量单位及能量系数，并能熟练地对日常摄入的食物进行能量的换算，提高营养科学素养，以达到合理营养、平衡膳食的目的。

任务重点：能量的摄入与消耗方式。

任务难点：能量的计算。

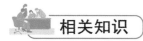 **相关知识**

一、能量单位及其相互换算

国际上通用的能量单位是焦耳（J）、千焦耳（kJ）或兆焦耳（MJ）。1 J 是指用 1 N 的力把 1 kg 的物体移动 1 m 所消耗的能量。营养学领域常使用卡（cal）或千卡（kcal）作为单位，1 千卡（kcal）指在 1 个标准大气压下，1 L 纯水从 15 ℃升高到 16 ℃所需要的能量。其换算关系是：1 kcal＝4.184 kJ，1 kJ＝0.239 kcal。

二、能量的摄入

（一）人体能量的来源

人体的能量主要源于食物中的产能营养素，包括碳水化合物、脂类和蛋白质。每 1 g 产能营养素在体内氧化产生的能量值称为热能系数或能量系数。食物中的三大产能营养素在体外完全氧化的能量为：

1 g 碳水化合物　　　　17.15 kJ（4.10 kcal）

1 g 脂肪　　　　　　　39.54 kJ（9.45 kcal）

1g 蛋白质　　　　　　23.64 kJ（5.65 kcal）

正常人体对碳水化合物的吸收率为 98%、脂肪为 95%、蛋白质为 92%，每 1 g 蛋白质分解产生的尿素、肌酐、尿酸等含氮物质如完全氧化还可产生 5.44 kJ（1.3 kcal）的能量。因此，食物中碳水化合物、脂肪、蛋白质的净能量系数为：

1 g 碳水化合物　　　17.15 kJ×98%＝16.81 kJ（4 kcal）

1 g 脂肪　　　　　　39.54 kJ×95%＝37.56 kJ（9 kcal）

1 g 蛋白质　　　　　（23.64 kJ–5.44 kJ）×92%＝16.74 kJ（4 kcal）

此外，乙醇也能提供较高的能量，其能量系数为 29.3 kJ（7 kcal）。

课堂互动

一个 50 g 鸡蛋，蛋白质含量约 13%，请问吃一颗鸡蛋可获得多少由蛋白质提供的能量？

（二）能量的推荐摄入量

根据我国居民的饮食习惯和合理营养的要求，中国营养学会建议三大产能营养素占总能量百分比分别为：蛋白质 10%～15%，脂肪 20%～30%，碳水化合物 55%～65%。

三、能量的消耗

成人能量的消耗主要用于基础代谢、体力活动和食物热效应三方面。对于一些特殊人群来说，还要增加额外的能量支出，如孕妇还要包括子宫、乳房、胎盘及胎儿等生长发育及母体体脂

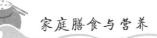

的储备所需能量；乳母应包括合成和分泌乳汁的能量需要；婴幼儿、儿童、青少年应包括生长发育的能量需要。

（一）基础代谢

基础代谢（basal metabolism，BM）是指人体在适宜的室温（20 ℃～25 ℃）环境中，处于空腹（禁食 12 h 以上）、清醒、静卧，无任何身体活动和紧张的思想活动，全身肌肉放松时所需的能量消耗。基础代谢是维持人体最基本生命活动（呼吸、体温、脉搏、血压）所必需的最低能量消耗，是人体能量消耗的主要部分，占人体总能量消耗的 60%～70%。

基础代谢的水平用基础代谢率（basal metabolic rate，BMR）来表示，是指人体处于基础代谢状态下，每小时每平方米体表面积（或每千克体重）的能量消耗。基础代谢率在个体间的差异大于个体内差异，主要与机体的构成、内分泌和遗传等因素有关。影响人体基础代谢能量消耗的因素包括体型和机体构成、年龄、性别、内分泌和是否处于应激状态等。

拓展知识

基础代谢能量消耗的计算方法

1. 体表面积法

我国赵松山提出了一个相对适合中国人的体表面积计算公式。

体表面积（m²）= 0.006 59×身高（cm）+0.012 6×体重（kg）-0.160 3

根据这个公式，先计算体表面积，再按年龄、性别查出相应的 BMR，就可以计算出 24 h 的基础代谢量。例如，一个体重 60 kg、身高 170 cm 的 30 岁男子，按上述公式计算，体表面积为 1.72 m²，该年龄基础代谢率为每小时 154.0 kJ（36.8 kcal）/m²，则 24 h 基础代谢所消耗能量为：1.72×154.0×24＝6 357.1 kJ（1 519.4 kcal）。

2. 公式法

Harris 和 Benedict 提出了下列公式，可根据年龄、身长和体重直接计算基础代谢能量消耗。

男基础代谢耗热量＝66+13.7×体重（kg）+ 5.0×身长（cm）-6.8×年龄（y）

女基础代谢耗热量＝65.5+9.5×体重（kg）+1.8×身长（cm）-4.7×年龄（y）

（二）体力活动

除基础代谢外，体力活动消耗的能量是影响人体总能量消耗的最重要部分，占总能量消耗的 15%～30%。体力活动消耗的能量主要与活动强度、持续时间和工作熟练度有关，其中体力活动强度是最主要的影响因素。对一般成人而言，体力活动水平（physical activity level，PAL）是决定其总能量消耗的一个重要的决定因素。我国营养学会推荐的中国成人活动水平分级如表 1-3-1 所示。

表 1-3-1　中国成人活动水平分级

劳动强度	职业工作时间分配	工作内容举例	PAL 男	PAL 女
轻	75%时间坐或站立 25%时间站着活动	办公室工作、修理电器钟表、售货、酒店服务、化学实验操作、讲课等	1.55	1.56
中	25%时间坐或站立 75%时间特殊职业活动	学生日常活动、机动车驾驶、电工安装、车船操作、金工切割等	1.78	1.64
重	40%时间坐或站立 60%时间特殊职业活动	非机械化农业劳动、炼钢、舞蹈、运动、装卸、采矿等	2.10	1.82

（三）食物热效应

食物热效应（thermic effect of food，TEF），也称食物特殊动力作用，是指因摄食而引起能量的额外消耗的现象。不同营养素的热效应也有差别，一般碳水化合物为 5%～10%，脂肪为 0%～5%，蛋白质为 20%～30%。当成人进行一般混合性膳食时，食物的热效应所引起的能量额外消耗平均为 627.6～836.8 kJ（150～200 kcal），约相当于基础代谢消耗能量的 10%。

（四）特殊生理阶段的能量消耗

特殊生理阶段包括孕期、哺乳期和生长发育期。怀孕期的胎儿和胎盘的增长与母体组织的增加需要额外的能量，哺乳期中产生乳汁需要能量，婴幼儿、儿童及青少年的生长发育需要能量，主要包括合成新组织所需的能量和储存在新组织中的能量。生长发育所需要的能量，在出生后前 3 个月约占总能量的 35%，在 12 个月时迅速降为 5%，第二年约为 3%，到青少年为 1%～2%。

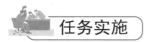 **任务实施**

1. 通过测量身高、体重，计算学龄儿童 Rohrer 指数，判断小磊是否属于肥胖，Rohrer 指数评价表如表 1-3-2 所示。

$$Rohrer 指数 = ［体重（kg）/身高(cm)^3］×10^7$$

表 1-3-2　Rohrer 指数评价表

评价	过度肥胖	肥胖	正常	消瘦	过度消瘦
Rohrer 指数	>156	140～156	109～139	92～108	<92

根据计算结果可看出小磊属于肥胖，需要控制能量摄入。

2. 依据 WHO 提出的"三不"减肥原则，从能量的摄入和消耗角度，提出如下营养改进建议。

（1）膳食改进建议：改变挑食、偏食的不良习惯。依据中国居民膳食指南对儿童、青少年的指导意见安排膳食。合理安排孩子吃零食的时间和数量，饭前或饭后不要喝饮料，尤其是高糖的碳酸饮料，培养孩子定时定量吃饭的习惯。

（2）运动建议：对于少儿减肥而言，并不是运动强度越大就越有效。减肥应选择长时间，中、小强度的运动，运动的时间要足够长，一般每次运动的持续时间为 30～60 min。每周运动 4～5 次或坚持每天运动，形成运动习惯，可以选择跑步、骑自行车、爬山、游泳、健美操、跆拳道、球类活动等。

（3）对孩子进行健康教育和心理疏导，对减肥树立信心，增强毅力，乐观对待。

（4）必要时，在医师指导下实施减肥计划。

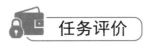 **任务评价**

学习该任务后，对照表 1-3-3 进行任务评价。

表 1-3-3　任务评价表

项目	评价标准
知识掌握 （50分）	描述能量的单位（10分） 描述能量的食物来源（10分） 描述三大宏量元素对应的能量系数（10分） 描述能量的消耗途径（10分） 掌握基础代谢的含义及影响因素（10） 回答熟练、全面、正确
技能能力 （25分）	能进行能量的换算（10分） 能根据食物的重量、构成成分、比例等，计算出不同食物所提供的能量值（15分） 能量的计算要准确、熟练、全面
人文素养 （25分）	能通过交流提高自己和服务对象的健康素养（10分） 遵守职业道德规范，宣传绿色环保节约理念（10分） "合理膳食 营养惠万家"，让居民吃得更科学、更健康（5分）
总分（100分）	

 同步测试

一、 单选题

1. （　　）是人体能量消耗的主要部分。

A. 基础代谢　　　　　　　　　　　　B. 体力活动

C. 食物热效应　　　　　　　　　　　D. 特殊生理阶段的能量消耗

2. 婴儿在出生后前 3 个月用于生长发育所需要的能量，约占总能量的（　　）。

A. 35%　　　　　B. 40%　　　　　C. 50%　　　　　D. 65%

3. 1 g 碳水化合物释放（　　）能量。

A. 9 kcal　　　　B. 4 kcal　　　　C. 7 kcal　　　　D. 5 kcal

4. 中国营养学会建议蛋白质供能占总能量百分比为（　　）。

A. 10%～15%　　B. 15%～20%　　C. 20%～30%　　D. 55%～65%

5. 一瓶 500 mL 浓度为 5% 的葡萄糖溶液能提供（　　）能量。

A. 225 kcal　　　B. 500 kcal　　　C. 400 kcal　　　D. 100 kcal

二、 多选题

1. 成人能量的消耗主要用于（　　）。

A. 基础代谢　　　B. 体力活动　　　C. 食物热效应　　　D. 疾病消耗

2. 影响人体基础代谢能量消耗的因素包括（　　）。

A. 体型和机体构成　B. 年龄　　　　C. 性别　　　　D. 内分泌

3. 人体每天所需的能量来自（　　）。

A. 蛋白质　　　　B. 脂肪　　　　C. 碳水化合物　　　D. 维生素

4. 国际通用的能量单位是（　　）。

A. 焦耳（J）　　　B. 千焦耳（kJ）　　C. 卡（cal）　　　D. 千卡（kcal）

三、 计算题

陈先生今天中午食欲大振，一口气吃了一整只烧鸡。已知一只烧鸡重 750 g，其中骨头 250 g，蛋白质占总重量的 22%，糖类占 3%，其余为脂肪。请计算陈先生今天中午的热能摄入值。

任务二

能量平衡

任务描述

孙女士，40 岁，身高 160 cm，体重 75 kg。从事中体力工作，日常饮食肉多菜少、偏爱油炸，口味重，具有高蛋白、高脂肪、低膳食纤维的特点。喜爱游戏，运动少，造成能量摄入过多。

工作任务：

请依据能量平衡的要求，判断孙女士的饮食习惯是否健康。

任务分析

一切生物都需要能量来维持生命活动。在正常情况下，人体每天摄入的能量和消耗的能量基本保持平衡，体重即可维持在正常范围内，使机体保持健康。一旦能量的平衡被打破，就会带来一系列健康问题。因此，要想做到能量平衡，按人体需要供给能量就非常关键。在本任务中，要求学生掌握几种常用的人体能量需要量评价方法，学会依据人的性别、年龄、职业、体型来确定其营养需要，能进行正确的食谱设计。

能量平衡

任务重点：能量平衡。

任务难点：人体能量需要量的确定。

相关知识

一、能量平衡

人体消耗的能量须从外界摄取食物才能得以补偿，使机体消耗的和摄取的能量趋于相等，营养学上称为能量的平衡。能量的平衡并不是要求每个人每天的能量摄取都要达到平衡，而是要求成年人在 5~7 天内消耗的与摄入的能量平均值趋于相等。能量平衡能使机体保持健康，并能胜任必要的工作、学习和劳动。饥饿或疾病等，可引起能量摄入不足，进而导致体力、环境适应能力和抗病能力下降以及工作效率低下。而过多的能量摄入，会导致肥胖症、原发性高血压、心脏病、糖尿病和某些癌症发病率明显上升。随着中国居民物质生活水平的提升，超重、肥胖比例逐年上升，2000—2018 年中国不同性别成人超重率和肥胖变化趋势如图 1-3-1 所示。

衡量能量营养状态的常用指标是体质指数（BMI），BMI＝体重（kg）/[身高（m）]^2。正常值为 18.5~24，大于或等于 24 为超重，大于或等于 28 为肥胖。

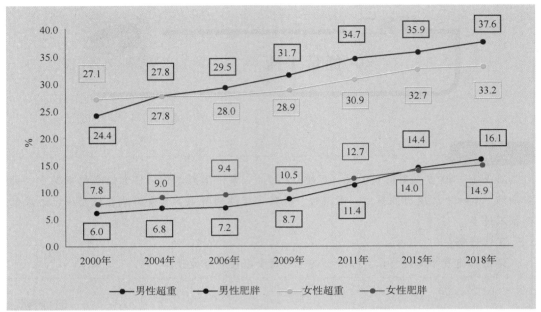

图 1-3-1　2000—2018 年中国不同性别成人超重率和肥胖变化趋势

数据来源：中国健康与营养调查

二、能量的营养评价

（一）能量摄入量标准

能量摄入和能量消耗保持平衡是制定能量需要量、供给量的理论依据。确定成人每日能量需要量的标准有两种方法。一种是直接从《中国居民膳食参考摄入量》中查表获得，对于体重正常的人群可采用此方法，简便快捷。中国成年人膳食能量推荐摄入量见表 1-3-4 所示，其估算方法为：能量需要量=BMR×PAL。另一种是根据劳动强度、标准体重和每千克标准体重所需能量进行计算，该法既适用于体重正常者，又适用于超重、肥胖或者消瘦人群，可比较精确地计算出他们的能量需要量，如表 1-3-5 所示。

表 1-3-4　中国成年人膳食能量推荐摄入量

年龄/岁	劳动强度	RNI/(kcal·d⁻¹)	
		男	女
18~	轻	2 400	2 100
	中	2 700	2 300
	重	3 200	2 700
50~	轻	2 300	1 900
	中	2 600	2 000
	重	3 100	2 200
60~	轻	1 900	1 800
	中	2 200	2 000
70~	轻	1 900	1 800
	中	2 100	1 900
80~	—	1 900	1 700

表1-3-5 不同体力劳动强度下每千克体重的能量需要量

劳动强度	所需能量/(kcal·kg⁻¹·d⁻¹)		
	消瘦	正常	超重
卧床	20~25	15~20	15
轻	35	30	20~25
中	40	35	30
重	45~50	40	35

（二）人体能量需要量的确定

1. 联合国粮食及农业组织（以下简称世界粮农组织）的计算方式

世界粮农组织按下式粗略计算人体每日能量的需要量。

男子：每日能量需要量=体重（kg）×192

女子：每日能量需要量=体重（kg）×160

并按劳动强度分别用不同系数进行调整，轻体力劳动、积极活动和剧烈活动的调整系数分别为0.9、1.17和1.34。

2. 生活作业观察法

对调查对象进行24 h跟踪观察，详细记录其各项活动的持续时间（精确到秒），然后根据前面所说各种活动的能量消耗系数，再依据其体表面积就可推算出调查对象一天的能量消耗，进而确定其能量需要量。观察时间越长，其结果越准确。

3. 体重观察法

正常人的能量需要与其食欲往往是相适应的，其体重应保持相对稳定。如果能准确计算一定时期（≥15d）摄入的能量并观察体重变化，当体重保持不变时，就表示摄入能量与消耗能量相当；如果体重减轻，则表示能量摄入不足；反之，则表示能量摄入过剩。此方法可靠且简便易行。

拓展知识

高能量膳食与低能量膳食的应用

（一）高能量膳食的应用

高能量膳食的适应证为消瘦、体重不足，慢性消耗性疾病（如肺结核、伤寒、肿瘤、甲状腺功能亢进等）及病后康复期病人。膳食调配时要求每天比正常能量需要量高出300~700 kcal（1 250~2 920 kJ），尽可能增加主食及菜量，必须在能量供给充足的基础上增加蛋白质的供应量。因此，除正餐外，可加2~3次点心，如牛奶、藕粉、鸡蛋、甜点等含能量高的食物。

（二）低能量膳食的应用

低能量膳食的适应证为需减轻体重者，为了控制病情必须减轻机体代谢方面负担的病人。膳食调配时控制每日能量摄入量在1 500~1 800 kcal（6 270~7 520 kJ）；每日蛋白质供应最好大于1 g/kg；限制脂肪的摄入，尤其是动物性脂肪和胆固醇；适当减少膳食中钠的摄入。

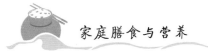

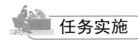 任务实施

1. 询问孙女士的基本情况，如姓名、性别、年龄、职业、民族、饮食习惯。
2. 根据身高、体重，计算体质指数（BMI），判断孙女士的体型是否属于肥胖。
3. 确定孙女士的营养需要量。
（1）依据每日膳食营养素参考摄入量，查表确定其营养需要量。
（2）依据体重和体力活动，简单估算每日膳食能量供给量，如表 1-3-6 所示。
（3）依据标准系数，估算每日营养需要。

表 1-3-6　成人每日膳食能量供给量估算表

单位：kJ（kcal）/（kg·d）

体型	轻体力劳动	中体力劳动	重体力劳动
消瘦	167.4（40）	188.3（45）	188.3~230.2（45~55）
正常	146.6（35）	167.4（40）	188.3（45）
超重	125.5（30）	146.6（35）	167.4（40）
肥胖	83.7~104.6（20~25）	125.5（30）	146.6（35）

由表可知，孙女士每日能量需要为 30 kcal/kg×75 kg＝2 250 kcal。但由于孙女士肥胖，每天的能量需要逐渐减量，可先按 90% 供给，则孙女士每日能量需求约 2 025 kcal，其中各个营养素的组成包括：蛋白质 50 g，碳水化合物 330 g，脂肪占总能量的 25%，钙 800 mg，铁 15 mg，维生素 A 800 μgRE，维生素 B_1 1.4 mg，维生素 B_2 1.4 mg，维生素 C 100 mg。

 任务评价

学习本任务后，对照表 1-3-7 进行任务评价。

表 1-3-7　任务评价表

项目	评价标准
知识掌握 （30 分）	简述能量平衡的含义（10 分） 简述人体对能量需要量的确定（20 分） 回答熟练、全面、正确
技能能力 （45 分）	能根据身高、体重正确计算体质指数，并判断是否肥胖（10 分） 能依据人的性别、年龄、职业、体型来确定其营养能量需要（20 分） 能根据能量平衡原则制定饮食和运动方案（15 分） 方案制定要科学、合理，能量计算要准确、熟练
人文素养 （25 分）	能通过交流提高自己和服务对象的健康素养（10 分） 遵守职业道德规范，宣传绿色环保节约理念（10 分） "合理膳食 营养惠万家"，让居民吃得更科学、更健康（5 分）
总分（100 分）	

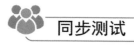 同步测试

1. 正常成人能量代谢的最佳状态是（　　　）。
A. 摄入量与消耗量大致相同　　　　　B. 摄入量大于消耗量
C. 摄入量小于消耗量　　　　　　　　D. 不必控制

2. 一男子身高 175 cm、体重 80 kg，其 BMI 为（　　　）。
A. 18.4　　　　　B. 26.1　　　　　C. 24.2　　　　　D. 29.6

3. 王某身高 1.65 m、体重 50 kg，其 BMI 为（　　　）。
A. 18.4　　　　　B. 26.1　　　　　C. 24.2　　　　　D. 29.6

4. 一女子身高 160 cm、体重 75 kg，根据她的体质指数来看，她属于（　　　）。
A. 偏瘦　　　　　B. 超重　　　　　C. 肥胖　　　　　D. 正常

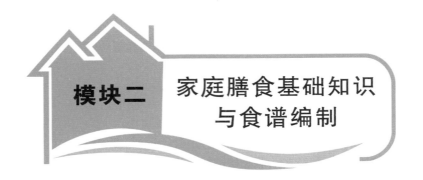

项目一　家庭常见食物的营养价值

【项目介绍】

　　本项目主要讲述家庭膳食基础知识与食谱编制，包含家庭常见食物的营养价值、家庭膳食的营养状况调查与评价、合理营养与平衡膳食。通过合理膳食、均衡营养，可增强机体免疫力。我们应该把健康问题放在首位，树立营养健康意识，打造健康体魄。

【知识目标】

　　掌握我国居民膳食指南和平衡膳食宝塔及其应用；熟悉平衡膳食的概念与基本要求；了解各类食物的营养特点及食物来源等。

【能力目标】

　　具有指导健康人群平衡膳食的基本能力，能对各类健康人群膳食进行正确的营养指导。

【素质目标】

　　通过学习本部分内容，让学生树立营养健康意识。有了健康的体魄，才有奋斗的基础，才能实现自我。同时，完善而合理的营养可以提高机体的抵抗力和免疫力，有利于某些疾病的预防和治疗。

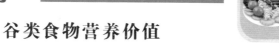

任务一
谷类食物营养价值

任务描述

维生素 B_1 与脚气病

　　脚气病是因缺乏维生素 B_1 引起的全身性疾病，临床上以消化系统、神经系统及心血管系统的症状为主，常发生在以精白米为主食的地区。其症状表现为多发性神经炎、食欲不振、大便秘结，严重时可出现心力衰竭。

　　工作任务：

　　脚气病为什么常发生在以精白米为主食的地区？

　任务分析

　　完成该任务，学生应熟悉谷类食物的营养特点，掌握其加工利用原则。在任务实施过程中，应注意在配餐中有意识地摄入谷类食物，养成良好的生活习惯，提高自身的营养素养。同时，学生应了解谷类食物与其他食材的合理搭配规律，指导健康人群平衡膳食，培养学生灵活搭配运用食材的能力，同时培养学生的团队协作精神。

谷类食物营养价值

　　任务重点：谷类食物的营养特点。

　　任务难点：谷类食物的加工利用原则。

　相关知识

　　谷类食物主要包括大米、小麦、玉米、小米、荞麦、高粱等。谷类食物在我国居民膳食中占重要地位。居民膳食中有 50%～70% 的能量、58% 的蛋白质、大部分矿物质和 B 族维生素都来源于谷类食物。谷类食物如图 2-1-1 所示。

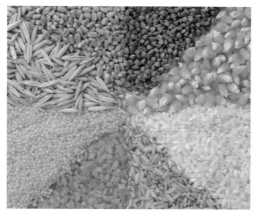

图 2-1-1　谷类食物

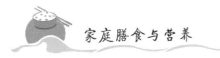

一、谷类食物营养特点

1. 碳水化合物

谷类食物碳水化合物含量丰富，多数含量在70%以上，存在的主要形式为淀粉。此外，谷类还含有较多的膳食纤维。

2. 蛋白质

谷类蛋白质含量一般为8%～10%。谷类蛋白质氨基酸组成中赖氨酸含量相对较低，因此谷类蛋白质生物学价值低于动物性食物蛋白质。

3. 脂肪

谷类脂肪含量低，大多数品种低于2%。但谷类脂肪中不饱和脂酸含量较高，质量较好。从玉米和小麦胚芽中提取的压芽油，80%为不饱和脂肪酸，其中亚油酸为60%，具有降低血清固醇、防治动脉粥样硬化的作用。

4. 矿物质

谷类含矿物质1.5%～3%，主要是钙和磷，多以植酸盐的形式存在，消化吸收率低。

5. 维生素

谷类中的维生素以B族维生素为主，其中维生素B_1和烟酸含量较多。黄色玉米、小米中还含有较多的类胡萝卜素，小麦胚粉中含有丰富的维生素E。

课堂互动

小麦面粉有哪些等级，依据是什么？

二、谷类的合理利用

1. 合理加工

谷类加工有利于食用和消化吸收，但由于营养素除碳水化合物外主要存在于谷粒表层和谷胚中，因此加工精度越高营养素损失就越多，影响最大的是维生素和矿物质。为了保持良好的感官性状和有利于消化吸收，同时又要最大限度地保留各种营养素，所以需要进行合理加工。

全谷物食品
你吃对了吗？

拓展知识

谷粒结构及其营养素分布

各种谷类种子外观形态大小不一，颜色各异，其基本结构相似，都是由谷皮、糊粉层、胚乳、胚芽四个主要部分组成。

1. 谷皮：谷粒的外壳，主要由纤维素、半纤维素组成，含有较高的脂肪、蛋白质、维生素和矿物质等，占谷粒重量的13%～15%。谷皮因不能被人体消化，故加工时被去掉。

2. 糊粉层：介于谷皮和胚乳之间，占谷粒重量的6%～7%，含有较多的磷、丰富的B族维生素及矿物质，有重要的营养意义。谷物加工过于精细时，该部分容易与谷皮同时脱落混入糠麸中。

3. 胚乳：占谷粒总量的83%～87%，是谷类最主要部分，含有大量淀粉和一定量蛋白质及少量的矿物质、维生素。

4. 胚芽：位于谷粒的一端，占谷粒重量2%～3%，富含脂肪、蛋白质、矿物质、B族维生素和维生素E以及一些酶类。质地柔软，与胚乳结合松散，加工时易与胚乳分离而丢失。

课堂互动

谷类精加工会损失些什么呢？优质的全谷物，吃得越多越好吗？

2. 合理烹调

烹调过程会造成营养素的部分损失，例如，大米在淘洗过程中，维生素B_1可损失30%～60%，维生素B_2和烟酸可损失20%～25%，矿物质损失70%。因此减少淘洗次数、浸泡时间，降低淘洗水温可保留更多的营养素。米面在蒸煮过程中，B族维生素有不同程度的损失，加碱蒸煮、炸油条等则损失更为严重。

3. 合理搭配

谷类食物赖氨酸含量普遍偏低，宜与含赖氨酸多的豆类和动物性食物混合食用，以提高谷类食物蛋白质的营养价值。

拓展知识

五谷

"谷"原指有壳的粮食，像稻、稷、黍（亦称黄米）等外面都有一层壳，所以叫作谷。五谷原是中国古代所称的五种谷物，后泛指粮食类作物。关于五谷主要有两种说法，主流的是稻（俗称水稻、大米）、黍（shǔ，俗称黄米）、稷（jì，俗称小米）、麦（俗称小麦，制作面粉用）、菽（俗称大豆）。因为有的地方气候干旱，不利于水稻的种植，因此有将麻（俗称麻子）代替稻，作为五谷之一。

拓展知识

谷类贮存不当的致命产物——黄曲霉素

黄曲霉素会损害人及动物的肝脏组织，表现为肝细胞核肿胀脂肪变性出血坏死及胆管上皮纤维组织增生，严重时可导致肝癌甚至死亡。研究表明，在肝癌病人中，与黄曲霉素接触较高的人群远远多于正常饮食的人群。黄曲霉毒素也可损伤肾脏，还会降低免疫能力。

 任务实施

谷类食物在我国居民膳食中占重要地位。居民膳食中有50%～70%的能量、58%的蛋白质、大部分矿物质和B族维生素都来源于谷类食物。

在任务实施时，通过课堂讨论的形式，循序渐进引导学生思考以下问题，并逐一解答。

1. 谷类食物各营养素的特点是什么？维生素含量如何？

2. 脚气病与维生素有什么关系？

3. 以精白米为主食的地区，为何容易出现脚气病？

4. 请为脚气病患者进行合理配餐。

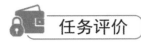 **任务评价**

学习本任务后，对照任务评价表 2-1-1 进行任务评价。

表 2-1-1　任务评价表

项目	评价标准
知识掌握 （30分）	简述谷类食物的营养特点（10分） 简述谷类食物的加工原则（10分） 简述谷类食物的烹调规则（10分） 回答熟练、全面、正确
技能能力 （35分）	能正确加工利用谷类食物（10分） 能掌握谷类食物与其他食物的搭配规律（10分） 能根据不同年龄的需求，利用各种谷类食物进行合理配餐（15分）
人文素养 （35分）	能通过学习将营养学知识与生活中的食物选择、膳食计划和食谱设计联系起来，从而解决实际生活中的膳食问题（10分） 遵守职业道德规范，宣传绿色环保节约理念（10分） 推广"合理膳食，营养惠万家"理念，让居民吃得更科学、更健康（10分） 鼓励居民养成良好的饮食习惯（5分）
总分（100分）	

同步测试

一、　单选题

1. 谷类加工对食品营养价值有影响的主要是（　　　）。

A. B 族维生素　　　　B. 维生素 C　　　　　C. 蛋白质　　　　　D. 淀粉

2. 下列关于谷类食物的选项中（　　　）是正确的。

A. 谷类脂肪含量较高　　　　　　　　B. 谷类中的碳水化合物主要为淀粉

C. 谷类富含矿物质　　　　　　　　　D. 谷类的 8 族维生素主要分布在胚乳中

3. 谷类烹调对食品营养价值的影响不正确的是（　　　）。

A. 大米淘洗时水溶性维生素和无机盐会损失，营养素损失的程度与淘洗次数、浸泡时间和用水温度密切相关

B. 米饭在电饭煲中保温，随时间延长，维生素 B_1 会损失增加

C. 制作油条时，因碱和高温作用，维生素 B_2 和尼克酸（烟酸）、维生素会受到损失

D. 米饭在电饭煲中保温，随时间延长，蛋白质会损失

4. 下列有关谷类食物的营养特点的说法中，不正确的是（　　　）。

A. 谷皮不含淀粉

B. 糊粉层含丰富淀粉

C. 胚乳含有一定量的淀粉和一定量的蛋白质

D. 胚芽含有一定量的脂溶性维生素 B

二、简答题

谷类加工精度越高，营养素损失越大，尤以淀粉更为显著，这种说法正确吗？为什么？

任务二
豆类食物营养价值

任务描述

米粒计划

妈妈：米粒，你正在长身体，不能挑食，不能一点儿肉都不吃。

米粒：妈妈，上次吃太多肉之后，我就一点肉都吃不下啦，怎么办呐？

妈妈：哎，那最近你就多吃点儿豆类吧，它们是植物肉，营养很丰富的。

米粒：但哪种豆类营养最高呢？

工作任务：豆类以营养丰富而著称，你知道谁是当之无愧的豆中之王吗？

任务分析

完成该任务后，学生应熟悉豆类及豆制品食物的营养特点，掌握各种豆类食物的营养价值，重视其在膳食结构中的地位，能合理选择并充分利用各种豆类食物的效用。同时为了身体健康，应养成科学的饮食结构、良好的饮食习惯，提升营养素养，达到通过合理膳食来促进健康、预防疾病的目的。同时，无论是家庭还是机构，配餐时要有节约意识和环保意识。

任务重点：豆类及豆制品食物的营养特点。

任务难点：豆类食物的营养价值。

豆类食物营养价值

相关知识

豆类可分为大豆类和杂豆类。大豆类按种皮的颜色可分为黄豆、青豆、黑豆、褐豆和双色大豆五种。杂豆类包括蚕豆、豌豆、绿豆、芸豆等。豆制品是由大豆或绿豆等原料制作的半成品食物，如豆芽、豆浆、豆腐等。豆类及其制品是我国居民饮食中优质蛋白质的重要来源。各类豆类如图 2-1-2 所示。

杂豆——小身体大能量

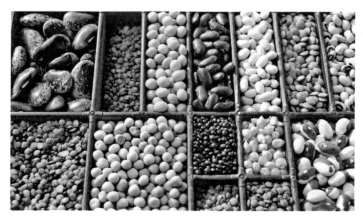

图 2-1-2　各种豆类

一、豆类的主要营养特点

1. 蛋白质

豆类蛋白质含量较高，一般为 35%～40%。豆制品蛋白质含量差别较大，高者达 18% 左右，低者只有 2%。蛋白质中含有人体需要的全部氨基酸，属于完全蛋白，其中赖氨酸含量较多，与谷类食物混合使用，可较好发挥蛋白质的互补作用。

2. 脂肪

豆类脂肪含量以大豆为高，在 15% 以上；其他豆类较低，占 1% 左右。大豆中脂肪以饱和脂肪酸居多，占 85%，其中亚油酸高达 50%，亚麻酸占 2%～10%，还含有较多的磷脂，是高血压、动脉粥样硬化等疾病患者的理想食品。

3. 碳水化合物

大豆中碳水化合物含量为 34% 左右。豆制品碳水化合物含量普遍较低。大豆类碳水化合物组成比较复杂，多为膳食纤维和可溶性糖，几乎完全不含淀粉或含量极少。膳食纤维含量较高，其中有些在大肠细菌的作用下发酵产生过多的气体，可引起肠胀气。其他豆类碳水化合物主要以淀粉形式存在，碳水化合物含量较大豆高很多，还有少量的糖类。

4. 维生素和矿物质

豆类还含有丰富的维生素和矿物质，其中 B 族维生素和钙、钾、磷等的含量较高。干豆类几乎不含维生素 C，但经发芽做成豆芽后，维生素 C 含量明显提高。

大豆中含有一些抗营养因子，如蛋白酶抑制剂、植酸、植物红细胞凝血素、胀气因子等，可影响人体对某些营养素的消化吸收，如植酸会影响钙、铁、锌等矿物质的吸收利用。

二、豆类及其制品的合理利用

加工方式和烹调方法对豆类食物蛋白质的消化率有明显的影响。整粒大豆的蛋白质消化率为 65%，加工成豆浆可达 85%，豆腐的消化率可提高到 92%～96%。豆类经过加工烹调后消除了抗营养因子，更有利于营养素的吸收利用。

豆制品发酵后蛋白质部分分解，较易消化吸收，某些营养素（如微生物在发酵过程中合成的维生素 B_2）含量有所增加。大豆制成豆芽，除含原有的营养成分外，还含有较多的维生素 C，因此当新鲜蔬菜缺乏时，豆芽是维生素 C 的良好来源。

拓展知识

豆类膳食纤维的妙用

豆类中含有较多的膳食纤维，特别是豆皮。国外有人将豆皮处理后磨成粉，作为高纤维素添加到烘焙食品中。据报道，食用含纤维的豆类食品可以明显降低血清胆固醇，对冠心病、糖尿病及肠癌有一定的预防及治疗作用。提取的豆类纤维加到缺少纤维的食品中，不仅能改善食品的松软性，还有较强的保健作用。

拓展知识

餐桌上常见的五色豆，你吃对了吗?

万豆之王——黄豆。黄豆是人体优质植物蛋白的重要来源，能双向调节女性雌激素水平。黄豆发酵制成的纳豆，功效相同。黄豆富含多种营养素，常吃可以预防便秘、腹泻等肠道疾病。不仅能提高骨密度，预防骨质疏松，还可以双向调节血压血脂，抑制动脉硬化，改善血液循环，综合提高人体免疫力。而黄豆芽同样含有丰富的蛋白质和维生素，具有清热利湿、调节脾胃的作用。

灭火豆——绿豆。绿豆能够清热去火。很多人会将绿豆皮去掉，但其实绿豆皮也能去火，清热消肿。所以建议大家熬绿豆汤时不要去皮。

肾之豆——黑豆。常吃黑豆可以补充肾气，延缓皮肤衰老。黑豆被称为肾之豆。

心之豆——红豆、赤小豆。红豆、赤小豆有补血、祛湿、消水肿的作用。在口感上，红豆更为绵密，适合做成红豆沙；赤小豆更为坚硬，适合煮汤或者熬粥。

脾之豆——白豆。白豆的淀粉含量是最高的，有着健脾补肺的作用，营养成分相当丰富，包括蛋白质、脂肪、糖类、钙磷铁等，豆衣富含B族维生素。

拓展知识

蚕豆病

蚕豆病是葡萄糖-6-磷酸脱氢酶（G-6-P-D）缺乏症的一个类型，表现为进食蚕豆后引起溶血性贫血。溶血具体机制不明，同一地区G-6-P-D缺乏者仅少数人发病，而且也不是每年进食蚕豆都发病。蚕豆病在我国西南、华南、华东和华北各地均有发现，以广东、四川、广西、湖南、江西为最多。3岁以下患者占70%，男性占90%，成人患者比较少见，但也有少数病例至中年或老年才首次发病。由于G-6-P-D缺乏属遗传性，所以40%以上的病例有家族史。本病常发生于初夏蚕豆成熟季节，绝大多数病例因进食新鲜蚕豆而发病。

 任务实施

在掌握豆类食物的营养价值以及在膳食结构中的地位等知识之后，针对米粒吃不下肉类食物的问题，我们应该加以重视，因为她正处于长身体的重要时期，蛋白质等营养素不可缺少。

在任务实施时，通过课堂小组讨论的形式，循序渐进引导学生思考以下问题，并逐一解答。

1. 豆类食物的营养特点是什么？

2. 为何称豆类食物为"植物肉"？

3. 在日常配餐中，应如何合理加工提高豆类食物的营养价值？

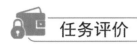 任务评价

学习本任务后，对照任务评价表 2-1-2 进行任务评价。

表 2-1-2　任务评价表

项目	评价标准
知识掌握 （40 分）	简述豆类及豆制品食物的营养特点（20 分） 简述豆类及豆制品食物的加工、烹调原则（20 分） 回答熟练、全面、正确
技能能力 （45 分）	能正确加工利用豆类及豆制品食物（10 分） 能掌握豆类及豆制品食物的加工、烹调规律（10 分） 能根据不同年龄的需求，利用豆类及豆制品食物进行合理配餐（15 分）
人文素养 （25 分）	能通过学习将营养学知识与生活中的食物选择、膳食计划和食谱设计联系起来，从而解决实际生活中的膳食问题（10 分） 遵守职业道德规范，宣传绿色环保节约理念（5 分） 推广"合理膳食，营养惠万家"理念，让居民吃得更科学、更健康（5 分） 鼓励居民养成良好的饮食习惯（5 分）
总分（100 分）	

 同步测试

一、 单项选择题

1. 大豆蛋白质不足的氨基酸是（　　　）。

A. 蛋氨酸　　　　　B. 含硫氨基酸　　　C. 赖氨酸　　　　　D. 亮氨酸

2. 大豆制品与米饭同时食用可起到（　　　）。

A. 蛋白质更大的浪费　　　　　　　B. 蛋白质互补作用

C. 蛋白质生物价下降　　　　　　　D. 蛋白质利用率下降

3. 妨碍大豆营养成分消化吸收的抗营养因子有（　　　）。

A. 蛋白酶抑制剂　　　　　　　　　B. 胀气因子水苏糖和棉籽糖

C. 植酸及植物红细胞凝集素　　　　D. 以上选项均正确

二、 论述题

我国居民以植物性食物为主，食物蛋白质的主要来源是豆类及其制品。这种说法正确吗？

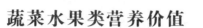

任务三
蔬菜水果类营养价值

任务描述

蔬菜水果对人体的贡献很大，它们可以降低心血管病、消化道癌和糖尿病等疾病的风险，新鲜的蔬菜水果富含维生素、矿物质、膳食纤维和植物化合物，且能量低。

工作任务：

既然蔬菜水果这么重要，每日要摄入多少？你的每日蔬菜量达标了吗？

任务分析

完成该任务，学生应熟悉蔬菜水果的营养特点，了解它们的营养价值，在日常生活中能合理选择并充分发挥各种蔬菜、水果的效用。由于蔬菜水果对膳食营养的贡献很大，对人们身体健康具有重要意义，我们在日常膳食中应重视蔬菜、水果的摄入量，发挥其应有功效。同时应养成科学的饮食结构、良好的饮食习惯，提升营养素养，达到通过合理膳食来促进健康、预防疾病的目的，争做健康生活方式的倡导者、践行者和受益者。同时，无论是家庭还是机构，配餐时要有节约意识和环保意识。

蔬菜水果类营养价值

任务重点： 蔬菜、水果的营养特点、营养价值。

任务难点： 合理利用蔬菜、水果的价值。

相关知识

蔬菜、水果种类丰富多样，富含维生素C、胡萝卜素等多种维生素和钙、铁等矿物质以及各种植物化学物，对人们身体健康具有重要意义。

一、蔬菜

蔬菜的种类繁多，按其结构及可食部分，可分为叶菜类、根茎类、瓜茄类、鲜豆类和菌藻类等，如图2-1-3所示，是维生素、矿物质、膳食纤维和植物化学物质的重要来源。新鲜蔬菜的水分含量多，多数蔬菜含蛋白质和脂肪很少，碳水化合物含量因种类不同差异较大，含量较高的为根茎类蔬菜，可达20%，蔬菜含膳食纤维1%~3%。

蔬菜含有丰富的钙、磷、钾、镁、钠、铜等矿物质。新鲜叶菜类和根茎类含量较多，尤以绿叶菜含量更为丰富。新鲜蔬菜含丰富的维生素C、维生素B、叶酸和胡萝卜素。蔬菜的维生素含量与品种、新鲜程度和颜色有关，一般叶部含量比根部高，嫩叶含量比枯叶高，深色菜叶含量比浅色高。

课堂互动

根据实际生活，请讨论：蔬菜应该是先切后洗还是先洗后切？

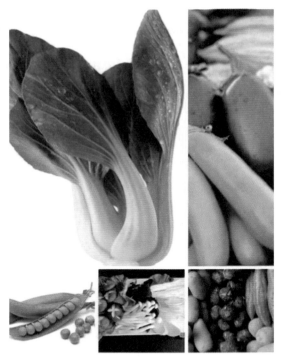

图 2-1-3 不同种类的蔬菜

拓展知识

蔬菜先切后洗或者先洗后切，其营养价值一样吗？

有人洗菜时喜欢先切成块再洗，以为洗得更干净，但这是不科学的。蔬菜切碎后与水的直接接触面积增大很多倍，会使菜中的水溶性维生素，如 B 族维生素、维生素 C 和部分矿物质以及一些能溶于水的糖类溶解在水里而流失。同时，蔬菜切碎后，还会增大被蔬菜表面细菌污染的机会，留下健康隐患。另一方面，营养素与空气的接触面积也变大，容易造成营养素氧化而流失。

研究表明，蔬菜先洗后切，维生素 C 可以保留 98.4%～100%；如果先切后洗，维生素 C 会降低到 73.9%～92.99%。因此，蔬菜应该先洗后切和现炒现切。

二、水果

水果可分为鲜果、干果，如图 2-1-4、图 2-1-5 所示。新鲜水果含水分多，蛋白质和脂肪少，营养价值与新鲜蔬菜相似，是人体维生素和矿物质的重要来源。

水果所含碳水化合物较蔬菜多，主要是葡萄糖、果糖、蔗糖，在不成熟的水果内还有淀粉。此外，多种水果还富含纤维素、半纤维素和果胶等。水果也是人体获得矿物质如钙、磷、铁、锌、铜、钾、镁的良好来源。新鲜水果如鲜枣、橘子中维生素 C 含量特别高，可高达 300～600 mg/100 g；山楂、柑橘中维生素 C 含量也比较高。一些黄色和红色水果，如杧果、杏、枇杷中含有较多的类胡萝卜素。

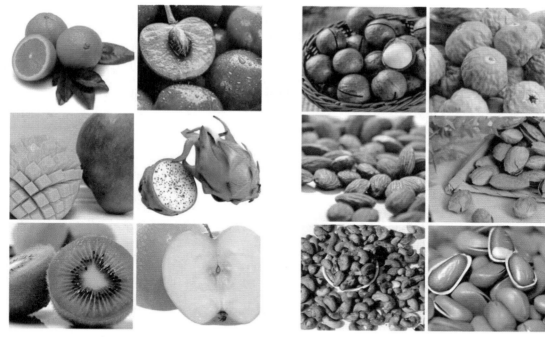

图 2-1-4　鲜果　　　　　　　　　　　　　　图 2-1-5　干果

　　水果中含有多种有机酸，以柠檬酸、苹果酸和酒石酸含量较多。有机酸可促进消化酶的分泌，增进食欲，有利于食物的消化吸收；另一方面，使食物保持一定酸度，对维生素 C 的稳定有保护作用。许多水果都含有各种芳香物质和色素，从而使水果具有特殊的香味和颜色，赋予水果良好的感官性状。

吃蔬菜要好色
深色蔬菜更健康

拓展案例

水果的合理利用

　　水果除含有丰富的维生素和矿物质外，还含有大量的非营养物质，可以防病治病，但也可致病，食用时应予以注意。

　　如，梨有清热降火、润肺去燥等功能，对于肺结核、急性或慢性气管炎和上呼吸道感染患者出现的咽干喉疼、痰多而稠等有辅助疗效，但产妇、胃寒及脾虚泻者不宜食用。

　　又如，红枣可增加机体抵抗力，对体虚乏力贫血者适用，但龋齿疼痛、下腹胀满、大便秘结者不宜食用。在杏仁中含有杏仁甙、柿子中含有柿胶酚，食用不当，会引起食用中毒。

拓展知识

蔬菜、水果与癌症预防

　　新鲜蔬菜和水果已被公认为是最佳的防癌食品。世界癌症研究基金会和美国癌症研究所总结世界各国的研究资料，认为有充分证据表明蔬菜和水果能降低口腔、咽、食管、肺、

69

胃、结肠、直肠等癌症的危险性，且很可能降低喉、胰腺、乳腺、膀胱等癌症的危险性，有可能有降低子宫颈、子宫内膜、肝、前列腺等癌的危险性的作用。蔬菜、水果的防癌作用与它们所含的营养成分，如矿物质、胡萝卜素、维生素C等抗氧化剂、类黄酮类化合物、异硫氰酸盐及有机硫化物等活性成分有关，这些物质使DNA免受损伤，促进其修复，减少突变。另外，蔬菜、水果富含膳食纤维，能缩短食物残渣在肠道的通过时间，并可与潜在的致癌物、次级胆汁酸短链脂酸结合，促使其排出。

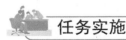 **任务实施**

通过学习，了解蔬菜、水果可以降低心血管病、消化道癌和糖尿病等疾病的风险，同时富含维生素、矿物质、膳食纤维和植物化合物，且能量低，因此对人们身体健康具有重要意义。

在任务实施时，通过课堂小组讨论的形式，循序渐进引导学生思考以下问题，并逐一解答。

1. 蔬菜水果的营养特点是什么？对身体有哪些好处？
2. 不同生理年龄的人群，每日的摄入量应该是多少？你的每日蔬菜量达标了吗？

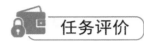 **任务评价**

学习本任务后，对照表2-1-3进行任务评价。

表2-1-3　任务评价表

项目	评价标准
知识掌握 （45分）	简述蔬菜的营养特点（15分） 简述水果的营养特点（15分） 简述蔬菜水果在膳食结构的重要性（15分） 回答熟练、全面、正确
技能能力 （15分）	日常生活中能利用蔬菜水果的营养特点，进行合理配餐（15分）
人文素养 （40分）	能通过学习将营养学知识与生活中的食物选择、膳食计划和食谱设计联系起来，从而解决实际生活中的膳食问题（10分） 遵守职业道德规范，宣传绿色环保节约理念（10分） 推广"合理膳食，营养惠万家"理念，让居民吃得更科学、更健康（10分） 鼓励居民养成良好的饮食习惯（10分）
总分（100分）	

 同步测试

一、选择题

1. 蔬菜应现炒现吃，放置过久的熟蔬菜会引起（　　）。

A. 蛋白质分解　　　　　　　　　　B. 咸度增加

C. 亚硝酸盐增加　　　　　　　　　D. 水分减少

2. 蔬菜在烹调过程中最易损失的营养素是（　　　）。

A. β-胡萝卜素　　　　B. 维生素 E　　　　C. 维生素 C　　　　D. 钙

3. 蔬菜加工过程煮时间太长中容易损失（　　　）。

A. 蛋白质　　　　　　　　　　　B. 葡萄糖

C. 维生素 A　　　　　　　　　　D. 维生素 B

二、简答题

1. 蔬菜中影响其他食物钙与铁吸收的物质是草酸，由于蔬菜和水果含有较多的钾、钠、钙、镁等金属元素，经过人体代谢后的最终产物呈酸性，故称为酸性食品，这种说法是否正确？为什么？

2. 蔬菜与水果可以互相代替吗？

任务四　畜禽肉类营养价值

任务描述

在日常生活中，我们经常会食用猪、牛、羊、鸡、鸭肉等各种畜禽肉。

工作任务：

吃哪种肉对身体最有益？如何挑出放心肉？

任务分析

完成该任务，学生应熟悉畜禽肉类食物的营养特点、营养价值，在日常生活中，能根据自身及家人等的身体状况合理选择畜禽肉的种类、数量，充分发挥各种畜禽肉的效用，配合其他食材，养成科学的饮食结构、良好的饮食习惯，提升营养素养，达到通过合理膳食来促进健康、预防疾病的目的，提升自身及家庭的健康意识，争做健康生活方式的倡导者、践行者和受益者。同时无论是家庭还是机构，配餐时要有节约意识和环保意识。

畜禽肉类营养价值

任务重点：畜禽肉类食物的营养特点、营养价值。

任务难点：合理利用各种畜禽肉。

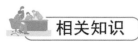

相关知识

畜禽肉包括畜肉和禽肉，前者指猪、牛、羊等的肌肉、内脏及其制品，后者包括鸡、鸭、鹅等的肌肉及其制品，如图 2-1-6 所示。其营养特点如下。

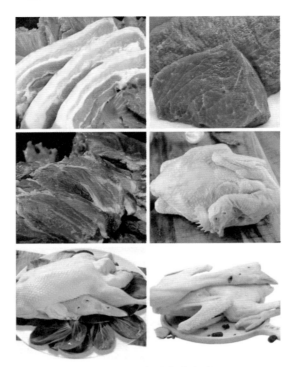

图 2-1-6　各种畜禽肉类

1. 蛋白质

畜禽肉中的蛋白质含量一般为 10%~20%，氨基酸模式接近人体，属于优质蛋白质。猪肉的蛋白质含量平均在 13.2% 左右，牛肉高达 20%，羊肉介于猪肉和牛肉之间。在禽肉中，鸡肉和鹌鹑肉的蛋白质含量较高，约 20%；鸭肉约 16%；鹅肉 18%。一般来说，心、肝、肾等内脏器官的蛋白质含量较高，脂肪含量较低。

2. 脂肪

脂肪含量因动物的品种、年龄、肥瘦程度、部位等的不同而有较大的差异，在畜肉中，猪肉的脂肪含量最高，羊肉次之，牛肉最低。在禽肉中，鸡肉的脂肪为 9%~14%，鸭肉和鹅肉为 20% 左右，鹌鹑肉较低。在动物脂肪中，禽类脂肪所含必需脂肪酸的量高于家畜，因此，禽类脂肪的营养价值高于畜类脂肪。畜禽内脏含有较高的胆固醇，脑中含量最高。

3. 维生素

畜禽肉可提供多种维生素，主要有 B 族维生素和维生素 A。内脏含量高于肌肉，其中肝脏的含量最为丰富，尤其富含维生素 A 和维生素 B_2。维生素 A 的含量以牛肝和羊肝为最高，维生素 B_2 含量则以猪肝最为丰富。在禽肉中还含有较多的维生素 E。

4. 矿物质

畜禽肉类含有多种矿物质，瘦肉中的含量高于肥肉，内脏高于瘦肉。肝中铁含量丰富，以猪肝和鸭肝中最为丰富。畜禽肉中的铁主要以血红素铁形式存在，消化吸收率很高。在内脏中还含有丰富的锌和硒，牛肾和猪肾的硒含量是其他食品的数十倍。此外，畜禽肉还含有较多的磷、硫、钾、钠、铜等，钙的含量不高，但吸收率很高。

课堂互动

在日常生活中，你是怎么挑选肉类食物的？

拓展知识

四种肉的养生之"最"

过量吃肉不好，可从营养学上讲，放弃肉食也并非养生之道，膳食平衡才是应该被提倡的。

牛肉，最强壮的肉。牛肉中血红素铁含量尤其丰富，能有效预防缺铁性贫血，对身体虚弱的人很适合。由于牛肉肌肉纤维比较粗，消化不好的人不宜多吃。

羊肉，最滋补的肉。羊肉中的硒含量要远高于其他肉类，研究表明，硒具有抗氧化的作用，还能抵抗重金属毒性、保护视力、抑制肿瘤。

猪肉，最补铁的肉。同等重量下，猪肉的维生素 B_1 含量是牛肉的四倍多。维生素 B_1 与神经系统的功能关系比较密切，能改善产后抑郁症状，还能消除人体疲劳。

鸡肉，脂肪最少的肉。这里指的鸡肉是指去皮的鸡肉，因为鸡的脂肪几乎都在鸡皮中。鸡肉富含能降低胆固醇的不饱和脂肪酸，还富含能修复皮肤和黏膜的维生素 A 和烟酸，因此鸡肉对健美身材、养护皮肤有益。

任务实施

在任务实施时，通过课堂小组讨论的形式，循序渐进引导学生思考以下问题，并逐一解答。

1. 禽畜肉的营养特点是什么？
2. 如何选择合适的肉类？

任务评价

学习本任务，对照表 2-1-4 完成任务评价。

表 2-1-4　任务评价表

项目	评价标准
知识掌握 （40 分）	简述禽畜肉食物各营养素的特点（35 分） 简述禽畜肉食物在膳食结构的重要性（20 分） 回答熟练、全面、正确
技能能力 （35 分）	能正确加工利用禽畜肉食物（10 分） 能掌握禽畜肉食物的加工、烹调规律（10 分） 能根据不同年龄的需求，利用禽畜肉食物进行合理配餐（15 分）
人文素养 （25 分）	能通过学习将营养学知识与生活中的食物选择、膳食计划和食谱设计联系起来，从而解决实际生活中的膳食问题（10 分） 遵守职业道德规范，宣传绿色环保节约理念（5 分） 推广"合理膳食，营养惠万家"理念，让居民吃得更科学、更健康（5 分） 鼓励居民养成良好的饮食习惯（5 分）
总分（100 分）	

同步测试

一、选择题

1. 畜肉的营养特点是（　　）。

A. 蛋白质含量较高，是完全蛋白质　　　　B. 脂肪含量约占 10%~30%

C. 糖含量极少　　　　　　　　　　　　　D. 以上都对

2. 下列选项中，（　　）属于红肉。

A. 猪肉　　　　　　B. 鸡肉　　　　　　C. 鸭肉　　　　　　D. 鱼肉

3. 肉类是碳水化合物主要来源的说法（　　）。

A. 正确　　　　　　B. 不正确

4. 给肉料裹上浆粉能使菜肴色泽好，味道鲜嫩，营养素保存得多，而且易被消化吸收，这种说法（　　）。

A. 正确　　　　　　B. 不正确

二、简答题

简述禽畜肉的营养价值。

任务五
常见水产品营养价值

任务描述

　　水产品固然美味，但我们在食用时，要注意饮食的方法，这样才能真正做到"吃出美味、吃出放心、吃出健康"。判断食材是否新鲜时，可以通过"一看、二触、三闻"来了解食材的外观、色泽、气味等。

　　工作任务：鱼虾类水产品对身体有什么益处？

任务分析

　　完成该任务，学生应熟悉常见水产品食物的营养特点、营养价值，在日常生活中，能根据自身及家人等的身体状况合理选择并充分发挥各种常见水产品的效用，重视水产品在膳食结构中的地位，养成科学的饮食结构、良好的饮食习惯，提升营养素养，达到通过合理膳食来促进健康、预防疾病的目的，争做健康生活方式的倡导者、践行者和受益者。同时，无论是家庭还是机构，配餐时要有节约意识和环保意识。

常见水产品
食物营养价值

　　任务重点：水产品食物的营养特点、营养价值。

　　任务难点：日常生活中合理利用水产品食物。

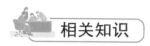 相关知识

　　鱼类按其生活环境可分为海水鱼和淡水鱼。广义的鱼类还包括虾、蟹、贝类等水产品。鱼虾类是蛋白质、矿物质和维生素的良好来源。常见的各种水产品如图 2-1-7 所示。

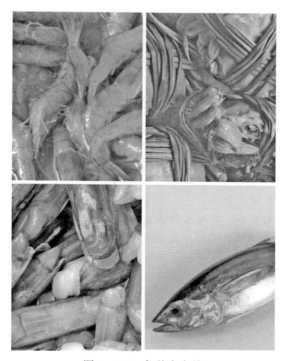

图 2-1-7　各种水产品

1. 蛋白质

　　鱼类蛋白质含量为 15%～22%，平均为 18% 左右。鱼类蛋白质的氨基酸组成较平衡，与人体需要接近，利用率较高，生物价可达 85%～90%。除蛋白质外，鱼还含较多的其他含氮化合物。鱼类肌肉纤维细短，间质蛋白少，组织软而细嫩，比畜禽肉更易消化。

2. 脂肪

　　鱼类脂肪含量为 1%～10%，呈不均匀分布，主要存在于皮下和脏器周围，肌肉组织中含量较少。不同鱼种脂肪含量有较大差异，如鳕鱼脂肪含量低于 1%，而河鳗脂肪含量高达 10.8%。鱼类脂肪中的不饱和脂肪酸占 60% 以上，熔点较低，通常呈液态，消化率达 95% 左右。鱼类的胆固醇含量一般约为 1 000 mg/100 g，但鱼籽中含量较高。鱼脑和鱼卵中含丰富的脑磷脂和卵磷脂。

3. 碳水化合物

　　鱼类的碳水化合物含量较低，约 1.5%。有些鱼不含碳水化合物，如鲳鱼、鲢鱼、银鱼等。碳水化合物的主要形式为糖原。此外，鱼体内还含有黏多糖类。

4. 矿物质

　　鱼类矿物质的含量为 1%～2%，其中锌和硒的含量丰富，此外，钙、钠、氯、钾、镁等含量也较高。海产鱼类富含碘，微量元素缺失、用脑过度、视力低下者可以适量食用，但痛风、肾脏功能严重损害及出血性疾病患者则不宜多吃。

5. 维生素

　　鱼肉含有一定数量的维生素 A 和维生素 D，维生素 B_1、维生素 B_2、烟酸等含量也高，而维

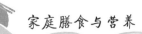

生素 C 含量则很低。鱼肝油和鱼油是维生素 A、维生素 D 和维生素 E 的重要来源。

烹饪海鲜可采用煮、蒸、炒、熘等方法。其中，煮对营养素的破坏相对较少，但是水溶性维生素和矿物质会溶于水，所以连汤汁一起食用为佳。蒸时食物与水接触少，可溶性营养素的损失也比较少，因此也提倡使用蒸的方法。如果蒸后浇汁，既可减少营养素丢失，又可增加美味。

课堂互动

鱼虾含微量元素最多，可以多吃吗？

拓展知识

如何挑选海鲜？

一看：比如鱼类，新鲜的鱼体表面应有光泽，鳞片是完整的，不容易脱落；新鲜的虾，虾壳应该是完整的，外壳清晰鲜明，富有光泽；牡蛎壳色须黑白分明，去壳后的肉质应该完整、丰满，边缘乌黑并带有光泽。

二触：用手指按压肉质后，凹陷立即消失，肉质坚实有弹性，即表示新鲜。

三闻：用鼻子闻一下，如果闻到一般海鲜特有的鲜味儿，则表示新鲜；反之，如果有腥臭气味儿，则不要选购。

拓展知识

有毒的河豚

许多河豚的内部器官含有一种能致人死命的神经性毒素。有人测定过河豚毒素的毒性，它的毒性相当于剧毒药品氰化钠的 1 250 倍，只需要 0.48 mg 就能致人死命。其实，河豚的肌肉中并不含毒素。河豚最毒的部分是卵巢、肝脏、肾脏、血液、眼睛、皮肤。

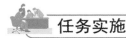 任务实施

在任务实施时，学生分组，每组学生各推一个同学扮演养不同的水产品食物，分别说出各自的益处。

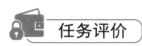 任务评价

学习本任务，对照表 2-1-5 完成任务评价。

表 2-1-5　任务评价表

项目	评价标准
知识掌握 （35 分）	简述常见水产品食物的营养特点（10 分） 简述水产品食物的营养价值（10 分） 简述水产品食物在膳食结构中的重要性（15 分） 回答熟练、全面、正确

续表

项目	评价标准
技能能力 （35分）	能正确加工利用常见水产品食物（10分） 能掌握常见水产品食物的加工、烹调规律（10分） 能根据不同年龄的需求，利用常见水产品食物进行合理配餐（15分）
人文素养 （30分）	能通过学习将营养学知识与生活中的食物选择、膳食的计划和食谱的设计联系起来，从而解决实际生活中的膳食问题（10分） 遵守职业道德规范，宣传绿色环保节约理念（10分） 推广"合理膳食，营养惠万家"理念，让居民吃得更科学、更健康（5分） 鼓励居民养成良好的饮食习惯（5分）
总分（100分）	

 同步测试

一、选择题

1. 烹饪海鲜最能保留营养的做法是（　　　）。

A. 煮　　　　　　　　B. 蒸　　　　　　C. 炒　　　　　　　　D. 熘

2. 鱼虾类不是（　　　）的良好来源。

A. 蛋白质　　　　　　　　　　　　B. 矿物质

C. 维生素　　　　　　　　　　　　D. 碳水化合物

二、简答题

简述水产品食物的营养价值。

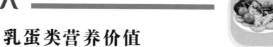

任务六

乳蛋类营养价值

任务描述

　　鸡蛋是人类理想的天然食品，营养价值较高。

　　工作任务：

　　1. 同学们能说说鸡蛋对身体有哪些好处吗？

　　2. 鸡蛋怎样吃效果比较好？

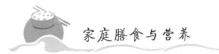

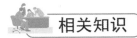

完成该任务，学生应熟悉乳蛋类的营养特点、营养价值。这类食物以含有
优质的蛋白质、丰富的 B 族维生素及矿物质等著称，具有很高的营养价值，因
此要重视乳蛋类食物在膳食结构中的地位，能根据自身及家人等的身体状况合
理选择，并充分发挥各种乳蛋类食物在配餐烹饪时的效用，养成科学的饮食结构、良好的饮食习
惯，从而提升营养素养，达到通过合理膳食来促进健康、预防疾病的目的，争做健康生活方式的
倡导者、践行者和受益者。同时，无论是家庭还是机构，配餐时要注意节约和环保。

任务重点：乳蛋类食物的营养特点、营养价值。

任务难点：在日常生活中合理利用乳蛋类食物。

乳蛋类营养价值

相关知识

一、奶类

奶类指动物的乳汁，人们经常食用的是牛奶和羊奶。奶类经浓缩、发酵等工艺可制成奶制
品，如奶粉、酸奶、炼乳等。奶类及其制品含有优质的蛋白质、丰富的 B 族维生素以及矿物质
等，具有很高的营养价值。

（一）奶类的营养

奶类含有人体需要的所有营养素，除维生素 C 含量较低外，其他营养素含量都比较丰富。
奶类的水分含量为 86%～90%。

1. 蛋白质

牛奶中的蛋白质含量比较恒定，为 30%左右，羊奶为 15%，人奶约 12%。在牛奶蛋白质中，
酪蛋白约占 80%，乳清蛋白占 15%，此外，还含有少量血清蛋白和免疫球蛋白等。奶类蛋白质
为优质蛋白质，全牛奶生物价为 87，容易被人体消化吸收。

2. 脂肪

牛奶含脂肪 2.8%～4.0%。奶中磷脂含量为 20～50 mg/dl，胆固醇含量为 13 mg/dl。随季节、
饲料的不同，奶类脂肪的成分略有变化。奶类脂肪是脂溶性维生素的载体，对奶的风味和口感有
重要影响。

3. 碳水化合物

奶类中的碳水化合物主要是乳糖，其含量为 3.4%～7.4%，人奶含量最高，羊奶居中，牛奶
最少。乳糖在人体消化道内经乳糖酶的作用分解成葡萄糖和半乳糖后被人体吸收，有些人体内
乳糖酶不足或活性低，食用牛奶后，乳酸不被分解吸收，进入肠道后端被肠道细菌发酵而产酸、
产气，出现肠胀气、腹痛和腹泻等症状，称为乳糖不耐受症。

4. 维生素

牛乳中含有几乎所有种类的维生素，包括维生素 A、维生素 D、维生素 E、维生素 K、各种 B
族维生素和微量维生素 C，维生素含量与饲养方式和季节有关。各种乳类的维生素含量差异较大。

5. 矿物质

奶类富含钙、磷、钾等矿物质，钙的含量可达 1 200 mg/L，且易消化吸收，是钙的良好来
源。牛奶中的铁含量很低，仅含 23 mg/L，属贫铁食物。此外，奶中还含有多种微量元素，如
铜、锌、碘等。牛奶的矿物质含量因品种、饲料、泌乳期等因素的不同而有所差异，初乳中含量

最高，常乳中略有下降。

（二）奶制品

奶制品主要包括消毒牛奶、酸奶、奶粉、炼乳等。因加工工艺不同，奶制品营养成分有很大差异。

1. 消毒牛奶

消毒牛奶是将新鲜牛奶经过过滤、消毒、均质化后分装出售的液态奶，常见的品种有全脂奶、半脱脂奶和脱脂奶等。消毒牛奶除维生素 B_1 和维生素 C 略有损失外，营养价值与新鲜牛奶差别不大。

2. 酸奶

酸奶是在消毒鲜奶中接种乳酸杆菌并使其在控制条件下发酵而制成的。牛奶经乳酸菌发后，游离氨基酸和肽增加，脂肪不同程度水解，叶酸含量增加，营养价值更高，更易消化吸收。酸奶中的乳酸杆菌进入肠道可抑制腐败菌的生长繁殖，防止腐败菌产生，对维护人体的健康有重要作用。酸奶适合消化功能不良的儿童、老年人和乳糖不耐受者。

3. 奶粉

奶粉是鲜奶经消毒、浓缩、脱水干燥制成的。根据食用目的，可制成全脂奶粉、脱脂奶粉和配方奶粉等。全脂奶粉是将鲜奶浓缩除去 70%～80% 水分后，经喷雾干燥或热滚筒法脱水制成。脱脂奶粉是将鲜奶脱去脂肪，再经上述方法制成的奶粉。脱脂奶粉中脂肪含量仅为 1.3%，脱脂过程中使脂溶性维生素损失较多，其他营养成分变化不大，此种奶粉一般供腹泻婴儿及需要低脂膳食的患者食用。配方奶粉以牛奶为基础，参照人奶组成的模式和特点进行营养素的调整和改善，更适合婴儿的生理特点和需要。

4. 炼乳

炼乳是一种浓缩奶，可分为淡炼乳和甜炼乳。新鲜奶在低温真空条件下浓缩，除去约 2/3 水分，再经灭菌可制成淡炼乳。因加工过程使维生素遭受一定的破坏，因此常用维生素加以强化，按适当的比例冲稀后，营养价值与鲜奶相同，适合婴儿和对鲜奶过敏者食用。甜炼乳是在鲜奶中加约 15% 的糖后按上述工艺制成。糖含量可达 45% 左右，婴儿不宜食用。

课堂互动

什么样的牛奶才是好牛奶？豆浆能代替牛奶吗？

拓展知识

关于乳糖不耐受

乳糖不耐受的主要症状为摄入大量乳糖后产生腹泻、腹胀症状。该症状是基因决定的，不具传染性。有乳糖不耐受症的人不是一旦摄入微量乳糖立即出现腹泻等症状，而是摄入超过一定量之后才会出现，所以大多数有乳糖不耐受症的人仍然是可以喝牛奶的，只是不能过量。比如虽然日本人九成以上有乳糖不耐受症，但大多数人可以每天喝 200 毫升的牛奶而没有任何不适。

不经常喝牛奶的人偶尔喝也会有腹泻的现象，这也是乳糖不耐受的表现，乳糖酶在人体中如果长期不用将消失，随着长期喝牛奶，乳糖酶将再生，所以最开始腹泻的人可能坚持喝牛奶一段时间，就不会有腹泻的现象了。

二、蛋类

蛋类包括鸡蛋、鸭蛋、鹅蛋、鹌鹑蛋、鸽蛋等及其加工制成的咸蛋、松花蛋等。蛋类的营养素含量丰富，且质量也很好，是营养价值较高的食物。各种蛋类如图 2-1-8 所示。

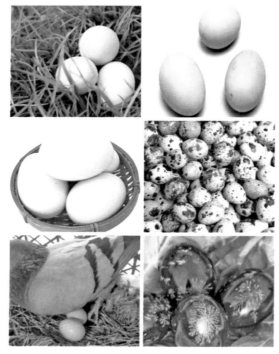

图 2-1-8　各种蛋类

1. 蛋白质

各种蛋类的蛋白质含量基本相似，全蛋蛋白质的含量为 12% 左右，蛋清的含量较低，蛋黄中较高，加工成咸蛋或松花蛋后，略有提高。蛋白质的氨基酸模式与人体最接近，生物价高达94，优于其他动物蛋白。蛋白质中赖氨酸和甲硫氨酸含量较高，与谷类和豆类食物混合食用，可弥补其赖氨酸或甲硫氨酸的不足。

2. 脂肪

蛋清中含脂肪极少，98%的脂肪存在于蛋黄中。蛋黄中的脂肪几乎全部以与蛋白质结合的良好乳化形式存在，故消化吸收率高。蛋中胆固醇含量极高，主要集中在蛋黄中，鹅蛋黄含量最高，每100 g 达 1 696 mg，其次是鸭蛋黄，鸡蛋黄略低。加工成咸蛋或松花蛋后，胆固醇含量无明显变化。

3. 碳水化合物

蛋中碳水化合物含量较低，为 1%～3%，蛋黄略高于蛋清，加工成咸蛋或松花蛋后有所提高。

4. 矿物质

蛋中的矿物质主要存在于蛋黄部分，蛋清部分含量较低。蛋黄矿物质含量为 1%～1.5%，其中钙、磷、铁、锌、硒等含量丰富。蛋中铁含量较高，但由于与蛋黄中的卵黄蛋白结合而对铁吸收具有干扰作用，故蛋黄中铁的生物利用率较低，仅为 3% 左右。

5. 维生素

蛋中维生素含量十分丰富，且品种较为完全，包括所有的 B 族维生素、维生素 A、维生素

D、维生素 E、维生素 K 和微量的维生素 C。其中绝大部分的维生素存在于蛋黄中。蛋中的维生素含量受到禽类品种、季节和饲料中维生素含量的影响。

课堂互动

大家会挑选鸡蛋吗？

拓展知识

怎样吃鸡蛋比较好？

鸡蛋是人类理想的天然食品，但在吃法上也应注意。对于老年人来说，吃鸡蛋应以煮、蒸为好，因为煎、炒虽然好吃，但较难消化。如将鸡蛋加工成咸蛋后，其含钙量会明显增加，可由每 100 克中含 55 毫克增加到 512 毫克，约为鲜蛋的 10 倍，适宜于骨质疏松的中老年人食用，但由于咸蛋含盐量很高，因此不可过量，避免盐摄入超标。还应注意，切莫吃生鸡蛋。

拓展知识

怎么挑选新鲜鸡蛋？

看：新鲜鸡蛋的蛋壳上附着一层霜状粉末，蛋壳颜色鲜明。气孔明显的属于新鲜鸡蛋。

照：用左手握成圆形，将蛋放在圆形末端，对着日光透射，新鲜的鸡蛋呈微红色，半透明状态，蛋黄轮廓清晰；昏暗不透明或有污的，说明鸡蛋已经变质。

摇：用手轻轻地摇动鸡蛋，没有声音的是鲜蛋，有水声的是陈蛋。

试：将鸡蛋放入冷水中，下沉的是新鲜鸡蛋，上浮的是陈蛋。

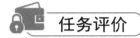

任务实施

在任务实施时，通过课堂小组讨论的形式，循序渐进引导学生思考以下问题，并逐一解答。

1. 蛋类的营养特点是什么？
2. 如何发挥蛋类在膳食结构中的效用？
3. 不同生理年龄的人群，如何选合适的蛋类烹饪方式？

任务评价

学习本任务，对照表 2-1-6 完成任务评价。

表 2-1-6 任务评价表

项目	评价标准
知识掌握 （35 分）	简述乳蛋类食物的营养特点（15 分） 简述乳蛋类食物的营养价值（10 分） 简述乳蛋类食物在膳食结构的重要性（10 分） 回答熟练、全面、正确

续表

项目	评价标准
技能能力 （35分）	能正确加工乳蛋类食物（10分） 能掌握乳蛋类食物的加工、烹调规律（10分） 能根据不同年龄的需求，利用乳蛋类食物进行合理配餐（15分）
人文素养 （30分）	能通过学习将营养学知识与生活中的食物选择、膳食计划和食谱设计联系起来，从而解决实际生活中的膳食问题（10分） 遵守职业道德规范，宣传绿色环保节约理念（10分） 推广"合理膳食，营养惠万家"理念，让居民吃得更科学、更健康（5分） 鼓励居民养成良好的饮食习惯（5分）
总分（100分）	

 同步测试

一、选择题

1. 含有丰富优质蛋白质的蛋类食物，其（　　）往往不能满足人类需要。

A. 维生素　　　　　　　　　B. 矿物质

C. 必需氨基酸　　　　　　　D. 脂肪

2. 以下食物中，蛋白质生物学价值最高的是（　　）。

A. 大豆　　　　　　　　　　B. 谷类

C. 肉类　　　　　　　　　　D. 鸡蛋

3. 下列食物中，富含最理想的天然优质蛋白质的是（　　）。

A. 牛奶　　　　　　　　　　B. 牛肉

C. 猪肉　　　　　　　　　　D. 鸡蛋

二、简答题

为什么有些人喝牛奶会拉肚子？

任务七
油脂坚果类营养价值

任务描述

吃坚果补脑吗？

据澳大利亚南澳大学研究称，每日补充10克坚果有助于将大脑认知功能提升60%。

　　上述研究的研究员们通过调查 4 822 名 55 岁以上的亚洲人每日所食用的坚果量发现，每天吃 10 g 以上坚果的人具有更好的记忆力及推理能力，每天食用两茶匙坚果的人的大脑认知功能比没有食用坚果的人改善了 60%。另外该研究还发现，食用坚果还能够预防阿尔茨海默病等老年人疾病。该项目负责人表示，坚果富含油脂、蛋白质和膳食纤维，能够降低胆固醇，每日补充坚果还能帮助老年人改善大脑认知功能。

　　工作任务：你还知道坚果的其他用处吗？

油脂坚果类
食物营养价值

 任务分析

　　完成该任务，学生应熟悉油脂坚果类食物的营养特点、营养价值，重视坚果类食物在膳食结构中的地位，能根据自身及家人等的身体状况合理选择并充分发挥各种坚果类食物在配餐烹饪时的效用。通过学习，明确坚果类食物在膳食结构中的重要性，养成科学的饮食结构、良好的饮食习惯，提升营养素养，能通过合理的膳食来促进健康、预防疾病，争做健康生活方式的倡导者、践行者和受益者。同时，无论是家庭还是机构，配餐时要注意节约和环保。

　　任务重点：油脂坚果类食物的营养特点、营养价值。

　　任务难点：油脂坚果类食物在配餐中的合理应用。

 知识梳理

　　坚果以种仁为食用部分，因外覆木质或革质硬壳而得名。按脂肪含量分油脂类和淀粉类，前者富含油脂，如核桃、花生、榛子、松子、腰果、葵花子等，后者淀粉含量高而脂肪含量很少，如栗子、莲子、银杏、芡实等。各种坚果如图 2-1-9 所示。

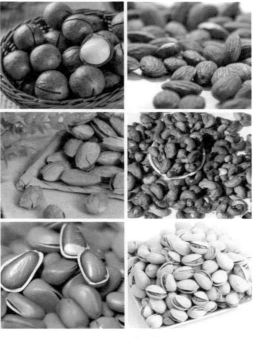

图 2-1-9　各种坚果

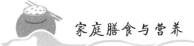

1. 蛋白质

坚果蛋白质含量多在12%~22%之间，为优质蛋白，其中核桃、花生仁、南瓜子仁、杏仁、榛仁含量较高，可达20%。核桃中的脂肪和蛋白质是大脑最好的营养物质。坚果中氨基酸组成各有特点，如花生、杏仁缺乏含硫氨基酸，核桃缺乏蛋氨酸和赖氨酸，葵花籽含硫氨基酸丰富，但赖氨酸稍低，芝麻赖氨酸不足。总之，蛋白质生物价较低，可以与其他食物蛋白质结合食用。

2. 脂肪

油脂坚果脂肪含量高，多在40%左右，其中松子、榛子等可在50%以上，夏威夷果高达80%左右。坚果的脂肪多为不饱和脂肪酸，为必需脂肪酸，亚油酸含量高达70%，亚麻酸含量约为12%，能有效减低胆固醇，也能保护我们的心脏，是优质的植物脂肪。

3. 碳水化合物

油脂类坚果碳水化合物的量较少，多在15%以下。而淀粉类坚果是碳水化合物的良好来源，如银杏果淀粉高达72%，在膳食中可与粮食类主食一起烹调。

4. 维生素

坚果类食物是维生素E和B族维生素的良好来源，比如核桃。不同坚果含有维生素的种类和数量差异较大。

5. 矿物质

坚果富含钾、钙、镁、铁、锌、磷、锰等矿物质。

课堂互动

油脂类坚果中的营养冠军，你知道是哪个吗？

拓展知识

小花生，大能量

花生是很常见的坚果，所含的脂肪多为油酸和亚油酸等不饱和脂肪酸，具有降低胆固醇、软化血管的作用；此外，花生还含有丰富的卵磷脂和脑磷脂，对神经系统发育和延缓大脑衰老具有良好作用。不过，花生衣有增加血小板数量、抗纤维蛋白溶解的作用，故高脂血症者宜去皮食用。

 ### 任务实施

在任务实施时，通过课堂小组讨论的形式，循序渐进引导学生思考以下问题，并逐一解答。
1. 坚果的营养特点是什么？
2. 在日常膳食中，如何合理利用坚果类食物？

任务评价

学习本任务，对照表2-1-7完成任务评价。

表 2-1-7 任务评价表

项目	评价标准
知识掌握（45 分）	简述油脂类坚果食物的营养特点（15 分） 简述油脂类坚果食物的营养价值（15 分） 简述油脂类坚果食物在膳食结构的重要性（15 分） 回答熟练、全面、正确
技能能力（25 分）	能正确加工利用油脂类坚果食物（10 分） 能根据不同年龄的需求，利用油脂类坚果食物进行合理配餐（15 分）
人文素养（30 分）	能通过学习将营养学知识与生活中的食物选择、膳食计划和食谱设计联系起来，从而解决实际生活中的膳食问题（10 分） 遵守职业道德规范，宣传绿色环保节约理念（10 分） 推广"合理膳食，营养惠万家"理念，让居民吃得更科学、更健康（5 分） 鼓励居民养成良好的饮食习惯（5 分）
总分（100 分）	

 同步测试

简答

1. 在日常生活中，怎样利用坚果类食物？

2. 说说坚果的营养价值。

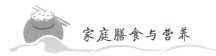

项目二　家庭膳食的营养状况调查与评价

【项目介绍】

营养状况调查是应用调查检验手段去了解某个家庭某一时间段内家庭成员的营养状况，发现家庭膳食中与营养素有关的营养问题，针对这些问题进行相应的膳食调整，通过膳食营养素摄入量的调整来改善家庭成员的营养状况。

【知识目标】

了解营养状况调查的内容；熟悉家庭膳食调查的方法及膳食调查结果评价；了解家庭常见营养缺乏病的临床体征。

【能力目标】

会使用对家庭成员进行体格测量的方法并进行初步评价；掌握体质指数的计算方法及评价标准。

【素质目标】

通过家庭营养状况的调查、记录，掌握家庭成员的营养状况，合理调整营养素摄入，预防营养缺乏症和慢性疾病；同时为我国某些与营养相关的课题研究及国家的政策制定提供基础资料。

任务一　家庭营养调查

任务描述

小明家是"肉食家庭"，喜肉不喜菜，每天无肉不欢，唯一爱吃的菜就是咸菜，一家人的体重都远超一般家庭水平。近期小明的爸爸出现血压升高、头晕等症状，小明的妈妈和小明也出现了不同程度的口腔溃疡等症状。

工作任务：

请对小明一家进行营养调查并对调查结果进行初步评价。

任务分析

完成该任务需要掌握膳食调查、体格测量、营养缺乏症的临床体征检查和临床生化检查四个部分的内容，能够选用合理的调查手段，获得真实准确的调查数据，根据调查结果对小明家的营养状况进行初步评价。　　　　家庭营养调查

　　任务重点：家庭膳食调查的方法。
　　任务难点：体格测量的方法及测量部位。

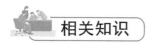 相关知识

一、膳食调查

营养调查的第一步就是膳食调查，了解被调查者的膳食情况是对其进行营养状况判断的前提条件，是营养调查的重要组成部分。家庭膳食调查是调查家庭成员个体或整个家庭群体在一定时间内摄入的食物种类、数量和频次等情况，常用的膳食调查方法包括询问法、记账法、称重法、化学分析法、食物频率法等，每种方法都各有优缺点，适用于不同的调查需要，其中适用于家庭的调查方法有询问法、称重法和食物频率法。

（一）询问法

询问法是膳食调查常用的方法，通过问答的方式回顾性地了解被调查者过去几日的膳食情况，并对其食物摄入量进行计算和评价，包括24 h回顾法和膳食史回顾法。

1. 24 h回顾法

询问被调查对象在调查前24小时的进餐情况，并借助家用量具、食物模型或食物图谱等计算和评价被调查对象食物摄入情况的调查方法。调查时间一般是连续的3天，每次15~40 min。此方法优点是省时省力，简单易行；缺点是比较依赖于被调查者个人的短期记忆，调查结果偏差较大，不适用于7岁以下的儿童或75岁以上的老年人。

2. 膳食史回顾法

询问被调查者过去一段时间内一般的膳食情况，即长期的饮食习惯，适合被调查者消耗食物种类较多或者季节跨度较大时使用，可以更加全面地了解被调查者的膳食摄入情况。该方法调查周期一般为1个月至1年，在家庭中比较适合于患有高血压、冠心病、糖尿病等慢性疾病的家庭成员，可以更好地监控饮食状况和营养素的摄入，起到配合治疗的作用。

（二）称重法

称重法是将被调查者每一餐所摄入的食物进行称量，然后根据食物成分表计算出被调查者每日能量和营养素摄入量的一种营养调查方法。这种调查方法的调查周期一般为3~5天，优点是准确、细致；缺点是费时费力，只适用于对个人或家庭等小团体进行膳食调查，尤其是有特殊营养需要的家庭成员，如儿童、老人、糖尿病等疾病患者等。

（三）食物频率法

食物频率法是以问卷的形式获取被调查者在一定时期内摄入某些食物的数量和频率，从而推算出被调查者摄入能量和营养素的种类和数量的一种调查方法。食物频率法的调查周期一般在1个月以上，其优点是能够迅速得到被调查者的相关信息，经济方便；缺点是需要对过去的食物进行回忆，容易产生偏差，准确性较差。食物频率法可以用于对家庭膳食结构与相关疾病的关系分析，从而调整家庭膳食结构，预防慢性疾病的发生。

二、体格测量

体格测量的数据是评价人体营养状况的重要依据，测量的指标有身高、体重、皮褶厚度、上臂围、腰围、头围、胸围等，家庭中进行体格测量时，身高、体重、皮褶厚度为必测项目，婴幼儿可进行头围和胸围测量。

（一）身高

排除遗传因素，身高可以直观地反映出被测量者的营养状况，尤其是骨骼的发育状况，是生

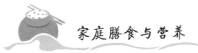

长发育最有代表性的指标。

测量方法：被测量者除去鞋帽，赤脚站在身高计的踏板上，挺胸收腹，目视前方，双手自然下垂，足跟并拢，足尖分开约成60°，足跟、臀部和两肩胛骨三点紧靠身高计的立柱。测量者站在被测量者一侧，移动身高计的水平板与被测量者的颅顶点接触，测量者平视标尺进行读数。

（二）体重

体重是反映机体营养状况的综合指标，是衡量一个人健康状况的重要指标之一，家庭成员的体重应根据身高比例进行控制，不能盲目减肥，过胖和过瘦都不利于健康。

测量方法：被测量者只穿内衣（男性穿着短裤，女性穿着短袖、短裤）双脚赤足站在体重计上（杠杆秤或家用电子秤），身体不要触碰其他物体，待数值稳定后读数，读数通常以千克（kg）为单位，精确到小数点后一位。

（三）皮褶厚度

皮褶厚度指的是皮下脂肪的厚度，可以直观地反映出被测量者脂肪的营养状况。皮褶厚度的测量选用专用的皮褶厚度计（皮脂计），按照国际规定皮脂计压力要求 10 g/mm^2，测量时不要用力加压，同时注意皮脂计与被测部位保持垂直，读数记录至0.5 mm，每个部位测量三次，取平均值。世界卫生组织推荐的三个测量点为三头肌、肩胛下和脐旁。

三头肌皮褶厚度测量方法：取左上臂背侧中点上方约2 cm处，测量者用左手拇指和食指将皮肤连同皮下脂肪捏起成褶皱，再用皮脂计测量拇指下方1 cm左右的皮褶厚度，夹住后2 s内读数。

肩胛下皮褶厚度测量方法：被测量者正常站立，双臂自然下垂，取左侧肩胛骨下角2 cm处，测量方法同上。

脐旁皮褶厚度测量方法：取脐左侧1 cm处，测量方法同上。

三、营养缺乏症的临床体征检查

营养缺乏症的临床表现通常比较复杂，多种营养素缺乏的表现可能同时存在，有时临床表现与其他病症症状相似，判断时需要认真、细心。在家庭生活中，临床体征检查主要包括询问病史、主诉症状及寻找与营养缺乏有关的体征变化，检查项目主要有头发、面色、唇、舌、齿、龈、眼睛、皮肤、指甲等，医院的临床检查还包括骨骼、神经、循环系统等。

四、临床生化检查

临床生化检查对于家庭来说使用较少，但是生化检查可以确定营养素的缺乏或者过量的种类和程度，可以反映机体对营养素的储备情况，对家里有婴幼儿和高龄老人的家庭具有重要意义，可以及时发现早期的营养素缺乏，从而采取措施进行针对性的防治。临床生化检查的检测样品主要有血、尿、毛发和指甲等。

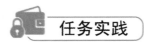任务实践

在对小明一家进行营养调查后，初步评价结果如表2-2-1所示。

表2-2-1　小明一家营养状况调查表

家庭成员	身高/m	体重/kg	BMI	临床症状	可能存在的营养问题
小明爸爸	1.75	85	27.75	头晕、血压升高	血脂浓稠，钠摄入量超标，能量过剩

续表

家庭成员	身高/m	体重/kg	BMI	临床症状	可能存在的营养问题
小明妈妈	1.63	68	25.59	口腔溃疡	能量过剩，维生素 B_2、维生素 C 缺乏
小明	1.35	44	25.25	口腔溃疡	能量过剩，维生素 B_2、维生素 C 缺乏

任务评价

完成该任务后，对照表 2-2-2 进行任务评价。

表 2-2-2　任务评价表

项目	评价标准
知识掌握 （35 分）	简述家庭膳食调查常用的方法（10 分） 简述体格测量的测量项目（10 分） 简述临床体征检查的检查项目（10 分） 简述临床生化检查的检查项目（5 分） 回答熟练、全面、正确
技能能力 （45 分）	能选用合适的方法正确对家庭成员进行膳食调查（15 分） 能正确对家庭成员进行身高、体重、皮褶厚度的测量（15 分） 能正确指导家庭成员观察自身临床体征，判断营养素缺乏情况（15 分） 测量准确、指导到位
人文素养 （20 分）	能通过膳食调查提高家庭成员的营养意识（10 分） 培养家庭成员合理饮食、健康生活的习惯（10 分）
总分（100 分）	

同步测试

一、单选题

1. 使用询问法进行膳食调查，调查周期一般是连续的（   ）天。

A. 3　　　　　　B. 4　　　　　　C. 5　　　　　　D. 6

2. 询问法不适合于（   ）人群。

A. 小学生　　　　B. 成年人　　　　C. 大学生　　　　D. 75 岁以上老人

3. 测量皮褶厚度时，脐旁的测量点为（   ）。

A. 脐上侧 1 cm　　　　　　　　　B. 脐下侧 1 cm

C. 脐左侧 1 cm　　　　　　　　　D. 脐右侧 1 cm

二、多选题

1. 体格测量的必测项目包括（   ）。

A. 身高　　　　　　B. 体重　　　　　C. 皮褶厚度　　　　D. 臂围

2. 临床体征检查主要包括（   ）。

A. 询问病史　　　　　　　　　　　B. 主诉症状

C. CT 检查　　　　　　　　　　　D. 寻找与营养缺乏有关的体征变化

任务二
家庭膳食的营养状况评价

任务描述

　　李女士身高 165 cm，体重控制在 45 kg，长期节食减肥，严格控制食物摄入，近期出现脸色苍白、疲劳、精神不振、头晕等症状。通过膳食史回顾法对其进行膳食调查，结果发现其长期以素食为主，且碳水化合物摄入较少，临床体征检查发现头发干枯分叉，皮肤暗黄无光泽，指甲颜色暗淡易折断等症状。

　　工作任务：

　　请根据上述营养调查情况对李女士进行初步的营养状况评价。

任务分析

　　完成该任务，首先要分析李女士膳食构成结构及能量和营养素满足身体需要的程度；然后对其进行体格测量并根据体格测量结果计算其 BMI 等数据，评价其营养状况；通过观察毛发、指甲、皮肤、脸色等临床体征初步分析其缺乏的营养素种类。　　家庭膳食的营养状况评价

　　任务重点：学会对营养状况的调查结果进行评价。

　　任务难点：理想体重、BMI 的计算和结果评价。

相关知识

　　在家庭生活中，虽然大部分时间家庭成员摄入的食物种类差不多，但是受年龄、性别、摄入食物的数量、消化率和吸收率等因素影响，每个家庭成员的营养状况不尽相同。因此，在评价家庭成员的营养状况的时候，不能单看某一个指标或某一方面的调查结果，要综合膳食调查、体格检查、临床体征检查等多方面的情况进行综合评价，才能得到客观准确的评价。

一、膳食调查结果与营养状况评价

（一）膳食调查结果计算

1. 计算平均每人每日各种营养素的摄入量

　　根据膳食调查结果得到家庭成员平均每人每日各种食物的摄入量，通过查食物成分表即可求出平均每人每日各种营养素的摄入量。

2. 计算平均每人每日各种营养素的摄入量占推荐摄入量标准的百分比

　　分别查出每个家庭成员的人群推荐摄入量（RNI）或适宜摄入量（AI），乘以该人群的人日数（一个人一日吃早、中、晚三餐为一个人日数），即为各组人群营养素需要量总和。将各组营养素需要量总和相加除以各组人群的总人日数之和，得出平均营养素摄入量标准。用公式表示为：

$$平均营养素摄入量标准 = \frac{R_1 \times T_1 + R_2 \times T_2 + \cdots + R_n \times T_n}{T_1 + T_2 + \cdots + T_n} = \frac{\sum(R_i \times T_i)}{\sum T_i}$$

式中，R_i 为某人群推荐摄入量（RNI）或适宜摄入量（AI），T_i 为该组人群的总人日数。

营养素摄入量占推荐摄入量的百分比＝平均每人每日各种营养素的摄入量÷平均摄入量标准×100%

（二）膳食调查结果评价

1. 膳食构成评价

各家庭应根据各自不同的饮食习惯，按照平衡膳食、合理营养的要求，尽可能地做到膳食品种丰富、搭配合理、比例适当，同时应根据家庭成员构成照顾好老人、婴幼儿及孕产妇等特殊人群的饮食需要。

2. 能量及各种营养素来源评价

膳食中摄入的碳水化合物、脂肪、蛋白质提供的能量占总能量百分比的计算方法为：

碳水化合物(%)＝碳水化合物摄入量(g)×4(kcal/g)÷能量摄入量(kcal)×100%

脂肪(%)＝脂肪摄入量(g)×4(kcal/g)÷能量摄入量(kcal)×100%

蛋白质(%)＝蛋白质摄入量(g)×4(kcal/g)÷能量摄入量(kcal)×100%

成人能量来源的合理分配为：碳水化合物占总能量的55%～65%，脂肪占总能量的20%～30%（学龄儿童为25%～30%），蛋白质占10%～15%（儿童为12%～15%）。根据我国居民的膳食以植物性食物为主、动物性食物为辅的特点，较为合理的能量食物来源分配比为谷类食物占60%～65%，豆类及动物性食物不低于20%；膳食蛋白质来源分配比为动物蛋白和豆类蛋白占总蛋白质摄入量的35%～40%，其他类食物蛋白质占60%～65%；三餐的能量分配比为早餐占25%～30%，午餐占40%，晚餐占30%～35%。

3. 能量及各种营养素满足程度评价

能量摄入量达到供给量标准的90%以上为正常；低于90%为不足；低于80%为严重不足，长期如此可导致营养不良；高于110%为能量过剩，损害健康的危险性增加。

其他营养素摄入量达到供给量标准的80%以上，一般可以保证大多数人不致发生营养素缺乏，长期低于这个水平可能会使一部分人营养素贮存水平降低出现缺乏症；如果低于60%，则认为是严重不足或缺乏，容易引起缺乏症。

二、体格测量结果与营养状况评价

（一）身高

身高受遗传因素影响较大，一定程度上受营养状况影响，尤其是生长发育期的儿童，长期营养不良可导致儿童生长发育迟缓，身高较相同年龄段的儿童矮小。

（二）体重

1. 理想体重（标准体重）

Broca 改良公式：理想体重（kg）＝身高（cm）－105

平田公式：理想体重（kg）＝［身高（cm）－100］×0.9

男性采用 Broca 改良公式，女性采用 Broca 改良公式－2.5 或者采用平田公式。评价时一般计算标准体重百分比，即：

标准比重百分比（%）＝（实际体重－标准体重）÷标准体重×100%

实际体重计算结果评价标准如表2-2-3所示。

表 2-2-3　实际体重计算结果评价标准

体重范围	评价
＞（标准体重+50%标准体重）	重度肥胖
（标准体重+30%标准体重）～（标准体重+50%标准体重）	中度肥胖
（标准体重+20%标准体重）～（标准体重+30%标准体重）	轻度肥胖
（标准体重+10%标准体重）～（标准体重+20%标准体重）	超重
（标准体重-10%标准体重）～（标准体重+10%标准体重）	正常体重
（标准体重-20%标准体重）～（标准体重-10%标准体重）	轻度营养不良
（标准体重-30%标准体重）～（标准体重-20%标准体重）	中度营养不良
＜（标准体重～30%标准体重）	重度营养不良

2. 体质指数（BMI）

$$BMI = 体重(kg)/[身高(m)]^2$$

中国成人体质指数（BMI）划分标准如表 2-2-4 所示。

表 2-2-4　中国成人体质指数（BMI）划分标准

BMI	分类
＜18.5	消瘦
18.5～23.9	正常
24.0～27.9	超重
≥28.0	肥胖

3. 皮褶厚度

人体脂肪大约有三分之二贮存在皮下组织，通过皮下脂肪含量的测定不仅可以了解皮下脂肪的厚度，判断人体的胖瘦程度，还可以推算出人体的体脂总量，间接地反映能量的变化。

（1）三头肌皮褶厚度评价标准：男性正常值为 8.3 mm，女性为 15.3 mm。测量值为正常值的 90% 以上为正常，80%～90% 为轻度营养不良，60%～80% 为中度营养不良，60% 以下者为重度营养不良。

（2）肩胛下皮褶厚度评价标准：以肩胛下皮褶厚度与三头肌皮褶厚度之和来判断。男性正常值为 10～40 mm、女性为 20～50 mm；男性＞40 mm、女性＞50 mm 为肥胖；男性＜10 mm、女性＜20 mm 为消瘦。

（3）脐旁皮褶厚度评价标准：男性正常值为 5～15 mm，女性为 12～20 mm；男性＞15 mm、女性＞20 mm 为肥胖；男性＜5 mm、女性＜12 mm 为消瘦。

三、营养缺乏症的临床体征检查结果评价

在判断家庭成员是否存在营养缺乏症时，还需要考虑其工作性质、年龄、性别、劳动强度、家庭所处的地区等因素，同时要注意是否存在多发性的营养素缺乏，不能只注意某一个典型的症状，应该全面考虑，综合判断。家庭常见的营养缺乏症状及缺乏的营养素种类如表 2-2-5 所示。

表 2-2-5　家庭常见的营养缺乏症状及缺乏的营养素种类

部位	症状、体征	缺乏的营养素
全身	食欲不振、易疲劳	维生素 B_1、维生素 B_2、维生素 C、烟酸
	消瘦或水肿、发育不良	能量、蛋白质、维生素、钙、磷、锌
	贫血	蛋白质、铁、叶酸、维生素 B_2、维生素 B_6、维生素 B_{12}、维生素 C
头发	干枯、易断、无光泽、脱发	蛋白质、维生素 A、锌
指甲	指甲变薄、变脆，舟状甲	铁
皮肤	干燥、毛囊角化	维生素 A
	皮下出血（瘀斑）	维生素 C
	阴囊炎、脂溢性皮炎	维生素 B_2
	癞皮病皮炎	烟酸
	痤疮	维生素 B_2、维生素 B_6、维生素 A
眼睛	夜盲、睑缘炎、角膜干燥、毕脱氏斑	维生素 A
唇	唇炎、口角炎	维生素 B_2
口腔	地图舌	维生素 B_2、烟酸、锌、蛋白质
	猩红舌、舌炎	维生素 B_2、烟酸、维生素 B_{12}
	牙龈炎、牙龈出血	维生素 C

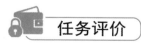 任务实践

根据李女士营养调查情况，得出其营养状况分析如表 2-2-6 所示。

表 2-2-6　李女士营养状况分析

临床表现	脸色苍白	疲劳	精神不振	头晕	头发干枯分叉	皮肤暗黄	指甲易折断
可能缺乏的营养素	蛋白质、铁、叶酸、维生素 B_2、维生素 B_6、维生素 B_{12}、维生素 C	维生素 B_1、维生素 B_2、维生素 C、烟酸	蛋白质、铁	蛋白质、维生素 B_2、维生素 B_6、维生素 B_{12}	蛋白质、维生素 A、锌	维生素 A、维生素 C	铁、钙

任务评价

完成该任务，对照表 2-2-7 进行任务评价。

表 2-2-7　任务评价表

项目	评价标准
知识掌握 （40分）	简述家庭膳食调查结果的评价方法（10分） 简述皮褶厚度测量结果的评价方法（10分） 简述判断体重是否正常的常用方法（10分） 简述家庭常见的营养缺乏症状及缺乏的营养素种类（10分） 回答熟练、全面、正确
技能能力 （40分）	能根据调查数据正确计算平均每人每日各种营养素的摄入量（10分） 能正确计算家庭成员的标准体重并评价（10分） 能正确计算家庭成员的BMI并评价（10分） 能正确进行皮褶厚度测量，掌握测量方法（10分） 计算正确，评价到位
人文素养 （20分）	经常计算家庭成员的理想体重和BMI，保持健康体重（10分） 培养家庭成员合理饮食、健康生活的习惯（10分）
总分（100分）	

 同步测试

一、 单选题

1. 常用的膳食调查方法中最适合家庭普通成员使用、最简单方便的方法是（　　　）。

A. 24 h 回顾法　　　　B. 称重法　　　　　　C. 记账法　　　　　　D. 食物频率法

2. 能够直接反映人体脂肪营养状况的人体测量项目是（　　　）。

A. 身高　　　　　　　B. 体重　　　　　　　C. 皮褶厚度　　　　　D. 腰围

3. 临床体征表现为皮肤干燥、毛囊角化是因为缺乏（　　　）。

A. 维生素 A　　　　　B. 维生素 C　　　　　C. 维生素 B_1　　　　D. 维生素 B_2

二、 多选题

1. 皮褶厚度的测量部位包括（　　　）。

A. 三头肌　　　　　　B. 二头肌　　　　　　C. 肩胛下　　　　　　D. 脐旁

2. 缺铁可导致（　　　）。

A. 贫血　　　　　　　B. 地图舌　　　　　　C. 指甲变脆　　　　　D. 夜盲症

三、 思考题

赵先生，身高 180 cm，体重 90 kg，请计算他的 BMI 并对计算结果进行评价。

项目三　合理营养与平衡膳食

【项目介绍】

　　人体可以从食物中获取各种所需的营养素和能量，每种食物所含有的营养素的种类和数量各有不同，在家庭生活中我们要科学地获取各种营养素和能量，使其既能满足每个家庭成员的营养需要，又不至于过量，达到合理营养、平衡膳食的目的。

【知识目标】

　　熟悉合理营养和平衡膳食的概念和基本要求；掌握中国居民膳食指南和平衡膳食宝塔及其应用；了解食物合理烹调的方法。

【能力目标】

　　具有根据家庭营养需要编制家庭膳食食谱的能力，能够对不同年龄段的家庭成员进行正确的营养指导，使其实现平衡膳食、合理营养。

【素质目标】

　　通过合理营养、平衡膳食的学习，培养健康的生活习惯、积极向上的生活态度，树立正确的价值观念。

任务一　中国居民膳食指南及平衡膳食宝塔

任务描述

　　王先生曾在美国留学四年，留学期间逐渐习惯了当地的饮食模式，回国后因为工作繁忙，生活节奏较快，一直保持着留学时高脂肪、高能量的饮食习惯，喜欢吃汉堡、薯条、烤肉、咖啡等快餐类食物和饮料，很少吃蔬菜水果，加上久坐办公室缺乏锻炼，体重逐渐增加，体型变胖，体脂增多，血压也逐渐升高，身体状况越来越差。

　　工作任务：

　　日常生活中应该如何选择食物？什么样的饮食结构才是健康合理的？

任务分析

　　中国居民膳食指南和中国居民平衡膳食宝塔是根据营养学原理，结合我国居民的饮食消费习惯和营养状况编制，适合中国人使用的膳食指导性意见。通过中国居民膳食指南和中国居民平衡膳食宝塔的学习，掌握各类食物的每日需要量并能够合理地选择和搭配食物，从而达到平衡膳食的目的。

合理营养与
平衡膳食

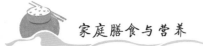

任务重点：学会合理地选择和搭配食物。

任务难点：掌握各种食物的每日需求量并进行合理调配。

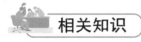 相关知识

一、中国居民膳食指南

膳食指南是根据食物生产供应及各国居民实际生活情况，将现有的膳食营养与健康的证据研究，转化为以食物为基础的平衡膳食的指导性文件，旨在帮助人们进行科学的食物选择，合理搭配膳食，以维持和促进健康，预防和减少相关疾病的发生。

我国自1989年发布第一版《中国居民膳食指南》以来，每十年发布一次，目前已发布四版。中国营养学会依据国务院发布的《健康中国行动（2019—2030年）》《国民营养计划（2017—2030年）》要求和"健康中国2030"建设的需要，在2016年出版的《食物与健康——科学依据共识》等系列研究的基础上编制了《中国居民膳食指南科学研究报告（2021）》，营养指导具体措施如下。

（一）强调植物性食物为主的膳食结构

增加全谷物的消费，减少精白米面的摄入；在保证充足蔬菜摄入的前提下，强调增加深色蔬菜的消费比例；增加新鲜水果的摄入；增加富含优质蛋白质的豆类及其制品摄入。

（二）优化动物性食物消费结构

改变较为单一的以猪肉为主的消费结构，增加富含多不饱和脂肪酸的水产品类、低脂奶类及其制品的摄入；适量摄入蛋类及其制品。

（三）保证膳食能量来源和营养素充足

综合考虑生理阶段、营养需要、身体活动水平、基础代谢率等因素，将膳食碳水化合物、蛋白质、脂肪比例、能量和微量营养素摄入保持在合理的水平（能量平衡或能量负平衡），从而维持健康体重，预防相关膳食慢性病。

（四）进一步控制油、盐摄入

我国居民食用盐的摄入量已经呈现下降的趋势，但食盐和烹调油的摄入量过高仍严重影响我国居民的健康。在中国成年人所有膳食因素与估计的心血管代谢性疾病死亡数量有关的归因中，居第一位的是高钠（盐）摄入，因此应继续把减盐控油作为优化膳食结构的重要内容。

（五）控制糖摄入、减少含糖饮料消费

国际上对糖摄入及其与健康关系的关注度日益提升，很多国家发布的膳食指南中"限制糖摄入"都跃居前位。虽然我国居民添加糖摄入水平不高，但作为添加糖的主要来源，含糖饮料消费人群比例及其消费量均呈快速上升趋势，高糖摄入已成为青少年肥胖、糖尿病高发的主要危险因素，控制青少年糖的摄入是促进青少年健康成长的关键。

（六）杜绝食物浪费，促进可持续发展

充分利用营养学和食品加工学知识，减少食物在生产、储存、运输、加工等环节的损耗。倡导全民减少餐饮环节的浪费，提倡饮食文明，将保持食物的可持续发展作为引导居民合理膳食的重要方针和实施策略。

二、中国居民平衡膳食宝塔

中国居民平衡膳食宝塔（2016）是中国营养学会根据《中国居民膳食指南（2016）》的核

心内容，以中国居民的膳食实践为基础，提出的一个比较理想的膳食模式，是膳食指南的具体化。中国居民平衡膳食宝塔（2016）按照平衡膳食的原则，将各种食物的适宜摄入量以宝塔的形状进行形象化表达，方便我国居民理解和执行。

中国居民平衡膳食宝塔（2016）共分为五层，将我们日常使用的食物分成了五大类，建议每人每日的推荐摄入量分别是：谷薯类食物250~400 g，其中包括全谷物和杂豆50~150 g，薯类50~100 g；蔬菜类300~500 g，水果类200~350 g；畜禽肉类40~75 g，水产品40~75 g，蛋类40~50 g；奶及奶制品300 g，大豆及坚果类25~35 g；烹调油25~30 g，盐不超过6 g。同时还增加了水1 500~1 700 mL和身体活动6 000步，强调了充足饮水和身体活动的重要性。中国居民平衡膳食宝塔（2016）如图2-3-1所示。

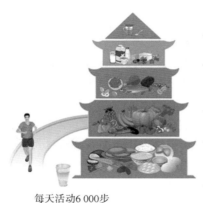

图2-3-1　中国居民平衡膳食宝塔（2016）

三、中国居民平衡膳食宝塔的应用原则

（一）确定适合自己的能量水平

膳食宝塔中建议的每人每日各类食物的推荐摄入量适用于一般的健康成年人，但在实际应用过程中，家庭成员要根据自己的年龄、性别、身高、体重、工作性质、劳动强度及季节等因素进行适当调整，确定自己每天的能量需要量。

（二）根据自己的能量水平确定食物需要量

能量水平不同的两个家庭成员，他们所需要的食物数量也不相同，在膳食宝塔推荐摄入量的范围内，能量水平越高，食物需要量也就越大。不同能量水平的各类食物参考摄入量如表2-3-1所示。

表2-3-1　不同能量水平的各类食物参考摄入量

平衡膳食宝塔建议不同能量水平的各类食物参考摄入量/（g·d⁻¹）						
能量水平/kcal	1 600	1 800	2 000	2 200	2 400	2 600	2 800
谷类	225	250	300	300	350	400	450

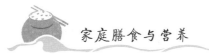

续表

平衡膳食宝塔建议不同能量水平的各类食物参考摄入量/（g·d⁻¹）							
大豆类	30	30	40	40	40	50	50
蔬菜	300	300	350	400	450	500	500
水果	200	200	300	300	400	400	500
肉类	50	50	50	75	75	75	75
奶类及其制品	300	300	300	300	300	300	300
蛋类及其制品	25	25	25	50	50	50	50
水产品	50	50	75	75	75	100	100
烹调用油	20	25	25	25	30	30	30
盐	6	6	6	6	6	6	6

（三）同类互换，调配丰富多彩的膳食

按照以粮换粮、以豆换豆、以肉换肉的原则，在摄入量不变的前提下，可以自由选择自己喜欢的食物品种，并通过调整加工烹调方法，改变食物的形态、颜色、口味，从而达到既提高食物的营养价值，又增加食欲的目的。

（四）因地制宜，充分利用当地资源

我国幅员辽阔，物产丰富，各地的饮食习惯和物产不尽相同，我们要因地制宜，充分利用当地资源，避免食物浪费，更加有效地应用膳食宝塔。

（五）养成习惯，长期坚持

膳食对健康的影响是长期的，改变膳食习惯也不是一蹴而就的，因此我们在家庭生活中要按照膳食宝塔的要求培养良好的膳食习惯并长期坚持，从而实现平衡膳食和合理营养。

拓展知识

中国居民平衡膳食餐盘（2016）如图 2-3-2 所示。

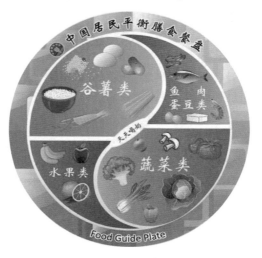

图 2-3-2　中国居民平衡膳食餐盘（2016）

98

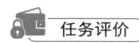 任务实践

1. 对王先生的膳食结构进行分析。

王先生的膳食以汉堡、薯条、烤肉、咖啡等快餐类食物为主，很少吃蔬菜水果，属于以动物性食物为主的膳食模式。

2. 以动物性食物为主的膳食模式的特点是什么？

以动物性食物为主的膳食模式特点是：高脂肪、高能量、高蛋白、低膳食纤维。长期采用这种膳食模式容易导致肥胖症、高脂血症、冠心病、糖尿病等慢性疾病。

3. 如何对王先生进行膳食调整？

适当减少肉类、蛋类等食物的摄入，控制能量摄入量，增加蔬菜、水果、谷类、豆类等植物性食物的摄入比例，使动植物性食物比例适当，营养素摄入均衡，同时增加适量运动。

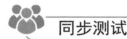 任务评价

完成本任务，对照表 2-3-2 进行任务评价。

表 2-3-2 任务评价表

项目	评价标准
知识掌握 （60 分）	简述《中国居民膳食指南科学研究报告（2021）》中营养指导的措施（20 分） 简述中国居民平衡膳食宝塔每一层的内容（20 分） 简述中国居民平衡膳食宝塔的应用原则（20 分） 回答熟练、全面、正确
技能能力 （20 分）	能根据《中国居民膳食指南科学研究报告（2021）》的要求调整饮食（10 分） 能按照中国居民平衡膳食宝塔的要求合理选择每日食物（10 分）
人文素养 （20 分）	根据中国居民膳食指南的指导，养成健康、合理的饮食习惯（10 分） 树立绿色、健康、节约、环保理念（10 分）
总分（100 分）	

同步测试

一、单选题

1. 我国最新的居民膳食指南发布于（ ）年。

A. 1989   B. 2007   C. 2016   D. 2021

2. 中国居民平衡膳食宝塔要求每人每日的食盐摄入量不超过（ ）克。

A. 8   B. 7   C. 6   D. 5

3. 中国居民平衡膳食宝塔共有（ ）层。

A. 3   B. 4   C. 5   D. 6

二、多选题

1. 下列食品中，（ ）属于中国居民平衡膳食宝塔要求的每日必需食品。

A. 牛奶   B. 巧克力   C. 水果   D. 啤酒

2. 根据同类互换原则，牛肉可以与下列（ ）食品进行互换。

A. 猪肉   B. 羊肉   C. 鸡蛋   D. 红薯

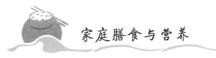
三、 简答题

中国居民平衡膳食宝塔的应用原则是什么？

任务二

家庭膳食结构及平衡膳食

 任务描述

刘女士是素食爱好者，日常饮食以蔬菜、水果、豆类及豆制品、谷类食物为主，不吃任何肉类和水产品，烹调用油选用的是橄榄油，身高 170 cm，体重常年控制在 50 kg 左右，近期出现面色苍白、头晕、疲劳、失眠等症状。

工作任务：

刘女士的膳食结构是否合理？如何调查才能营养合理？

任务分析

熟悉各种膳食结构的类型，了解它们各自的特点；根据我国居民的膳食特点分析我国属于什么膳食结构；掌握平衡膳食和合理营养的概念及平衡膳食的基本要求。

家庭膳食结构及平衡膳食

任务重点：如何判断家庭膳食结构是否合理。

任务难点：如何做到平衡膳食与合理营养。

 相关知识

一、膳食结构

膳食结构是指膳食中食物的种类、数量及其在膳食中所占的比重，也称膳食模式。一个国家或地区居民的膳食结构往往能够直接反映其居民的经济收入、食物生产能力、饮食习惯等情况，是衡量其经济发展水平、社会文明程度和膳食质量的主要标志。膳食结构的类型和特点有以下几点。

（一）动植物食物平衡的膳食结构

动植物食物平衡的膳食结构也称为营养模式，主要特点是既有以粮食为主的东方传统饮食特点，也吸取了欧美国家的膳食长处。具体表现为能量既能满足人体需要，又不至于过剩；蛋白质、碳水化合物和脂肪的供能比例合理；植物性食物和动物性食物的比例合适，植物的膳食纤维和动物性食物的营养素均充足；动物脂肪摄入量不高。代表国家为日本，其居民每人每日的能量摄入量约为 2 400 kcal，蛋白质摄入量约为 80 g 左右，脂肪摄入量约为 60 g 左右，是世界各国调整膳食结构的有益参考。

（二）以植物性食物为主的膳食结构

以植物性食物为主的膳食结构也称为温饱模式，主要特点是以植物性食物为主、动物性食物为辅，膳食能量基本能满足需要，膳食纤维摄入充足，但是蛋白质和脂肪摄入不足，容易导致蛋白质–能量营养不良、缺铁性贫血、维生素 A 缺乏等营养缺乏病。大多数发展中国家属于此类型，其居民每人每日的能量摄入量约为 2 000 kcal，蛋白质摄入量约为 50 g 左右，脂肪摄入量约为 35 g 左右。我国目前也基本属于这种模式，但是经过多年的膳食调整，居民膳食结构有了很大程度的改善，我国居民每人每日的能量摄入量约为 2 328 kcal，蛋白质摄入量约为 68 g，脂肪摄入量约为 58 g。

（三）以动物性食物为主的膳食结构

以动物性食物为主的膳食结构也称为富裕型模式，主要特点是以动物性食物为主、植物性食物为辅，膳食中富含高能量、高脂肪、高蛋白，但是膳食纤维含量较低，即"三高一低"膳食模式。这种模式导致肥胖症、高脂血症、冠心病、糖尿病等慢性病发病率明显增加。多数发达国家属于此类型，代表国家为美国，其居民每人每日的能量摄入量约为 3 200~3 500 kcal，蛋白质摄入量约为 100 g，脂肪摄入量约为 150 g。三种常见的膳食结构对比如表 2-3-3 所示。

表 2-3-3　三种常见的膳食结构对比

膳食结构	能量/（kcal·d⁻¹）	蛋白质/（g·d⁻¹）	脂肪/（g·d⁻¹）
动植物平衡	2 400	80	60
植物性食物为主	2 000	50	35
动物性食物为主	3 200~3 500	100	150

（四）地中海膳食结构

地中海膳食结构为居住在地中海地区（意大利南部和希腊大部分地区）的居民所特有的膳食模式，代表国家是意大利和希腊，其突出的特点是饱和脂肪酸摄入量低，不饱和脂肪酸摄入量高，膳食中含有大量复合碳水化合物，蔬菜、水果的摄入量较高。这种特殊的膳食结构强调多吃蔬菜、水果、海鲜、豆类和坚果类食物，其次才是谷类，烹饪时使用植物油代替动物油，尤其提倡使用橄榄油，该地区的成年人有饮用葡萄酒的习惯。长期坚持这种膳食结构，使得地中海地区的居民心脑血管疾病和癌症的发病率和死亡率都比较低，平均寿命也高于其他西方国家。

拓展知识

因纽特人的膳食结构

1. 因纽特人的膳食结构中脂肪功能比为 70%，蛋白质为 30%。

2. 因纽特人每天的盐摄入量少于 4 g，因此患心脑血管疾病和高血压的非常少。他们食物中的鱼类和海豹等动物体内的 W–3 脂肪酸丰富，其中所含的 EPA 和 DHA 有很好的预防动脉硬化、癌症及抑制发炎的作用。

3. 高脂肪、高蛋白的膳食结构使因纽特人患骨质疏松的概率大大增加。

二、平衡膳食

平衡膳食又称合理膳食，是指全面达到营养供给量标准的膳食，要求采用多种食物构成，不仅要提供足够数量的能量和各种营养素，满足人体的正常生理需要，而且要保持各种营养素之间比例的平衡。平衡膳食是合理营养的物质基础，是实现合理营养的唯一途径。

合理营养是指通过合理的食物选择与搭配，采用合理的加工与烹调方式、合理的膳食制度，以满足不同生理阶段、不同生活环境及不同劳动条件下机体对营养的需要，使机体处于良好的健康状态。

平衡膳食的基本要求包括以下几点。

（1）提供充足的能量和营养素。

（2）各种营养素之间的比例适宜。

（3）食物对人体无毒无害，保证安全。

（4）合理的烹调加工。

（5）合理的膳食制度和良好的饮食习惯。

拓展知识

平衡膳食需要注意的营养供给与机体生理需要之间的平衡

1. 三大产能营养素的构成平衡：蛋白质 10%～15%，脂肪 20%～30%，碳水化合物 55%～65%。

2. 一日三餐热能平衡：早餐占 30%，午餐占 40%，晚餐占 30%。

3. 氨基酸平衡：食物中蛋白质的营养价值，基本上取决于食物中所含有的 8 种必需氨基酸的数量和比例。合理搭配食物，纠正氨基酸构成比例的不平衡，提高蛋白质的利用率和营养价值。

4. 各种营养素摄入量间的平衡：中国营养学会制定了各种营养素的每日供给量。只要各种营养素在一定的周期内，保持在标准供给量误差不超过 10%，营养素摄入量间的平衡就达到了。

5. 酸碱平衡：正常情况下人血液偏碱性，pH 值保持在 7.3～7.4 之间。应当食用适量的酸性食品和碱性食品，以维持体液的酸碱平衡。当食品若搭配不当时，会引起生理上的酸碱失调。

6. 动物性食物和植物性食物平衡：荤素同食、荤素搭配，使各种营养素摄入均衡。

任务实践

1. 对刘女士的膳食结构进行分析。

刘女士的膳食以蔬菜、水果、豆类及豆制品、谷类食物为主，不吃任何肉类和水产品，烹调用油选用的是橄榄油，属于以植物性食物为主的膳食模式。

2. 以植物性食物为主的膳食模式的特点是什么？

以植物性食物为主的膳食模式特点是：以植物性食物为主、动物性食物为辅，膳食能量基本能满足需要，膳食纤维摄入充足，但是蛋白质和脂肪摄入不足，容易导致蛋白质－能量营养不良、缺铁性贫血、维生素 A 缺乏等营养缺乏病。

3. 如何对刘女士进行膳食调整？

适当增加肉类、鱼类、蛋类、奶类等动物性食物摄入，增加能量摄入量，控制蔬菜、水果、谷类、豆类等植物性食物的摄入比例，使动植物性食物比例适当，营养素摄入均衡，保持健康的体重。

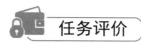 任务评价

完成本任务，对照表2-3-4进行任务评价。

表2-3-4　任务评价表

项目	评价标准
知识掌握 （50分）	简述常见的膳食结构类型（10分） 简述每种膳食结构的特点（20分） 简述什么是合理营养与平衡膳食（10分） 简述平衡膳食的基本要求（10分） 回答熟练、全面、正确
技能能力 （30分）	能正确分析不同家庭膳食结构的类型（10分） 能根据膳食结构特点，调整膳食结构，达到平衡膳食的目的（20分） 分析正确到位
人文素养 （20分）	合理营养、平衡膳食，不挑食、不偏食，养成良好的饮食习惯（10分） 增强自控能力和抵抗诱惑的能力，身心健康，积极向上（10分）
总分（100分）	

 同步测试

一、单选题

1. 常见的膳食模式中，发展中国家普遍使用的是（　　　）膳食模式。

A. 以动物性食物为主　　　　　　　　B. 以植物性食物为主

C. 动植物性食物平衡　　　　　　　　D. 地中海式

2. 日本的膳食模式是（　　　）。

A. 以动物性食物为主　　　　　　　　B. 以植物性食物为主

C. 动植物性食物平衡　　　　　　　　D. 地中海式

3. 我国的膳食模式是（　　　）。

A. 以动物性食物为主　　　　　　　　B. 以植物性食物为主

C. 动植物性食物平衡　　　　　　　　D. 地中海式

二、多选题

1. 常见的膳食结构包括（　　　）。

A. 以动物性食物为主的膳食结构　　　B. 以植物性食物为主的膳食结构

C. 动植物性食物平衡的膳食结构　　　D. 地中海膳食结构

2. 以动物性食物为主的膳食结构的特点是（　　　）。

A. 高脂肪　　　　B. 高蛋白　　　　C. 高膳食纤维　　　　D. 高能量

三、简答题

什么是平衡膳食？

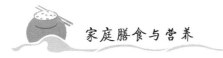

任务三

家庭膳食食谱的编写

任务描述

麦萌萌，年龄5岁，幼儿园中班，每天在幼儿园托管就餐，班级有20名跟她年龄差不多的孩子。

工作任务：

请为麦萌萌的班级编制科学合理的儿童食谱。

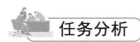**任务分析**

学会熟练使用食物成分表，掌握营养食谱编制的原则和方法，结合家庭成员的生理需要、身体状况和饮食特点，合理编制家庭食谱。

任务重点：掌握食谱编制的流程及方法。

任务难点：主副食品每日每餐所需数量的计算。

家庭膳食食谱
的编写

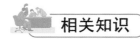**相关知识**

一、编制营养食谱的原则

（1）品种要多样，数量要充足，既要满足就餐者需要又要防止过量。

（2）各种营养素之间的比例要适宜。

（3）食物搭配要合理，注意呈酸性食物和呈碱性食物的搭配、主食与副食的搭配、杂粮与精粮的搭配、荤食与素食的搭配等。

（4）膳食要合理，定时定量进餐。

（5）照顾饮食习惯，注重烹调方法，做到色香味美。

（6）考虑季节和市场供应情况。

（7）兼顾经济条件。

二、营养食谱的编制方法

（一）确定用餐对象全日能量需要量

参照《中国居民膳食营养素参考摄入量》（DRIs）中的能量推荐摄入量（RNI）：成年男性轻体力劳动者能量的参考摄入量为 2 250 kcal/d，女性为 1 800 kcal/d。中国居民膳食能量需要量如表 2-3-5 所示。

表 2-3-5 中国居民膳食能量需要量

人群	能量/(MJ·d⁻¹)						能量/(kcal·d⁻¹)					
	男			女			男			女		
	身体活动水平（轻）	身体活动水平（中）	身体活动水平（重）	身体活动水平（轻）	身体活动水平（中）	身体活动水平（重）	身体活动水平（轻）	身体活动水平（中）	身体活动水平（重）	身体活动水平（轻）	身体活动水平（中）	身体活动水平（重）
0 岁~		0.38/(kg·d)			0.38/(kg·d)			90/(kg·d)			90/(kg·d)	
0.5 岁~		0.33/(kg·d)			0.33/(kg·d)			80/(kg·d)			80/(kg·d)	
1 岁~		3.77			3.35			900			800	
2 岁~		4.60			4.18			1 100			1 000	
3 岁~		5.23			5.02			1 250			1 200	
4 岁~		5.44			5.23			1 300			1 250	
5 岁~		5.86			5.44			1 400			1 300	
6 岁~	5.86	6.69	7.53	5.23	6.07	6.90	1 400	1 600	1 800	1 250	1 450	1 650
7 岁~	6.28	7.11	7.95	5.65	6.49	7.32	1 500	1 700	1 900	1 350	1 550	1 750
8 岁~	6.90	7.74	8.79	6.07	7.11	7.95	1 650	1 850	2 100	1 450	1 700	1 900
9 岁~	7.32	8.37	9.41	6.49	7.53	8.37	1 750	2 000	2 250	1 550	1 800	2 000
10 岁~	7.53	8.58	9.62	6.90	7.95	9.00	1 800	2 050	2 300	1 650	1 900	2 150
11 岁~	8.58	9.83	10.88	7.53	8.58	9.62	2 050	2 350	2 600	1 800	2 050	2 300
14 岁~	10.46	11.92	13.39	8.37	9.62	10.67	2 500	2 850	3 200	2 000	2 300	2 550
18 岁~	9.41	10.88	12.55	7.53	8.79	10.04	2 250	2 600	3 000	1 800	2 100	2 400
50 岁~	8.79	10.25	11.72	7.32	8.58	9.83	2 100	2 450	2 800	1 750	2 050	2 350
65 岁~	8.58	9.83	—	7.11	8.16	—	2 050	2 350	—	1 700	1 950	—
80 岁~	7.95	9.20	—	6.28	7.32	—	1 900	2 200	—	1 500	1 750	—
孕妇（早）	—	—	—	+0	+0	+0				+0	+0	+0
孕妇（中）	—	—	—	+1.26	+1.26	+1.26				+300	+300	+300
孕妇（晚）	—	—	—	+1.88	+1.88	+1.88				+450	+450	+450
乳母	—	—	—	+2.09	+2.09	+2.09				+500	+500	+500

注：①未制定参考值者用"—"表示；

②"+"表示在同龄人群参考值的基础上额外增加量。

（二）确定宏量营养素需要量

假设三大产能营养素（宏量营养素）占总能量的比例为：蛋白质 10%~15%（取 15%）；脂肪 20%~30%（取 25%）；碳水化合物 55%~65%（取 60%）。根据《中国居民膳食营养素参考摄入量》（DRIs）中的蛋白质推荐摄入量（RNI）：成年男性的参考摄入量为 65 g/d，女性为 55 g/d。中国居民膳食蛋白质参考摄入量如表 2-3-6 所示。

表 2-3-6　中国居民膳食蛋白质参考摄入量

人群	EAR/(g·d⁻¹)		RNI/(g·d⁻¹)	
	男	女	男	女
0 岁~	—	—	9（AI）	9（AI）
0.5 岁~	15	15	20	20
1 岁~	20	20	25	25
2 岁~	20	20	25	25
3 岁~	25	25	30	30
4 岁~	25	25	30	30
5 岁~	25	25	30	30
6 岁~	25	25	35	35
7 岁~	30	30	40	40
8 岁~	30	30	40	40
9 岁~	40	40	45	45
10 岁~	40	40	50	50
11 岁~	50	45	60	55
14 岁~	60	50	75	60
18 岁~	60	50	65	55
50 岁~	60	50	65	55
65 岁~	60	50	65	55
80 岁~	60	50	65	55
孕妇（早）	—	+0	—	+0
孕妇（中）	—	+10	—	+15
孕妇（晚）	—	+25	—	+30
乳母	—	+20	—	+25

注：①未制定参考值者用"—"表示；
②"+"表示在同龄人群参考值的基础上额外增加量。

$$脂肪(g) = \frac{全日能量参考摄入量(kcal) \times 脂肪占总能量的比重(25\%)}{脂肪的产能系数(kcal/g)}$$

$$= 2\ 250\ kcal \times 25\% \div 9(kcal/g)$$

$$= 62.5\ g$$

$$碳水化合物(g) = \frac{全日能量参考摄入量(kcal) \times 碳水化合物占总能量的比重(60\%)}{碳水化合物的产能系数(kcal/g)}$$

$$= 2\ 250\ kcal \times 60\% \div 4(kcal/g)$$

$$= 337.5\ g$$

（三）根据餐次比计算每餐宏量营养素的需要量

成年男性轻体力劳动者餐次比以早餐占总能量的 30%，午餐占总能量的 40%，晚餐占总量的30%计算。三餐能量比例如图2-3-3所示。

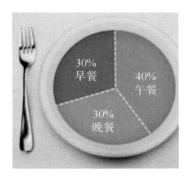

图2-3-3 三餐能量比例

1. 早餐

能量=全日能量参考摄入量×30%=2 250 kcal×30%=675 kcal；

蛋白质摄入量=全日蛋白质参考摄入量×30%=65 g×30%=19.5 g；

脂肪摄入量=全日脂肪参考摄入量×30%=62.5 g×30%=18.75 g；

碳水化合物摄入量=全日碳水化合物参考摄入×30%=337.5 g×30%=101.25 g。

2. 午餐

能量=全日能量参考摄入量×40%=2 250 kcal×40%=900 kcal；

蛋白质摄入量=全日蛋白质参考摄入量×40%=65 g×40%=26 g；

脂肪摄入量=全日脂肪参考摄入量×40%=62.5 g×40%=25 g；

碳水化合物摄入量=全日碳水化合物参考摄入×40%=337.5 g×40%=135 g。

3. 晚餐

能量=全日能量参考摄入量×30%=2 250 kcal×30%=675 kcal；

蛋白质摄入量=全日蛋白质参考摄入量×30%=65 g×30%=19.5 g；

脂肪摄入量=全日脂肪参考摄入量×30%=62.5 g×30%=18.75 g；

碳水化合物摄入量=全日碳水化合物参考摄入×30%=337.5 g×30%=101.25 g。

（四）主食品种和数量的确定

已知能量和三种宏量营养素的需要量，根据食物成分表中各种食物的营养素含量，就可以确定主食的品种和数量。

主食的品种主要根据用餐者的饮食习惯来确定，北方习惯以面食为主食，南方则习惯以大米为主食。由于粮谷类是我国居民碳水化合物的主要来源，因此主食的数量主要根据各类主食原料中碳水化合物的含量来确定。

假如主食只吃一种，根据食物成分表查出所选食物碳水化合物的百分含量。

主食数量=当餐碳水化合物需要量÷某种食物碳水化合物的百分含量

根据对每餐宏量营养素需要量的计算，早餐中应含有碳水化合物101.25 g，假设以小米粥和馒头为主食，分别提供20%和80%的碳水化合物。查食物成分表得知：每100 g小米粥含碳水化合物8.4 g，每100 g富强粉含碳水化合物74.6 g，则：所需小米粥质量=101.25 g×20%÷8.4 g×100=241.07 g；所需富强粉质量=101.25 g×80%÷74.6 g×100=108.58 g。

（五）副食品种、数量的确定

副食品种和数量的确定应在已确定主食数量的基础上，依据副食应提供的蛋白质数量确定。

（1）计算主食中提供的蛋白质数量。

（2）当餐蛋白质需要量减去主食中蛋白质数量，即为副食应提供的蛋白质数量。

（3）设定副食中蛋白质 2/3 由动物性食物供给，1/3 由豆制品供给，据此可求出各自的蛋白质供应量的食物。

（4）查食物成分表计算各类动物性食物和豆制品的数量。

（5）设计蔬菜的品种和数量，要考虑重要微量营养素的含量。

（6）确定油和盐的量。以植物油为纯能量食物的来源，由食物成分表可知每日摄入各类食物提供的脂肪数量，将每日需要的总脂肪量减去主、副食物提供的脂肪数量，即为每日植物油数量。

以午餐为例：通过前面的计算得知，成年男子轻体力劳动者午餐需要蛋白质 26 g、脂肪 25 g、碳水化合物 135 g。

1. 主食

假设午餐以大米为主食，查食物成分表得知，每 100 g 粳米含碳水化合物 77.7 g，根据主食数量的确定方法可计算得出，午餐需要的粳米数量为 173.75 g。

2. 副食

（1）计算主食中含有的蛋白质数量。查食物成分表得知：100 g 粳米含蛋白质 8.0 g。

主食中蛋白质含量 = 173.75 g×8.0÷100 = 13.9 g。

（2）副食应提供的蛋白质数量 = 午餐蛋白质需要量 - 主食蛋白质含量 = 26 g - 13.9 g = 12.1 g。设定副食中蛋白质 2/3 由动物性食物供给、1/3 由豆制品供给，因此：动物性食物应供给蛋白质数量 = 12.1×66.7% = 8.07 g；豆制品应供给蛋白质数量 = 12.1×33.3% = 4.03 g。

如动物性食物由瘦猪肉提供，豆制品由豆腐提供，查食物成分表得知，100 g 瘦猪肉含蛋白质 20.3 g，100 g 豆腐含蛋白质 8.1 g，则：瘦猪肉的数量 = 8.07÷20.3×100 = 39.75；豆腐的数量 = 4.03÷8.1×100 = 49.75 g。

（3）确定蔬菜的数量。蔬菜的品种和数量可根据不同季节市场的蔬菜供应情况，以及与动物性食物和豆制品搭配的需要来确定，根据中国居民平衡膳食宝塔要求，应每天控制在 300～500 g。

（4）油和盐。先考虑以上食物已经含有多少油和盐，查食物成分表得知，100 g 瘦猪肉含脂肪 6.2 g，100 g 豆腐含脂肪 3.7 g，100 g 粳米含脂肪 0.6 g，则：植物油需要量 = 午餐脂肪总需要量 - 瘦猪肉脂肪含量 - 豆腐脂肪含量 - 粳米脂肪含量 = 25 g - 39.75×6.2÷100 - 49.75×3.7÷100 - 173.75×0.6÷100 = 19.66 g。盐的用量根据中国居民平衡膳食宝塔要求，每日用量控制在 6 g 以内。

（六）食谱的评价与调整

食谱编制完成后，还要对食谱进行核对，确定编制的食谱是否科学合理。参照食物成分表初步核算该食谱提供的能量和各种营养素的含量；参照《中国居民膳食营养素参考摄入量》RNI 或 AI 数值，在允许的变化范围内增减或更换食品的种类或数量。制定食谱时不必严格要求每份营养餐食谱的能量和各类营养素均与营养目标保持严格一致，保持一段时间平衡，并检查体重变化等即可。

一日食谱确定以后，可根据使用者的饮食习惯、市场供应情况等因素，在同类食物中更换品种和烹调方法，编排成一周食谱；或根据家庭不同成员的能量和营养素需要编制家庭食谱。常见食物成分如表 2-3-7 所示。

表 2-3-7　常见食物成分表

序号	名称	可食部分	能量	水分	蛋白质	脂肪	膳食纤维	碳水化合物	维生素A	维生素B_1	维生素B_2	烟酸	维生素E	钠	钙	铁	类别	维生素C	胆固醇
1	大黄米(黍)	100	349	11.3	13.6	2.7	3.5	67.6	0	0.3	0.09	1.4	1.79	1.7	30	5.7	11	0	0
2	大麦(元麦)	100	307	13.1	10.2	1.4	9.9	63.4	0	0.14	0.05	5	0.25	1.6	13	5.1	11	0	0
3	稻谷(早籼)	64	359	10.2	9.9	2.2	1.4	74.8	0	0.14	0.05	5	0.25	1.6	13	5.1	11	0	0
4	稻米(大米)	100	346	13.3	7.4	0.8	0.7	77.2	0	0.11	0.05	1.9	0.46	3.8	13	2.3	11	0	0
5	稻米(粳,特级)	100	334	16.2	7.3	0.4	0.4	75.3	0	0.08	0.04	1.1	0.76	6.2	24	0.9	11	0	0
6	稻米(粳,标一)	100	343	13.7	7.7	0.6	0.6	76.8	0	0.16	0.08	1.3	1.01	2.4	5	1.1	11	0	0
7	稻米(粳,标二)	100	348	13.2	8	0.6	0	77.7	0	0.22	0.05	2.6	0.53	0.9	3	0.7	11	0	0
8	稻米(粳,标三)	100	345	13.9	7.2	0.6	0.7	77.2	0	0.33	0.05	3.6	0.38	1.3	5	0.7	11	0	0
9	稻米(粳,标四)	100	346	13.1	7.5	0.7	0.7	77.4	0	0.14	0.05	5.2	0.39	1.6	4	0.7	11	0	0
10	稻米(早籼,特等)	100	346	12.9	9.1	0.6	0.7	76	0	0.13	0.03	1.6	0	1.3	6	0.7	11	0	0
11	稻米(早籼,标一)	100	351	12.3	8.8	1	0.4	76.8	0	0.16	0.05	2	-0	1.9	10	1.2	11	0	0
12	稻米(早籼,标二)	100	345	13.7	9.5	1	0.5	74.6	0	0.2	0.09	3	0	0.8	6	1	11	0	0
13	稻米(晚籼,特)	100	342	14	8.1	0.3	0.2	76.7	0	0.09	0.1	1.5	0	1.5	6	0.7	11	0	0
14	稻米(晚籼,标一)	100	345	13.5	7.9	0.7	0.8	76.8	0	0.17	0.22	1.7	0	1.5	9	1.2	11	0	0
15	稻米(晚籼,标二)	100	343	14.2	8.6	0.5	0.5	75.3	0	0.2	0	2.6	0	0.9	8	2.8	11	0	0
16	稻米(籼)	100	347	12.6	7.9	0.6	0.8	77.5	0	0.09	0.04	1.4	0.54	1.7	12	1.6	11	0	0
17	稻米(优标)	100	349	12.8	8.3	1	0.6	76.8	-0	0.13	0.02	2.6	0	1.7	6	1.5	11	0	0
18	稻米(籼,标一)	100	346	13	7.7	0.7	0.6	77.3	0	0.15	0.06	2.1	0.43	2.7	7	1.3	11	0	0
19	稻谷(红)	64	344	13.4	7	2	2	74.4	0	0.14	0.03	5.1	0.19	22	0	5.5	11	0	0
20	稻米(香大米)	100	346	12.9	12.7	0.9	0.6	71.8	0	0	0.08	2.6	0.7	21.5	8	5.1	11	0	0
21	方便面	100	472	3.6	9.5	21.1	0.7	60.9	0	0.12	0.06	0.9	2.28	1144	25	4.1	11	0	0
22	麸皮	100	220	14.5	15.8	4	31.3	30.1	20	0.3	0.3	12.5	4.47	12.2	206	9.9	11	0	0
23	高粱米	100	351	10.3	10.4	3.1	4.3	70.4	0	0.29	0.1	1.6	1.88	6.3	22	6.3	11	0	0
24	挂面(赖氨酸)	100	347	11.9	11.2	0.5	0.2	74.5	0	0.18	0.03	2.5	0	292.8	26	2.3	11	0	0
25	挂面(标准粉)	100	344	12.4	10.1	0.7	1.6	74.4	0	0.24	0	2.5	1.11	15	14	3.5	11	0	0
26	挂面(精白粉)	100	347	12.7	9.6	0.6	0	75.7	0	0.2	0.04	2.4	0.88	110.6	21	3.2	11	0	0
27	谷子(龙谷)	100	383	0	10.9	0	3.1	84.8	0	0.42	0.17	0.6	3.3	0	0	0	11	0	0
28	黑米[稻米(紫)]	100	333	14.3	9.4	2.5	3.9	68.3	0	0.33	0.13	7.9	0.22	7.1	12	1.6	11	0	0
29	花卷	100	217	45.7	6.4	1	0	45.6	0	0.02	0.02	1.1	0	95	19	0.4	11	0	0
30	黄米	100	342	11.1	9.7	1.5	4.4	72.9	0	0.09	0.1	1.3	4.61	3.3	0	0	11	0	0
31	煎饼	100	333	6.8	7.6	0.7	9.1	74.7	0	0.1	0.04	0.2	0	85.5	9	7	11	0	0
32	烤麸	100	121	68.6	20.4	0.2	0.2	9.1	0	0.04	0.05	1.2	0.42	230	30	2.7	11	0	0
33	苦荞麦粉	100	304	19.3	9.7	2.7	5.8	60.2	0	0.32	0.21	1.5	1.73	2.3	39	4.4	11	0	0
34	烙饼(标准粉)	100	255	36.4	7.5	2.3	1.9	51	0	0	0	0	1.03	149.3	20	2.4	11	0	0
35	馒头(蒸,标粉)	100	233	40.5	7.8	1	1.5	48.3	0	0.05	0.07	0	0.86	165.2	18	1.9	11	0	0
36	馒头(蒸,富强粉)	100	208	47.3	6.2	1.2	1	43.2	0	0.02	0.02	0	0.09	165	58	1.7	11	0	0

序号	名称	可食部分	能量	水分	蛋白质	脂肪	膳食纤维	碳水化合物	维生素A	维生素B$_1$	维生素B$_2$	烟酸	维生素E	钠	钙	铁	类别	维生素C	胆固醇
37	面筋(水)(水面筋)	100	140	63.5	23.5	0.1	0.9	11.4	0	0.1	0.07	1.1	0.65	15	76	4.2	11	0	0
38	面筋(油)(油面筋)	100	490	7.1	26.9	25.1	1.3	39.1	0	0.03	0.05	2.2	7.18	29.5	29	2.5	11	0	0
39	面筋(富强粉)(切面)	100	285	29.2	9.3	1.1	0.4	59.5	0	0.18	0.04	2.2	0	1.5	24	2	11	0	0
40	面条(干)	100	355	10.5	11	0.1	0.2	77.5	0	0.28	0.05	2.7	0	60.9	8	9.6	11	0	0
41	面条(煮,富强粉)	100	109	72.6	2.7	0.2	0.1	24.2	0	0	0.01	1.8	0	26.9	4	0.5	11	0	0
42	面条(虾蓉面)	100	429	6.1	8.5	15.1	3.6	64.7	0	0	0.01	2.8	1.22	304.2	17	2	11	0	0
43	面条(标准粉)(切面)	100	280	29.7	8.5	1.6	1.5	58	0	0.35	0.1	3.1	0.47	3.4	13	2.6	11	0	0
44	米饭(蒸,籼米)	100	114	71.1	2.5	0.2	0.4	25.6	0	0.02	0.03	1.7	0	1.7	6	1	11	0	0
45	米饭(蒸,粳米)	100	117	70.6	2.6	0.3	0.2	26	0	0	0.03	2	0	3.3	7	2.2	11	0	0
46	米粉(干,细)	100	346	12.3	8	0.1	0	78.2	0	0.03	0	0.2	0	5.9	6	1.4	11	0	0
47	米粉(排米粉)	100	355	10.7	7.4	0.1	0.3	81.2	0	0.02	0.02	0.6	0	16.3	6	3.2	11	0	0
48	米粥(粳米)	100	46	88.6	1.1	0.3	0	9.8	0	0	0.03	0	0	2.8	7	0.1	11	0	0
49	糜米(带皮)	100	348	9.4	10.6	0.6	0	75.1	0	0.45	0.18	1.2	3.5	9.6	99	5	11	0	0
50	糜子米(炒米)	100	374	7.6	8.1	2.6	1	79.3	0	0.29	0.04	0.6	0	10.7	12	14.3	11	0	0
51	糯米(优糯米)	100	344	14.2	9	1	0.6	74.7	0	0.1	0.03	1.9	0.93	1.2	8	0.8	11	0	0
52	糯米(粳糯)	100	343	13.8	7.9	0.8	0.7	76	0	0.2	0.05	1.7	0.08	2.8	21	1.9	11	0	0
53	糯米(江米)	100	348	12.6	7.3	1	0.8	77.5	0	0.11	0.04	2.3	1.29	1.5	26	1.4	11	0	0
54	糯米(籼)	100	352	12.3	7.9	1.1	0.5	77.5	0	0.19	0.04	2.3	0	1.9	14	1.8	11	0	0
55	糯谷(旱糯)	64	344	11.3	7.1	0	1.2	79	7	0.19	0.04	2.4	0.13	4.1	19	3	11	0	0
56	糯米(紫红,血糯米)	100	343	13.8	8.3	1.7	1.4	73.7	0	0.31	0.12	4.2	1.36	4	13	3.9	11	0	0
57	荞麦	100	324	13	9.3	2.3	6.5	66.5	3	0.28	0.16	2.2	4.4	4.7	47	6.2	11	0	0
58	青稞	100	298	12.1	10.2	1.2	13.4	61.6	0	0.32	0.21	3.6	1.25	0	0	0	11	0	0
59	烧饼(精)	100	302	25.9	8	2.1	0	62.7	0	0	0.01	1.1	0.39	62.5	51	1.6	11	0	0
60	沙子面	100	362	10.6	9.9	1.1	0	78.2	0	0	0.08	1.1	0	0	19	0.5	11	0	0
61	通心面(通心粉)	100	350	11.8	11.9	0.1	0	75.4	0	0.12	0.03	1	0	35	14	2.6	11	0	0
62	五谷香	100	377	5.6	9.9	2.6	0.5	78.4	0	0.11	0.19	0	2.31	1	2	0.5	11	0	0
63	小麦(龙麦)	100	352	0	12	0	10.2	76.1	0	0.48	0.14	0	1.91	107.4	0	5.9	11	0	0
64	小麦粉(特二粉)	100	349	12	10.4	1.1	1.6	74.4	0	0.15	0.11	2	1.25	1.5	30	3	11	0	0
65	小麦粉(标准粉)	100	344	12.72	11.2	1.5	2.1	71.5	0	0.28	0.08	2	1.8	3.1	31	3.5	11	0	0
66	小麦粉(特一,精粉)	100	350	12.7	10.3	1.1	0.6	74.6	0	0.17	0.06	2	0.73	2.7	27	2.7	11	0	0
67	小麦胚粉	100	392	4.3	36.4	10.1	5.6	38.9	0	3.5	0.79	3.7	23.2	4.6	85	0.6	11	0	0
68	小米	100	358	11.6	9	3.1	1.6	73.5	17	0.33	0.1	1.5	3.63	4.3	41	5.1	11	0	0
69	小米粥	100	46	89.3	1.4	0.7	0	8.4	0	0.02	0.07	0.9	0.26	4.1	10	1	11	0	0
70	燕麦片	100	367	9.2	15	6.7	5.3	61.6	0	0.3	0.13	1.2	3.07	3.7	186	7	11	0	0
71	薏米(薏苡回回米)	100	357	11.2	12.8	3.3	2	69.1	0	0.22	0.15	2	2.08	3.6	42	3.6	11	0	0
72	油饼	100	399	24.8	7.9	22.9	2	40.4	0	0.11	0.05	0	0	572.5	46	2.3	11	0	0

续表

序号	名称	可食部分	能量	水分	蛋白质	脂肪	膳食纤维	碳水化合物	维生素A	维生素B₁	维生素B₂	烟酸	维生素E	钠	钙	铁	类别	维生素C	胆固醇
73	莜麦面	100	385	11	12.2	7.2	0	67.8	3	0.39	0.04	3.9	7.96	2.2	27	13.6	11	0	0
74	油条	100	386	21.8	6.9	17.6	0.9	50.1	0	0.01	0.07	0.7	3.19	585.2	6	1	11	0	0
75	玉米(白,包谷)	100	336	11.7	8.8	3.8	8	66.7	0	0.27	0.07	2.3	8.23	2.5	10	2.2	11	0	0
76	玉米(黄,包谷)	100	335	13.2	8.7	3.8	6.4	66.6	17	0.21	0.13	2.5	3.89	3.3	14	2.4	11	0	0
77	玉米(鲜,包谷)	46	106	71.3	4	1.2	2.9	19.9	0	0.16	0.11	1.8	0.46	1.1	0	1.1	11	0	0
78	玉米罐头(玉米笋)	100	4	93	1.1	0.2	4.9	0	7	0	0	0	0	170.9	6	0.1	11	0	0
79	玉米面(白)	100	340	13.4	8	4.5	6.2	66.9	0	0.34	0.06	3	6.89	0.5	12	1.3	11	0	0
80	玉米面(黄)	100	340	12.1	8.1	3.3	5.6	68.6	7	0.26	0.09	2.3	3.8	2.3	22	3.2	11	0	0
81	玉米面(黄豆玉米面)	100	339	13.6	11.8	4.9	6.4	61.9	0	0.21	0.04	3.1	7.13	1.6	18	3.4	11	0	0
82	玉米糁(黄)	100	347	12.3	7.9	3	3.6	72	0	0.1	0.08	1.2	0.57	1.7	2	2.4	11	0	0
83	玉米粥(即食)	100	390	6.3	7.2	3.7	0.4	81.9	0	0.02	0.03	2.2	0.08	1.7	11	9	11	0	0
84	糌粑(稞麦(熟品))	100	257	49.3	4.1	13.1	1.8	30.7	0	0.05	0.15	1.9	2.68	8.9	71	13.9	11	0	0
85	扁豆	100	326	9.9	25.3	0.4	6.5	55.4	5	0.26	0.45	2.6	1.86	2.3	137	19.2	21	0	0
86	扁豆(白)	100	256	19.4	19	1.3	13.4	42.2	0	0.33	0.11	1.2	0.89	1	68	4	21	0	0
87	蚕豆(去皮)	100	304	11.5	24.6	1.1	10.9	49	8	0.13	0.23	2.2	4.9	21.2	49	2.9	21	0	0
88	蚕豆(带皮)	93	342	11.3	25.4	1.6	2.5	56.4	50	0.2	0.2	2.5	6.68	2.2	54	2.5	21	0	0
89	臭干	100	99	77.9	10.2	4.6	0.4	4.1	0	0.02	0.11	0.1	0	33.8	720	4.2	21	0	0
90	豆柏	100	310	11.5	42.6	2.1	7.5	30.2	0	0.49	0.2	2.5	5.81	76	154	14.9	21	0	0
91	豆腐	100	81	82.8	8.1	3.7	0.4	3.8	0	0.04	0.03	0.2	2.71	7.2	164	1.9	21	0	0
92	豆腐(内酯豆腐)	100	49	89.2	5	1.9	0.4	2.9	0	0.06	0.03	0.3	3.26	6.4	17	0.8	21	0	0
93	豆腐(南豆腐)	100	57	87.9	6.2	2.5	0.2	2.4	0	0.02	0.04	1	3.62	3.1	116	1.5	21	0	0
94	豆腐(北)	100	98	80	12.2	4.8	0.5	1.5	5	0.05	0.03	0.3	6.7	7.3	138	2.5	21	0	0
95	豆腐干	100	140	65.2	16.2	3.6	0.8	10.7	0	0.03	0.07	0.3	0	76.5	308	4.9	21	0	0
96	豆腐干(香干)	100	147	69.2	15.8	7.8	1.8	3.3	7	0.04	0.03	0.3	15.85	4.1	299	5.7	21	0	0
97	豆腐干(菜干)	100	136	71.3	13.4	7.1	0.3	4.7	0	0.01	0.01	0.3	0.62	633.6	179	3	21	0	0
98	豆腐干(酱油干)	100	158	70.2	14.9	9.1	0	4.7	0	0.02	0.03	0	16.41	90.3	413	5.9	21	0	0
99	豆腐干(小香干)	100	174	61	17.9	9.1	0.4	5	0	0	0.07	0	7.39	372.3	1019	23.3	21	0	0
100	豆腐干(熏干)	100	153	67.5	15.8	6.2	0	8.5	2	0.03	0.01	0	7.03	232.7	173	3.9	21	0	0
101	豆腐花	100	401	1.6	10	2.6	0	84.3	42	0.02	0.03	0.4	5	0	175	3.3	21	0	0
102	豆腐卷(豆制五香卷)	100	200	59.2	17.8	13.9	4.5	1	0	0.02	0.04	0.2	46.66	537.2	6	6.2	21	0	0
103	豆腐卷	100	201	61.6	17.9	11.6	1	6.2	30	0.02	0.04	0.4	27.63	0	156	6.1	21	0	0
104	豆腐脑(老豆腐)	100	10	97.8	1.9	0.8	0	0	6	0.04	0.02	0	10.46	2.8	18	0.9	21	0	0
105	豆腐皮	100	409	16.5	44.6	17.4	0.2	18.6	0	0.31	0.11	1.5	20.63	9.4	116	30.8	21	0	0
106	豆腐丝	100	201	58.4	21.5	10.5	1.1	5.1	5	0.04	0.12	0.5	9.76	20.6	204	9.1	21	0	0
107	豆腐丝(干)	100	451	7.4	57.8	22.8	0	3.6	0	0.3	0.6	0	7.8	110	5	1.3	21	0	0
108	豆腐丝(油)	100	300	38.2	24.2	17.1	2.2	12.3	3	0.02	0.09	1.8	17.8	769.4	152	5	21	0	0

序号	名称	可食部分	能量	水分	蛋白质	脂肪	膳食纤维	碳水化合物	维生素A	维生素B₁	维生素B₂	烟酸	维生素E	钠	钙	铁	类别	维生素C	胆固醇
109	豆腐渣	100	35	89.2	3.2	0.8	2.6	3.7	0	0	0	0	0	0	0	0	21	0	0
110	豆肝尖	100	192	57.6	17.2	12	5.7	3.7	0	0.01	0.06	0.1	37.58	614.5	5	7.4	21	0	0
111	豆浆	100	13	96.4	1.8	0.7	1.1	0	15	0.02	0.02	0.1	0.8	3	10	0.5	21	0	0
112	豆浆粉	100	422	1.5	19.7	9.4	2.2	64.6	0	0.07	0.05	0.7	17.99	26.4	101	3.7	21	0	0
113	豆奶	100	30	94	2.4	1.5	0	1.8	0	0.02	0.06	0.3	4.5	3.2	23	0.6	21	0	0
114	豆沙	100	243	39.2	5.5	1.9	1.7	51	0	0.03	0.02	0	4.37	23.5	42	8	21	0	0
115	腐乳(白)	100	133	68.3	10.9	8.2	0.9	3.9	22	0.03	0.04	1	8.4	2460	61	3.8	21	0	0
116	腐乳(臭,臭豆腐)	100	130	66.4	11.6	7.9	0.8	3.1	20	0.02	0.09	0.6	9.18	2012	75	6.9	21	0	0
117	腐乳(桂林腐乳)	100	204	60.1	7.3	11.3	1	18.2	22	0.03	0.06	0.4	13.22	3000	302	10.2	21	0	0
118	腐乳(红,酱豆腐)	100	151	61.2	12	8.1	0.6	7.6	15	0.02	0.21	0.5	7.24	3091	87	11.5	21	0	0
119	腐乳(上海南乳)	100	138	64	9.9	8.1	0	6.4	0	0.04	0.12	0	7.75	2110	142	2.9	21	0	0
120	腐乳(糟豆腐乳,糟乳)	100	158	57.5	11.7	7.4	0	11.2	0	0.02	0.02	0	8.99	7410	62	22.5	21	0	0
121	腐竹	100	459	7.9	44.6	21.7	1	21.3	0	0.13	0.07	0.8	27.84	26.5	77	16.5	21	0	0
122	腐竹皮	100	489	8.2	56.6	26.3	0	6.5	0	0.13	0.04	0	18	119	48	11.2	21	0	0
123	高蛋白豆米粉	100	414	2	16.5	7.1	0	71	0	1.1	0.68	0	0	0	0	0	21	0	0
124	黑豆(黑大豆)	100	381	9.9	36.1	15.9	10.2	23.3	5	0.2	0.33	2	17.36	3	224	7	21	0	0
125	红豆馅	100	240	35.9	4.8	3.6	7.9	47.2	0	0.01	0.05	1.7	9.17	3.3	2	1.9	21	0	0
126	花豆(红)	100	317	14.8	19.1	1.3	5.5	57.2	72	0.25	0	3	6.13	12.5	38	0.3	21	0	0
127	花豆(紫)	97	315	13.2	17.2	1.4	7.4	58.4	47	0.14	0	2.7	9.64	19.6	221	5.9	21	0	0
128	黄豆(大豆)	100	359	10.2	35.1	16	15.5	18.6	37	0.41	0.2	2.1	18.9	2.2	191	8.2	21	0	0
129	黄豆粉	100	418	6.7	32.8	18.3	7	30.5	63	0.31	0.22	2.5	33.69	3.6	207	8.1	21	0	0
130	豇豆(紫)	100	315	11.2	18.9	0.4	6.9	58.9	3	0.22	0.09	2.4	11.42	4	67	7.9	21	0	0
131	豇豆	100	322	10.9	19.3	1.2	7.1	58.5	10	0.16	0.08	1.9	8.61	6.8	40	7.1	21	0	0
132	绿豆	100	316	12.3	21.6	0.8	6.4	55.6	22	0.25	0.11	2	10.95	3.2	81	6.5	21	0	0
133	绿豆饼(饼折)	100	122	69.7	15.2	1.2	0	12.7	0	0.07	0.02	0	0	3.1	18	1	21	0	0
134	绿豆面	100	330	9.6	20.8	0.7	5.8	60	15	0.45	0.12	0.7	0	3.3	134	8.1	21	0	0
135	卤干	100	336	32.4	14.5	16.7	1.6	31.8	0	0.03	0.14	0.2	0	40.9	731	3.9	21	0	0
136	眉豆(饭豇豆)	100	320	12	18.6	1.1	6.6	59	0	0.15	0.18	2.14	12.59	86.5	60	5.5	21	0	0
137	脑豆	100	360	10.7	23.4	3.8	1.5	58.1	0	0.35	0.28	2.9	19.21	12	327	7.7	21	0	0
138	膨化豆粕(大豆蛋白)	100	321	9.3	36.7	0.7	5.9	42	0	0	0	5.8	1.14	3.3	144	9.8	21	0	0
139	蒲包干	100	135	72.5	12.1	5.7	0	8.9	0	0.02	0.01	0	14.09	633.1	134	9.1	21	0	0
140	千张(百页)	100	260	52	24.5	16	1	4.5	5	0	0.05	0	23.38	20.6	313	6.4	21	0	0
141	青豆(青大豆)	100	373	9.5	34.6	16	12.6	22.7	132	0.41	0.18	3	10.09	1.8	200	8.4	21	0	0
142	酸豆乳	100	67	84.5	2.2	1.2	0	11.8	0	0.06	0	0.7	1.11	18.6	32	0.4	21	0	0
143	素大肠	100	153	63	18.1	3.6	1	12	0	0.02	0.02	0.1	0	144.7	445	3.8	21	0	0
144	素火腿	100	211	55	19.1	13.2	0.9	3.9	0	0.01	0.03	0.1	25.99	675.9	8	7.3	21	0	0

拓展知识

在编制食谱时也可以先根据使用者的体质指数（BMI）判断其体型，再根据成人每日每 kg 体重能量供给标准计算其能量的实际需要量。成人每日能量需求量如表 2-3-8 所示。

表 2-3-8 成人每日能量需求量　　　　单位：kcal/kg 标准体重

体型	体力劳动类型			
	极轻体力劳动	轻体力劳动	中等体力劳动	重体力劳动
消瘦（BMI<18.5）	35	40	45	45~55
正常（BMI：18.5~23.9）	25~30	35	40	45
超重（BMI：24~27.9）	20~25	30	35	40
肥胖（BMI>28）	15~20	20~25	30	35

 任务实践

为麦萌萌班级编制的幼儿园中班一日食谱如表 2-3-9 所示。

表 2-3-9 幼儿园中班一日食谱（能量 1 433 kcal）

餐次	食物名称	原料	可食部分用量
早餐	金银卷	玉米面 20 g	玉米面 20 g
		特一粉 30 g	特一粉 30 g
	茶叶蛋	鸡蛋 56 g	鸡蛋 50 g
	拌咸菜丝	咸菜 50 g	咸菜 50 g
		香油 3 mL	香油 3 mL
加点	牛奶	牛奶 200 mL	牛奶 200 mL
	饼干	饼干 10 g	饼干 10 g
午餐	米饭	粳米（标二）75 g	粳米（标二）75 g
	番茄豆腐	番茄 52 g	番茄 50 g
		豆腐 30 g	豆腐 30 g
		植物油 6 mL	植物油 6 mL
	青椒炒肉	瘦猪肉 25 g	瘦猪肉 25 g
		青椒 122 g	青椒 100 g
		胡萝卜 26 g	胡萝卜 25 g
加点	橙子	橙子 105 g	橙子 80 g
	面包	面包 50 g	面包 50 g

续表

餐次	食物名称	原料	可食部分用量
晚餐	米饭	粳米（标二）75 g	粳米（标二）75 g
	红烧带鱼	带鱼 54 g	带鱼 40 g
	香菇油菜	香菇 10 g	香菇 10 g
		油菜 115 g	油菜 100 g
		植物油 6 mL	植物油 6 mL
	清炒芸豆丝	芸豆 52 g	芸豆丝 50 g
		植物油 6 mL	植物油 6 mL

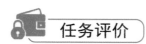 任务评价

完成本任务，对照表 2-3-10 完成任务评价。

表 2-3-10　任务评价表

项目	评价标准
知识掌握 （40 分）	简述食谱编制的原则（10 分） 简述蛋白质、脂肪、碳水化合物的供能比例（10 分） 简述早、中、晚三餐的能量比例（10 分） 简述男女蛋白质的 RNI 是多少（10 分） 回答熟练、全面、正确
技能能力 （40 分）	能熟练计算宏量营养素的需求量（10 分） 能熟练计算三餐各需要多少能量并将食物分配到三餐中（10 分） 能为各类人群编制科学合理的食谱（20 分） 计算正确，食谱合理
人文素养 （20 分）	遵守职业道德规范，宣传绿色环保节约理念（10 分） 在食谱的编制过程中体现出"营养、卫生、科学、合理"的原则，做到合理营养、平衡膳食（10 分）
总分（100 分）	

 同步测试

一、单选题

1. 三大产能营养素的供能比例分别是（　　　）。

A. 蛋白质 10%~15%　　碳水化合物 50%~60%　　脂肪 25%~30%

B. 蛋白质 15%~20%　　碳水化合物 45%~50%　　脂肪 30%~40%

C. 蛋白质 10%~15%　　碳水化合物 55%~65%　　脂肪 20%~30%

D. 蛋白质 20%~30%　　碳水化合物 55%~60%　　脂肪 10%~15%

2. 一日三餐的供能比例分别是（　　　）。

A. 早餐 20%　　午餐 60%　　晚餐 20%

B. 早餐 30%　　午餐 50%　　晚餐 20%

C. 早餐 20%　　午餐 50%　　晚餐 30%

D. 早餐 30%　　　午餐 40%　　　晚餐 30%

3. 根据《中国居民膳食营养素参考摄入量》（DRIs）中的蛋白质推荐摄入量（RNI）：成年男性的参考摄入量为（　　　）g/d，女性为（　　　）g/d。

A. 50　45　　　　　B. 65　55　　　　　C. 60　50　　　　　D. 55　60

二、　简答题

简述食谱编制的原则。

任务四

食物的合理烹调

任务描述

　　中午，小明的妈妈给小明炒了两个菜，一个炒油菜，一个炸鸡腿，主食是大米饭。加工过程中，小明的妈妈担心油菜有农药残留，提前把油菜清洗好后在水中浸泡了半个小时，拿出来炒时，泡油菜的水都绿了。在淘洗大米时，她仔仔细细、反反复复搓洗了 4 遍，这才将大米上锅去蒸。

　　工作任务：

　　小明的妈妈加工蔬菜和大米的方法是否合理？如何对食物进行合理的烹调？

任务分析

　　在食物烹调加工过程中，烹调加工方法的不同对食物营养素会产生不同的影响，掌握各种食物合理烹调加工的方法，选用最恰当的方法进行烹调加工，减少烹调加工过程中营养素的损失。

食物的合理烹调

　　任务重点：判断烹调加工方法是否合理。

　　任务难点：各类食物的合理烹调方法。

相关知识

一、　食物烹调加工的目的

（1）改善食品的色、香、味等感官性状。

（2）提高食物营养素的利用率。

（3）尽量控制烹调加工中的不利因素，避免和减少营养素的损失。

（4）在烹调加工过程中，通过加热可以杀灭食品中的微生物和寄生虫卵，提高食品的安全性。

二、烹调加工对食物营养素含量的影响

（一）烹调加工过程中营养素损失的途径

1. 流失

流失是指食物中的营养素常因某些物理因素，如蒸发、渗出和溶解而损失。

（1）蒸发。日晒和热空气的作用，使食物中的水分蒸发而变得干枯。阳光中的紫外线是造成油脂酸败和维生素破坏的主要原因。在此过程中，食物的鲜味也受到一定的影响。

（2）渗出。食物的完整性受到破坏或因人为添加了某些高渗透压的物质（如盐、糖），改变了食品内部渗透压，使食品中的水分渗出，某些营养素（如维生素、矿物质等）也随之流出，造成不同程度的营养损失。

（3）溶解。食材在进行粗加工、切配、烹调过程中，采取了不恰当的清洗、切配方法或长时间炖煮等，使部分蛋白质、维生素和矿物质溶解于水或者汤汁中，造成营养素的损失。

2. 破坏

破坏是指食物因受物理、化学或生物因素的作用，营养素失去其生理功能。

（1）高温作用。食品高温烹调（如油炸、油煎、熏烤或长时间炖煮等）时，食物受热面积大、受热时间长，一些营养素被破坏。

（2）化学因素。烹调时加碱能造成维生素 C 及部分 B 族维生素大量损失；配菜不当，将含鞣酸、草酸、植酸多的食材与高蛋白、高钙的食材一起烹煮或同食，可形成鞣酸蛋白、草酸钙、植酸钙等不能被人体吸收的物质，降低食物的营养价值。

（3）生物因素。这主要是指微生物和某些酶类对食物中营养素的分解、破坏作用，如食材的霉变作用、马铃薯等蔬菜的发芽等。

（二）各类食品在烹调加工过程中营养素的损失

1. 米、面在烹调加工过程中营养素的损失

（1）大米在淘洗过程中浸泡时间越长、搓洗次数越多、淘洗次数越多、淘洗用水水温越高，营养素损失就越大，其中，维生素 B_1 损失可达 30% ~ 60%，维生素 B_2 和烟酸损失可达 20% ~ 25%，矿物质损失可达 70%。

（2）制作捞饭（捞饭是指将大米煮至半熟后捞出再蒸的米饭制作方法）时，大量维生素会溶解于米汤之中，如米汤丢弃不吃，将造成 B 族维生素的大量损失。煮面条也是如此。

（3）制作面食和粥时加碱会使维生素 B_1、维生素 B_2 被大量破坏，尤其是加碱后再高温烹调（如炸油条），可使维生素 B_1 全部被破坏。

2. 蔬菜在烹调加工过程中营养素的损失

（1）蔬菜先切后洗或在水中长时间浸泡，会造成水溶性维生素的流失。

（2）切好的蔬菜放置时间过长，维生素 C 与空气接触会被氧化破坏。

（3）烹调时加热时间越长，蔬菜中的维生素损失越多。

（4）烹调蔬菜时加碱会使维生素 B_1、维生素 B_2 和维生素 C 被大量破坏。

3. 动物性食物在烹调加工过程中营养素的损失

鱼、肉、蛋等动物性食物在烹调过程中蛋白质、脂肪、矿物质的损失较少，采用炖、煮等方法烹调时，部分营养素会溶解于汤汁中，尤其是 B 族维生素损失较多。

（三）不同的烹调方法对营养素的影响

1. 煮

煮对蛋白质和碳水化合物具有部分水解作用，对脂肪无明显影响，对营养素的影响程度随

着煮沸时间的增加而增加。

2. 蒸

蒸时食材与水蒸气处于一个密闭的环境中，食材在饱和热蒸汽下成熟，可溶性物质损失较少，但是蒸制食材通常需要较长的时间，维生素 C 损失率比较高。

3. 炖

炖可以使水溶性维生素和矿物质溶于汤内，维生素会被部分破坏；炖肉时蛋白质会部分分解为氨基酸等，使肉汤变得鲜美、黏稠，更易于人体消化吸收。

4. 焖

焖时营养素损失的多少与焖制的时间长短有关，焖制时间越长，维生素损失量越大，尤其是B 族维生素和维生素 C；食物经过焖制后，蛋白质的消化率有所增加。

5. 炒、爆、熘

炒、爆、熘时通常食材加热时间较短，水分及其他营养素不易流失，营养素损失较少。但是，随着加热时间的延长，损失率会逐渐升高。

6. 炸

油炸食品时一般温度较高，对食材中的营养素尤其是维生素会有不同程度的破坏。高温油炸时蛋白质和脂肪也会变形分解，使营养价值降低。还会产生高温聚合物，危害人体健康。

7. 烤

烤分为明火和暗火两种烤制方法，明火烤会使维生素 A、B 族维生素、维生素 C 损失较多，脂肪也会变性分解，还会产生致癌物质；暗火烤相较于明火烤对营养素破坏程度小些。

8. 熏

熏制食物具有独特的烟熏风味，但是鱼类、肉类等食材经过熏制后维生素损失较多，还会产生一些对人体有害的物质。

三、合理烹调加工的方法

（一）米、面类的合理烹调

（1）淘米时水温不宜过高，不宜在水中浸泡，减少淘洗次数，不要用力搓洗。

（2）米饭宜采用直接蒸制的方法加工，不宜采用捞饭的方法，如使用捞饭的方法则不要丢弃米汤。

（3）熬粥和制作面食时不要加碱。

（4）制作面食尽量采用蒸、煮、焖的方法，避免使用煎、烤、炸等方法，减少营养素的损失。

（二）蔬菜的合理烹调

（1）先洗后切，现切现炒，切配好的食材尽快下锅。

（2）尽量采用炒、爆、熘的方法进行烹调，避免使用蒸、煮、炖等加热时间较长的加工方法及煎、烤、炸等温度较高的方法烹调。

（3）炒菜时应急火快炒，尽量缩短加热时间，现做现吃，避免重复加热。

（4）适当加醋可以减少蔬菜中维生素 C 的损失。

（5）炒菜时要晚放盐，避免过高的渗透压使蔬菜水分流失，造成维生素的损失量增加。

（6）适当的勾芡可以减少蔬菜的受热程度，同时可以使蔬菜中流出的汤汁及营养素附着在蔬菜上，减少营养素的损失。

（7）蔬菜最好的使用方法就是生吃，生吃蔬菜时一定要清洗干净。

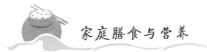

（三）动物性食物的合理烹调

（1）冷冻的肉类、禽类、水产品在烹调前最好自然解冻，可以减少营养素的损失。

（2）烹调时宜选用蒸、煮、炖、焖等方法，营养素损失较少；选用煎、烤、熏、炸等方法烹调，可以使食材具有特殊的风味，但是营养素损失较多。

（3）烹调肉类时适当加碱，可以使肉质更嫩。

（4）炖肉、鱼和鸡时应选用冷水，可以使营养素溶于汤中，味道更鲜美。

（5）炖骨头汤时可以适当加醋，不仅可以增加风味，还能使钙质溶解于汤中，以利于吸收。

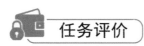 任务实践

1. 小明的妈妈对蔬菜和大米的加工方法是否合理？

小明的妈妈炒菜前，将蔬菜在水中长时间浸泡，导致大量的营养素流失；淘洗大米时反复淘洗、用力搓洗，使大米中的水溶性维生素、矿物质等都随着淘洗流失掉了，因此她的加工方法是不合理的。

2. 如何对食物进行合理的烹调？

（1）米、面类的合理烹调。

①淘米时水温不宜过高，不宜在水中浸泡，减少淘洗次数，不要用力搓洗。

②米饭宜采用直接蒸制的方法加工，不宜采用捞饭的方法，如使用捞饭的方法不要丢弃米汤。

③熬粥和制作面食时不要加碱。

④制作面食尽量采用蒸、煮、焖的方法，避免使用煎、烤、炸等方法，减少营养素的损失。

（2）蔬菜的合理烹调。

①先洗后切，现切现炒，切配好的食材尽快下锅。

②尽量采用炒、爆、熘的方法进行烹调，避免使用蒸、煮、炖等加热时间较长的加工方法及煎、烤、炸等温度较高的方法烹调。

③炒菜时应急火快炒，尽量缩短加热时间，现做现吃，避免重复加热。

④适当加醋可以减少蔬菜中维生素 C 的损失。

⑤炒菜时要晚放盐，避免过高的渗透压使蔬菜水分流失，造成维生素的损失量增加。

⑥适当的勾芡可以减少蔬菜的受热程度，同时可以使蔬菜中流出的汤汁及营养素附着在蔬菜上，减少营养素的损失。

⑦蔬菜最好的使用方法就是生吃，生吃蔬菜时一定要清洗干净。

任务评价

完成本任务，对照表 2-3-11 进行任务评价。

表 2-3-11 任务评价表

项目	评价标准
知识掌握 （50分）	简述食物烹调加工的目的（10分） 简述烹调加工过程中食物营养素损失的途径（10分） 简述各种食物在烹调加工过程中的变化（10分） 简述不同的烹调加工方式对营养素的影响（10分） 简述如何对食物进行合理的烹调加工（10） 回答熟练、全面、正确

续表

项目	评价标准
技能能力 （40分）	能正确选择不同食物合理的烹调方式（10分） 能采用正确的加工方法减少米面类食物的营养损失（10分） 能采用正确的加工方法减少蔬菜类食物的营养损失（10分） 能采用正确的加工方法减少肉类食物的营养损失（10分） 选择烹调方式合理
人文素养 （10分）	合理地烹调加工食物，使饮食更健康（5分） 树立正确的价值观，积极宣传健康饮食（5分）
总分（100分）	

 同步测试

一、选择题

1. 中国居民平衡膳食宝塔中，处于宝塔顶层的是（　　）。

A. 谷类、薯类及杂豆类　　　　　　　B. 蔬菜、水果类

C. 畜禽肉类　　　　　　　　　　　　D. 油和盐

2. 下列哪种烹调方法更利于保护蔬菜中的营养成分？（　　）

A. 炖　　　　　　B. 炸　　　　　　C. 爆炒　　　　　　D. 蒸

3. 下列方法中，有利于保护蔬菜的营养价值的有（　　）。

A. 先洗后切　　　　B. 急火快炒　　　　C. 适当加醋　　　　D. 晚放盐

二、思考题

如何编制家庭中70岁以上老人的一日食谱？

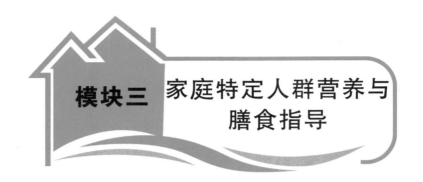

项目一　母婴营养与膳食指导

【项目介绍】

随着我国全面小康社会的建成，城乡居民饮食和营养均有了较大的改善，但孕妇、婴幼儿等群体的营养问题仍需特别关注。本项目主要分析家庭特定人群中孕妇、婴幼儿的营养问题，介绍膳食指导原则，帮助人们树立科学合理的健康饮食理念。

【知识目标】

了解孕妇、婴幼儿常见营养问题；熟悉孕妇、婴幼儿的营养需要；掌握孕妇、婴幼儿营养指导原则。

【能力目标】

能够评价孕妇、婴幼儿的营养问题和营养需要；能够根据孕妇、婴幼儿的营养状况进行膳食指导，改善营养状况。

【素质目标】

孕妇孕育家庭和祖国的未来，婴幼儿是家庭和祖国的希望，通过合理膳食，保障孕妇和婴幼儿的身体健康，提高全民健康水平。

任务一

孕妇营养与膳食指导

任务描述

　　孕妇张女士，28岁，身高165cm，体重55kg，妊娠第9周，食欲缺乏，厌油腻，恶心，呕吐，体重不升反降，前来门诊进行营养咨询。

　　工作任务：

　　1. 请为李女士解释此种情况发生的原因。

　　2. 请对其提出有针对性的营养和膳食改善措施。

任务分析

　　孕期营养对孕妇和胎儿的生命健康会产生近期或远期的影响。科学备孕和孕期的健康管理是优生优育的关键。孕妇在孕期的不同阶段有不同的生理变化和营养需求，了解孕妇孕期的生理变化和营养需要，适时地对孕妇进行正确的膳食指导，有助于及时防治一些常见的孕期营养问题，从而提高生育质量，促进母婴健康。

孕妇营养与
膳食指导

　　任务重点：孕妇主要的营养问题。

　　任务难点：孕妇孕期的膳食指导。

相关知识

一、孕期生理特点

　　妊娠是个复杂的生理过程，孕期妇女的生理及代谢发生了较大的适应性改变，以满足孕期母体生殖器官和胎儿的生长发育，并为产后泌乳储备营养。

　　（一）内分泌及代谢

　　为了适应胎儿发育的需要，妊娠期母体分泌系统发生一系列生理变化。受精卵形成及胚泡着床后，人体毛膜促性腺激素（HCG）分泌逐渐增多，妊娠8~10周达高峰。妊娠中期开始，基础代谢率逐渐增高，至妊娠晚期增高15%~20%。妊娠期胰岛素分泌增加，胎盘分泌的胰岛素酶及激素拮抗胰岛素的作用，使其相对不足，孕妇空腹血糖略低，餐后血糖高、胰岛素高，有利于胎儿葡萄糖的供给。妊娠期葡萄糖代谢的变化可能诱发妊娠期糖尿病。

　　（二）消化系统

　　妊娠早期受孕激素等激素分泌增加的影响，消化系统功能发生一系列变化。孕激素使平滑肌张力降低、肌肉松弛，胃肠道活动减弱，蠕动减慢，消化液分泌减少，胃排空及食物在肠道中停留的时间延长，易出现消化不良、上腹部饱胀感和便秘。胃贲门括约肌松弛，胃内酸性内容物可逆流至食管下部产生"烧灼感"或引起反胃恶心、呕吐等"早孕反应"。

（三）循环系统

孕妇的血容量于妊娠6~8周开始增加，32~34周达高峰，共增加40%~45%，约1 450 mL，其中红细胞平均增加450 mL，血浆平均增加1 000 mL，血浆量的增加多于红细胞的增加，出现生理性的血液稀释。血容量的增加有利于满足增大的子宫对血容量的需要，这样可以减少因分娩时大量失血对母体产生的不利影响。妊娠期心输出量增加，多数器官的血流量均有增加，尤其是肾脏，其次是子宫。尽管妊娠期血容量和心输出量均增加，但因雌激素和孕激素舒张外周血管，妊娠早期及中期血压仍正常或偏低，妊娠24~26周后血压轻度升高。

（四）泌尿系统

尿中葡萄糖、氨基酸和水溶性维生素，如维生素 B_2、叶酸、烟酸、吡哆醛的代谢终产物排出量增加。受孕激素的影响，泌尿系统平滑肌松弛，蠕动减弱，尿流变缓，加之子宫的压迫，孕妇易患急性肾盂肾炎。由于增大的子宫对腹腔脏器的挤压，妊娠期间易出现尿频甚至尿失禁。

（五）孕期体重增加

体重增加是妊娠期最明显的变化之一，妊娠期体重的适宜增长对保护母体健康和保证胎儿正常生长发育均有重要意义。妊娠期体重增加包括妊娠的产物和母体组织的增长两部分，其中胎儿、胎盘、羊水增加的血浆容量及增大的乳腺和子宫被称为必要性体重增加。

按照中国女性的体质，健康初孕妇女体重增长的平均值为12.5 kg，经产妇可能比该平均值低0.9 kg，但妊娠过程中体重增长并不是匀速直线上升的。在妊娠早期体重变化不大，早孕反应严重者还会有所减轻，自妊娠中期开始，体重明显增加，妊娠中、晚期每月增长1.5~2.0 kg。并可根据孕前体重、是否哺乳或双胎来控制孕期增重，不同情况孕期适宜体重增长值及增长速率如表3-1-1所示。

表3-1-1 孕期适宜体重增长值及增长速率

孕期 BMI/(kg·(m²)⁻¹)	总增重范围/kg	孕中晚期增重速率/(kg·w⁻¹)
低体重（<18.5）	12.5~18.0	0.51（0.44~0.58）
正常体重（18.5~24.9）	11.5~16.0	0.42（0.35~0.50）
超重（25.0~29.9）	7.0~11.5	0.28（0.23~0.33）
肥胖（≥30.0）	5.0~9.0	0.22（0.17~0.28）

二、孕妇主要营养问题

（一）营养性贫血

近年来中国孕妇贫血患病率逐年下降，如图3-1-1所示，但贫血现在仍然是孕产妇的主要营养问题。营养性贫血包括缺铁性贫血和缺乏叶酸、维生素 B_{12} 引起的巨幼红细胞贫血。妊娠期贫血以缺铁性贫血为主，在妊娠末期患病率最高，主要原因是膳食铁摄入不足，来源于植物性食物的膳食铁吸收利用率差，母体和胎儿对铁的需要量增加，以及某些其他因素引起的失血等。轻度贫血对孕妇影响不大，重度贫血时，可因心肌缺氧导致贫血性心脏病；胎盘缺氧易发生妊娠高血压综合征或妊娠高血压综合征性心脏病；贫血还会降低孕产妇抵抗力，易并发产褥感染，甚至危及生命。

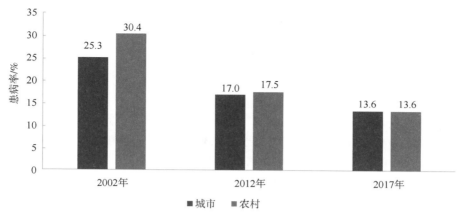

图 3-1-1　中国孕妇贫血患病率

拓展知识

巨幼红细胞贫血

巨幼细胞性贫血，系脱氧核糖核酸（DNA）合成的生物化学障碍及 DNA 复制速度减缓，影响到骨髓造血细胞——红细胞系、粒细胞系及巨核细胞系而形成贫血，甚至全血细胞减少。骨髓造血细胞的特点是胞核与胞质的发育及成熟不同步，前者较后者迟缓，其结果形成了形态、质和量以及功能均异常的细胞，即细胞的巨幼变。体内其他增生速度快的细胞，如消化道上皮细胞等也会受到侵犯。本病绝大多数是由于叶酸或维生素 B_{12} 或两者均缺乏所致。

（二）骨质软化症

缺乏维生素 D 可影响钙的吸收，导致血钙浓度下降。为了满足胎儿生长发育所需要的钙，必须动用母体骨骼钙，结果使母体骨钙不足，引起脊柱、骨盆骨质软化，骨盆变形，重者甚至造成难产。此外，妇女生育年龄多集中在 25～32 岁，该时期正值骨密度峰值形成期，妊娠期若钙摄入量低，可能对母亲骨密度造成影响，而且这种影响是永久性的。

（三）营养不良性水肿

妊娠期蛋白质严重摄入不足可致营养不良性水肿。蛋白质缺乏轻者仅出现下肢水肿，严重者可出现全身水肿。此外，维生素 B_1 严重缺乏者亦可引起水肿。

（四）妊娠合并症

妊娠期营养与妊娠合并症有关。孕妇营养不良，如贫血、低蛋白血症、缺钙以及 BMI>24 均是妊娠高血压综合征的易患因素。

（五）孕期能量过剩

孕妇进食过多或盲目进食、孕期日常活动和工作量减少，导致能量摄入与消耗失衡，引发孕妇肥胖及巨大儿。

孕期营养不良对胎儿的影响

1. 低出生体重儿（出生时体重少于 2 500 g）。

2. 早产（孕期不足 37 周）发生率增加。

3. 围生期新生儿死亡率增高。

4. 影响胎儿和婴儿的大脑发育以及智力、心理发育水平。孕期营养不良可使婴儿的脑细胞发育不良或数目不足，导致婴儿智力发育迟缓、脑功能异常。胎龄 18 周至出生后 2 足岁是大脑发育的主要阶段，而最关键时期是怀孕后期 3 个月至出生后前 6 个月。

5. 某些营养素缺乏或过多可直接导致胎儿畸形。

6. 影响胎儿骨骼和牙齿的发育。妊娠期间母体的营养状况对后代牙齿是否整齐、坚固有较大影响，妊娠末 2 个月和出生后前 6 个月的营养供给为关键时期，其中以钙、磷最为重要。

7. 婴儿较早地发生缺铁性贫血、佝偻病等营养缺乏病。

三、孕期的营养需要

1. 能量

适宜的能量对孕妇机体及正在发育的胎儿都很重要。孕妇除了维持自身所需能量外，还要负担胎儿的生长发育及胎盘和母体组织增长所需要的能量。妊娠早期孕妇的基础代谢率并无明显变化，到妊娠中期时逐渐升高，妊娠晚期基础代谢约增高 15%～20%。中国营养学会建议，妊娠期膳食能量需要量（EER）（轻身体活动水平）妊娠早期不增加，妊娠中、晚期在非孕妇女能量 EER 基础上每日分别增加 1.26 MJ（300 kcal）、1.88 MJ（450 kcal）。由于地区、民族、气候、生活习惯、劳动强度等的不同，孕妇对能量的需要和供给也会有所不同，一般建议根据体重的增减来调整。

课堂练习

张女士，现怀孕 5 个月，请计算张女士每天需要摄入的能量。

2. 蛋白质

孕妇必须摄入足够数量的蛋白质以满足自身及胎儿生长发育的需要。足月胎儿体内含蛋白质 400～800 g，加上胎盘及孕妇自身有关组织增长的需要，共需蛋白质约 900 g，这些蛋白质需不断从食物中获得。孕妇蛋白质推荐摄入量（RNI）为：妊娠早期不增加，妊娠中期和妊娠晚期分别增加 15 g/d 和 30 g/d。妊娠期膳食中优质蛋白质至少占蛋白质总量的 1/3。

3. 脂类

在妊娠过程中，孕妇平均需储存 2～4 kg 脂肪，胎儿储存的脂肪可为其体重的 5%～15%。脂类是胎儿神经系统的重要组成部分，脑细胞在增殖生长过程中需要一定量的必需脂肪酸。

孕妇膳食中应有适量脂肪，包括饱和脂肪酸、n-3 和 n-6 系列多不饱和脂肪酸，以保证胎儿和自身的需要。但孕妇血脂较平时升高，脂肪摄入总量不宜过多。中国营养学会推荐妊娠期膳食脂肪的供能百分比为 20%～30%，其中要求亚油酸达到总能量的 4%，α-亚麻酸达到总能量的 0.6%，EPA+DHA 达到 250 mg/d。

4. 矿物质

（1）钙。妊娠期对钙的需要量显著增加，胎儿从母体摄取大量的钙以供生长发育的需要。

当妊娠妇女钙摄入量轻度或短暂性不足时，母体血清钙浓度降低，继而甲状旁腺激素的合成和分泌增加，加速母体骨骼和牙齿中钙盐的溶出，以维持正常的血钙浓度，满足胎儿对钙的需要量；当缺钙严重或长期缺钙时，血钙浓度下降，母亲可能发生小腿抽筋或手足抽搐，严重时导致骨质软化症，胎儿也可能发生先天性佝偻病。胎儿约需储存 30 g 钙，以满足骨骼和牙齿生长发育的需要。妊娠早期胎儿储钙较少，平均仅为 7 mg/d，妊娠中期开始增加至 110 mg/d，妊娠晚期钙储存量大大增加，平均每日可储存 350 mg。除胎儿需要外，母体尚需储存部分钙以备泌乳需要，故妊娠期钙的需要量增加。因此，孕妇应增加含钙丰富的食物的摄入，膳食中摄入不足时亦可适当补充钙制剂。妊娠期膳食钙 RNI 在非孕妇女 800 mg/d 的基础上：妊娠早期不增加，妊娠中期和妊娠晚期均增加 200~400 mg/d。

（2）铁。妊娠期对铁的需要量显著增加：①由于妊娠期母体生理性贫血，需额外补充铁；②母体还要储存相当数量的铁，以补偿分娩时由于失血造成的铁的损失；③胎儿肝脏内也需要储存一部分铁，以供出生后 6 个月之内婴儿对铁的需要。因此，妊娠期膳食铁摄入量不足，除易导致孕妇的缺铁性贫血外，还可减少胎儿铁的储备，使婴儿较早出现缺铁。妊娠早期缺铁还与早产及低出生体重有关。

妊娠期应注意补充一定量动物肝、血、瘦肉等食物，必要时可在医生指导下加服铁剂。妊娠期膳食铁 RNI 在非孕妇女 20 mg/d 基础上，妊娠早期不增加，妊娠中期和妊娠晚期分别增加 4 mg/d 和 9 mg/d，UL 为 42 mg/d。

（3）锌。妊娠期妇女摄入充足的锌有利于胎儿发育和预防先天性缺陷。胎儿对锌的需要在妊娠末期最高，此时胎盘主动转运锌量每日为 0.6~0.8 mg。血浆锌水平一般在妊娠早期就开始下降，直至妊娠结束，比非妊娠妇女低约 35%，故在妊娠期应增加锌的摄入量。近年来的流行病学调查表明，胎儿畸形发生率的增加与妊娠期锌营养不良及血清锌浓度降低有关。妊娠期膳食锌 RNI 在非孕妇女 7.5 mg/d 基础上整个妊娠期均增加 2 mg/d。

（4）碘。妊娠期妇女碘缺乏可能导致胎儿甲状腺功能低下，从而引起以生长发育迟缓、认知能力降低为特征的呆小症。通过纠正妊娠早期妇女碘缺乏就可以预防。妊娠中期基础代谢率开始增高，甲状腺素分泌增加，导致碘的需要量增加。妊娠期膳食碘的 RNI 在非孕妇女120 μg/d 基础上整个妊娠期均再增加 110 μg/d。

5. 维生素

（1）维生素 A。妊娠期妇女缺乏维生素 A 与胎儿宫内发育迟缓、低出生体重及早产有关。但妊娠早期增加维生素 A 摄入应注意不要过量，因为大剂量维生素 A 可能导致自发性流产和胎儿先天畸形。故中国营养学会及世界卫生组织均建议孕妇通过摄取富含类胡萝卜素的食物来补充维生素 A。维生素 A 的 RNI 在妊娠早期不增加，妊娠中期和晚期在非孕妇女 700 μgRAE/d 基础上均增加 70 μgRAE/d，UL 为 3 000 μgRAE/d。

（2）维生素 D。维生素 D 可促进钙的吸收和钙在骨骼中的沉积，故妊娠期对维生素 D 的需要量增加，这一时期缺乏维生素 D 与孕妇骨质软化症及新生儿低钙血症和手足抽搐有关，但过量也可导致婴儿发生高钙血症而产生维生素 D 中毒。妊娠期维生素 D 的 RNI 与非孕妇女相同，为 10 μg/d；UL 为 50 μg/d。

（3）B 族维生素。维生素 B_1 与能量代谢有关。妊娠期缺乏或亚临床缺乏维生素 B_1 时，孕妇可能不会出现明显的脚气病症状，而新生儿却有明显脚气病表现。维生素 B_1 缺乏也可影响胃肠道功能，尤其在妊娠早期，孕妇由于早孕反应，食物摄入减少，易引起维生素 B_1 缺乏，从而导致胃肠功能下降，进一步加重早孕反应。妊娠期维生素 B_1 的 RNI 在妊娠早期不增加，妊娠中晚期在非孕妇女 1.2 mg/d 基础上分别增加 0.2 mg/d 和 0.3 mg/d。

维生素 B_2 也与能量代谢有关。妊娠期维生素 B_2 缺乏与胎儿生长发育迟缓、缺铁性贫血有关。

妊娠期维生素 B_2 的 RNI 同维生素 B_1。

临床上常用维生素 B_6 辅助治疗早孕反应，维生素 B_6 与叶酸维生素 B_{12} 联用可预防妊娠高血压。妊娠期维生素 B_6 的 RNI 在非孕妇女 1.4 mg/d 基础上，妊娠各期均增加 0.8 mg/d；UL 为 60 mg/d。

叶酸缺乏可影响胚胎细胞增殖、分化，增加神经管畸形及流产的风险，备孕妇女应从准备怀孕前 3 个月开始每天补充 400 μg DFE 叶酸，并持续整个妊娠期。妊娠期叶酸的 RNI 在非孕妇女 400 μg DFE/d 基础上，整个妊娠期均增加 200 μg DFE/d；UL 为 1 000 μg DFE/d。

四、孕妇的膳食指导

孕妇妊娠期膳食应随着妊娠期妇女的生理变化和胎体生长发育的状况而进行合理调配。孕期妇女膳食指南在一般人群膳食指南基础上增加五条关键推荐：①补充叶酸，常吃含铁丰富的食物，选用碘盐；②孕吐严重者，可少量多餐，保证摄入含必要量碳水化合物的食物；③妊娠中、晚期适量增加奶、鱼、禽、蛋、瘦肉的摄入；④适量身体活动，维持妊娠期适宜增重；⑤禁烟酒，愉快孕育新生命，积极准备母乳喂养。

（一）孕早期的膳食指导

孕早期的营养需要与孕前没有太大差别。但由于处于胚胎组织的分化增殖和主要器官系统的形成阶段，胎儿对环境因素（包括营养因素）在内的影响极为敏感，营养不当就会导致胎儿营养缺乏而发生胎儿畸形如心脏畸形、无脑儿或脊柱裂等。另外，此时大多数孕妇会发生恶心、呕吐、食欲下降等妊娠反应，使孕妇的饮食习惯发生改变，并影响营养素的摄入。

孕早期应尤其注意以下几点：①选择清淡、易消化、增食欲的食物，不偏食；②少食多餐，保证正常的进食量；③早孕反应在晨起和饭后最为明显，可在起床前吃些含水分少、含碳水化合物丰富的食物。多数孕妇在午后恶心、呕吐的现象消退。建议每日服用适量叶酸和维生素 B_{12} 等，预防胎儿神经管畸形的发生。

拓展知识

特定人群膳食指南——备孕期妇女膳食指南

中国营养学会根据备孕期妇女营养需要提出的膳食指南在一般人群膳食指南基础上增加三条关键推荐。

1. 常吃含铁丰富的食物，选用碘盐，妊娠前 3 个月开始补充叶酸。孕前期妇女适当多摄入含铁丰富的食物，缺铁或贫血的育龄妇女可适量摄入铁强化食物或在医生指导下补充小剂量的铁剂。适当增加海产品的摄入，孕前孕早期除摄入碘盐外，还建议至少每周再摄入 1 次富含碘的食物，如海带、紫菜，以增加一定量的碘储备。多摄入富含叶酸的食物或补充叶酸，育龄妇女应从计划妊娠开始尽可能早地多摄取富含叶酸的食物及从孕前 3 个月开始每日补充叶酸 400 μg，并持续至整个孕期。

2. 调整妊娠前体重至适宜水平。低体重或肥胖备孕妇女应调整体重，使 BMI 达到 18.5～23.9 kg/m² 范围，并维持适宜体重，以最佳的生理状态孕育新生命。

3. 禁烟酒，保持健康生活方式。夫妻双方应共同为受孕进行充分的营养、身体和心理准备：①怀孕前 6 个月要戒烟禁酒；②保持良好的卫生习惯，避免感染；③遵循平衡膳食原则，摄入足够的营养素和能量，纠正不良饮食习惯；④保证每天至少 30 min 中等强度的运动；⑤有条件时进行全身健康体检，避免带病怀孕；⑥规律生活，避免熬夜，保持心情愉悦和睡眠充足，准备孕育新生命。

（二）孕中、晚期膳食指导

妊娠中、晚期是胎儿生长发育及大脑发育迅速的阶段，母体自身也开始储存脂肪、蛋白质等，同时缺钙、缺铁等现象亦增多。怀孕第 4 个月起，妊娠反应开始消失或减轻，食欲好转，必须增加能量和各种营养素的摄入，要做到全面多样，荤素搭配，保证胎儿的正常生长。在妊娠过程中，由于消化功能下降，抵抗力减弱，易发生腹泻或便秘，因此应尽量食用新鲜和易消化的食物。为防止孕妇便秘，可多选用含膳食纤维丰富的蔬菜水果及薯类。妊娠晚期若出现水肿，应限食含钠盐多的食物。

1. 适当摄入富铁膳食

孕中期、孕晚期每天铁的推荐摄入量比孕前分别增加 4 mg 和 9 mg，达到 24 mg 和 29 mg。由于红肉、动物血、肝脏中含铁量比较丰富，且铁的吸收率较高，孕中晚期每天增加 20~50 g 红肉，每周摄入 1~2 次动物肝脏和血，每次 20~50 g，以满足孕期铁的需要量。

2. 妊娠中晚期适量增加奶、鱼、禽、蛋、瘦肉的摄入

孕中期孕妇每天需要增加蛋白质 15 g、钙 200 mg、能量 300 kcal。在孕前平衡膳食的基础上，额外增加 200 g 奶，再增加鱼、禽、蛋、瘦肉共计约 50 g。孕晚期孕妇每天需要增加蛋白质 30 g、钙 200 mg、能量 450 kcal。在孕前平衡膳食的基础上，额外增加 200 g 奶，再增加鱼、禽、蛋、瘦肉共计 125 g 左右。

3. 适量进行身体活动，维持妊娠期适宜体重

孕早期体重变化不大，可每月测量 1 次。孕中、晚期应每周测量体重，并根据体重增长速率调整能量摄入和身体活动水平。若无医学禁忌，多数活动和运动对孕妇都是比较安全的。孕中、晚期应每天进行 30 min 中等强度的身体活动，常见的中等强度运动包括游泳、跳舞、快走、孕妇瑜伽、各种家务劳动等。

4. 食谱示例

孕中期妇女一日食谱示例如表 3-1-2 所示，孕晚期妇女一日食谱示例如表 3-1-3 所示。

表 3-1-2　孕中期妇女一日食谱示例

餐次	食谱名称	原料
早餐	豆沙包 蒸地瓜 水煮蛋 牛奶 水果	面粉 40 g，红豆沙 15 g 地瓜 60 g 鸡蛋 50 g 250 g 苹果 100 g
午餐	豆面馒头 清蒸鲫鱼 青椒炒鸡蛋 黑米粥	面粉 100 g，豆面 20 g 鲫鱼 50 g 鸡蛋 45 g，青椒 150 g 黑米 30 g
晚餐	肉末豆腐 米饭 酸奶 香蕉 核桃	猪肉 30 g，豆腐 80 g 大米 150 g 150 g 100 g 10 g
全天	植物油 25 g，碘盐不超过 6 g	

表 3-1-3 孕晚期妇女一日食谱示例

餐次	食谱名称	原料
早餐	肉包 蒸芋头 水煮蛋 凉拌莴笋 水果 牛奶	面粉 50 g，猪肉 15 g 芋头 60 g 鸡蛋 50 g 莴笋 100 g 猕猴桃 100 g 250 g
午餐	杂粮米饭 排骨豆腐汤 酱鸭胗 拍黄瓜 水果	大米 50 g，杂粮 50 g 排骨 40 g，豆腐 70 g 鸭胗 40 g 黄瓜 100 g 苹果 100 g
晚餐	红烧牛肉面 土豆烧鸡块 清炒菠菜 水果 酸奶 核桃	面粉 80 g，牛肉 20 g，青菜 20 g 鸡块 50 g，土豆 50 g 菠菜 100 g 甜橙 100 g 150 g 10 g
全天	植物油 25 g，碘盐不超过 6 g	

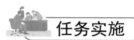

任务实施

　　案例中孕妇张女士处于孕早期阶段，约半数孕妇在妊娠 6 周左右会出现食欲减退、恶心、呕吐、挑食、喜酸味、厌油腻等早孕反应，孕 12 周以后逐渐消失，但也有少数孕妇恶心持续时间较长，呕吐频繁者可引发水电解质、酸碱平衡紊乱，以致有的孕妇在孕期体重不增反降。因此，张女士是由于孕早期的妊娠性呕吐导致的体重下降，无须过分焦虑。但也应采取一些相应的营养和膳食措施，以保障孕妇和胎儿的健康。

　　针对孕早期妊娠性呕吐，建议膳食应清淡、易消化，避免油腻食物、甜品，少食多餐。多吃蔬菜、水果、牛奶等碱性食物。早晨可进食干性食品，如馒头、面包、饼干、鸡蛋等。适当补充维生素 B_1、维生素 B_2、维生素 B_6、维生素 C 等，以减轻呕吐症状。忌不消化的煎炸食品、酒类和刺激性的辛辣食物。呕吐严重不能进食和饮水者，应及时前往医院治疗。可在中医医生的指导下，试食一些食疗方等，如生姜红糖茶、山药饮等，以减轻呕吐症状。

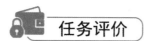

任务评价

　　完成本任务，对照表 3-1-4 进行任务评价。

表 3-1-4 任务评价表

项目	评价标准
知识掌握 （40 分）	简述孕妇孕期的主要生理特点（10 分） 简述孕妇孕期主要的营养问题（15 分） 简述孕妇在不同孕期的膳食指导要求（15 分） 要求回答熟练、全面、正确
技能能力 （35 分）	能根据孕妇的饮食习惯发现存在的营养问题（10 分） 能对孕妇不同阶段进行正确的膳食指导（10 分） 能对孕妇不同阶段的营养需求设计膳食食谱（15 分） 膳食指导和食谱设计要正确、科学、合理

续表

项目	评价标准
人文素养 （25分）	关爱母婴健康，提高营养素养（10分） 遵守职业道德规范，宣传绿色环保节约理念（10分） "合理膳食 营养惠万家"，让居民吃得更科学、更健康（5分）
总分（100分）	

 同步测试

一、单选题

1. 备孕期妇女，每天应补充叶酸补充剂（　　　）μg。

A. 200　　　　　　　B. 300　　　　　　　C. 400　　　　　　　D. 500

2. 孕中、晚期应每天进行（　　　）中等强度的身体活动。

A. 30 min　　　　　　B. 40 min　　　　　　C. 50 min　　　　　　D. 60 min

3. 孕晚期每天铁的推荐摄入量比孕前增加（　　　）。

A. 4 mg　　　　　　　B. 6 mg　　　　　　　C. 8 mg　　　　　　　D. 9 mg

二、多选题

1. 孕妇孕期营养性贫血主要是由于缺乏（　　　）。

A. 铁　　　　　　　　B. 叶酸　　　　　　　C. 维生素 E　　　　　D. 钙

2. 孕期缺乏维生素 D 容易导致（　　　）。

A. 抽筋　　　　　　　　　　　　　　B. 骨质软化

C. 骨盆变形　　　　　　　　　　　　D. 脊柱变形

3. 妊娠期体重增加主要包括妊娠的产物和母体组织的增长两部分，这其中包括（　　　）。

A. 胎儿　　　　　　　　　　　　　　B. 胎盘

C. 血浆容量　　　　　　　　　　　　D. 增大的乳腺和子宫

任务二

婴幼儿期营养问题及营养需要

任务描述

　　王某，某单位工作人员，新任宝妈，因产假马上到期，需要回单位工作，因此孩子断奶，改为人工喂养，用自制小米汤喂养，导致婴儿不适。

工作任务：

1. 王某婴儿出现不适的可能原因是什么？

2. 这个阶段的婴幼儿主要的营养需要是什么？

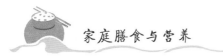

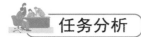

调查显示，我国 6 月龄内婴儿纯母乳喂养率不足 30%，距离《国民营养计划（2017—2030 年）》中设定的 2020 年 6 月龄内纯母乳喂养率达到 50% 的目标还有很大差距，辅食喂养存在种类单一、频次不足等问题。因此要加强婴幼儿膳食指导，增强国民身体素质。

婴幼儿期营养问题及营养需要

任务重点：婴幼儿的生理特点。

任务难点：婴幼儿的营养需要。

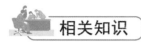

一、婴幼儿期生理特点

（一）机体发育

婴儿期指从出生到 1 周岁这个时期。婴儿期是人类生命生长发育的第一高峰期，尤其是出生后前 6 个月的生长最快。幼儿期指 1 周岁到 3 周岁这个时期。幼儿生长发育虽不及婴儿迅猛，但与成人比较亦非常旺盛。这一时期智能发育较快，语言、思维能力增强。婴幼儿的组织器官生长和功能成熟的过程受到营养、遗传、环境等因素的共同影响，其中，营养因素发挥着重要作用。

1. 体重增加

体重是评价婴幼儿营养状况的常用指标之一。婴幼儿的生长发育首先表现为体重的增加，我国婴儿出生时体重平均约为 3.3 kg，其中男婴出生平均体重为 3.32 kg（2.26~4.66 kg），女婴出生平均体重为 3.21 kg（2.26~4.65 kg）。新生儿出生体重低于 2.5 kg 的属于低体重儿，2.6~3.9 kg 为正常体重儿，4 kg 及以上为巨大儿。

1~6 个月的婴儿平均每月增重 0.6 kg，至半岁时约为出生体重的 2 倍。7~12 个月平均每月增重 0.5 kg，1 周岁时约是出生体重的 3 倍。男婴 1 周岁体重标准值为 9 kg，女婴 1 周岁体重标准值为 8.45 kg。1 周岁以后婴儿体重增长速度减慢，至 2 岁时体重为出生时的 4 倍，约 12 kg。1~2 岁时期，全年增加 2.5~3 kg，2 岁以后平均每年增长 1.5~2.0 kg。婴幼儿体重推算公式如表 3-1-5 所示。

表 3-1-5　婴幼儿体重标准测量公式

年龄	计算方法
1~6（月）	体重（kg）＝出生体重（或 3 kg）+月龄×0.6（kg）
7~12（月）	体重（kg）＝出生体重（或 3 kg）+月龄×0.5（kg）
2~3（岁）	体重（kg）＝年龄×2+7 或 8（kg）

2. 身高

身高（身长）是反映骨骼系统生长的指标。一般 3 周岁前称为身长，3 周岁及 3 周岁后称为身高。短期营养不良对身高（身长）影响不明显，但长期营养不良可导致身高（身长）生长缓慢甚至停滞。婴幼儿身高增长的速度随着年龄的增加逐渐减缓。

婴儿出生时平均身长为 50 cm，其中男婴出生平均身长为 50.4 cm（45.2~55.8 cm），女婴出生平均身长为 49.7 cm（44.7~55.0 cm）。1 周岁时增加至出生时的 1.5 倍，达 75 cm。幼儿期身长增长速率减慢，至 3 岁时身长为出生时 2 倍，约 100 cm。1~2 岁时期，全年增加约 10 cm，2 岁以后每年增长约 5 cm。婴幼儿身长推算方法如表 3-1-6 所示。

表 3-1-6　婴幼儿身长推算方法

年龄	计算方法
1~3（月）	每月增长 3~3.5 cm
4~6（月）	每月增长 2 cm
7~12（月）	每月增长 1~1.5 cm
2~12（岁）	身长（cm）＝年龄×5+75（cm）

3. 头围和胸围

头围反映了脑及颅骨的生长状态，对婴幼儿头围发育进行监测有重要的意义。当头围小于平均值 2 倍标准差时，提示有脑发育不良的可能；小于平均值 3 倍标准差，提示脑发育不良；而头围增加速度过快，则提示有脑积水可能。胸围反映了胸廓和胸背肌肉发育的指标，出生时比头围略小，但增长速度快，1 岁时与头围基本相等，之后开始超过头围（头胸围交叉）。

新生儿出生时头围为 34 cm，6 个月达 43 cm，1 周岁时达 46 cm。出生时胸围比头围小 1~2 cm，1 岁左右胸围与头围大致相等，12~21 个月时胸围超过头围。如 2 岁半时胸围还比头围小，则要考虑营养不良或胸廓、肺发育不良。

拓展知识

影响宝宝身高的因素

1. 营养。当宝宝营养不能满足骨骼生长需要时，身长增长的速度就会减慢。与骨骼生长关系密切的营养素有维生素 D、钙和磷。碘和锌不足，也会造成宝宝个子矮小。

2. 睡眠。脑下垂体分泌的生长激素，是刺激宝宝生长的重要激素，其分泌量睡眠时高于觉醒时。睡眠不足会影响宝宝长个儿，一般初生儿每昼夜睡眠要求 20 小时；2~6 月，为 15~18 小时；6~18 月，为 13~15 小时；18 月~3 岁，为 12~13 小时。宝宝所需睡眠时间，个体差异较大，如果有的宝宝睡眠时间较少，但精神、情绪和生长发育正常，也不必强求。

3. 运动。运动能促进血液循环，改善骨骼的营养，促进身长的增长。3~4 个月前的宝宝，每天应俯卧数次，以促进全身活动，并应随着月龄的增长，及时培养翻身、爬、站、走等基本能力。宝宝不应过久地抱着或坐着，宝宝抱着不便于活动全身，久坐会影响下肢发育。

4. 疾病。很多疾病会影响宝宝身长的增长，一般急性病仅影响体重，慢性病则能影响身长。如经长期测量观察，宝宝的身长始终低于同年龄小儿平均身长的 10% 以上，则称为生长迟缓；低于 30% 以上，则属异常，都应及时诊治。

5. 遗传和性别。相当一部分宝宝的身长受遗传影响。在性别方面，男孩一般高于同龄女孩。

6. 生活环境、社会文化、气候地区。据调查，我国北方宝宝比南方宝宝要高些。生活环境、社会文化水平高的地区，宝宝也长得较高。

（二）消化系统发育

婴幼儿消化系统尚处于发育阶段，功能不够完善，对食物的消化、吸收和利用都受到一定的限制。

1. 口腔

婴幼儿口腔黏膜比较柔嫩，血管丰富，容易受到损伤和细菌感染，应特别注意保持婴儿口腔的清洁，避免损伤婴儿的口腔黏膜。新生儿的唾液腺发育不完善，唾液分泌量较少，唾液中淀粉酶的含量低，不利于消化淀粉，3~4个月后涎腺发育逐渐完善，唾液中的淀粉酶也会增加，6个月后唾液淀粉酶的作用增强。婴儿颊部脂肪垫厚实，有利于吸吮活动。

2. 牙齿

乳牙一般在6~8个月开始萌出，个别婴幼儿会在出生后4个月就长出乳牙，有的晚到出生后10个月。因牙齿的生长影响婴儿的咀嚼功能，故婴儿咀嚼食物的能力较差。2.5岁左右乳牙出齐。如超过1岁仍未出牙，属异常情况，佝偻病、营养不良等患儿可能出现出牙延迟。

3. 食管和胃

婴儿食管和胃壁的黏膜和肌层都较薄，弹性组织发育不完善，易受损伤。婴儿的食管较成人细且短，胃呈水平位，胃容量小。初生新生儿的胃容量仅为25~50 mL，出生后第10天时可增加到约100 mL，6个月时约为200 mL，1岁时可达300~500 mL。胃排空人乳的时间为2~3 h。由于胃幽门括约肌发育良好，贲门括约肌发育不良，加之自主神经调节功能较差，喂奶后易出现溢乳和呕吐。

4. 肠道

婴儿肠壁黏膜细嫩，血管和淋巴结丰富，透过性强，有利于营养物质的吸收。肠壁肌肉力量弱，蠕动性差，食物在肠内停留时间较长，好处是有助于食物的消化吸收，缺点是有可能引起大便滞留或功能性肠梗阻。婴儿出生时已有乳糖酶和蔗糖酶，有利于乳糖和蔗糖的吸收。肠道可产生肠激酶和肽酶，有利于蛋白质的消化和吸收。

5. 肝脏和胰腺

婴儿肝脏相对较大，但肝功能发育不完善，胆汁分泌少，不利于脂肪消化和吸收。婴儿胰腺发育不成熟，所分泌的消化酶活力低。5~6个月以下婴儿只分泌少量胰淀粉酶，因此3~4个月以前婴儿不宜添加淀粉类辅食。胰脂酶出生时量少，婴儿脂肪消化能力较弱。

二、婴幼儿期营养问题及原因

（一）婴幼儿期主要营养问题

1. 挑食和发育迟缓

幼儿会因不喜欢食物颜色或食物口感而挑食，也会不喜欢特定食物，进而导致某些营养素摄入不足。

发育迟缓主要表现为婴幼儿身长、体重增加与年龄不相符。婴幼儿比同龄人更矮小，体格发育不符合相应标准值，正常发育延迟。

2. 过敏和乳糖不耐受

在幼儿进行辅食喂养中容易出现食物过敏，比较常见的过敏食物有鸡蛋、牛奶和花生等。另外，乳糖不耐受常导致婴幼儿发生腹泻等症状。

3. 矿物质或维生素缺乏

缺铁性贫血通常发生于饮食以奶类为主、缺乏含铁食物的幼儿群体中。缺铁性贫血是6~24个月婴幼儿常见的营养缺乏症。铁元素在母乳和牛奶中含量较少，而胎儿期储备的铁元素仅能满足出生后4~6个月所需，该病多发生在婴幼儿5个月龄之后。早产儿或多胞胎发生铁的缺乏现象可能会早于5个月。

佝偻病为婴儿期较为常见的营养缺乏症，主要因为缺乏钙这一矿物质。另外，缺乏维生素D，也容易导致缺钙进而引起发病。佝偻病发病缓慢，不容易引起重视。佝偻病使婴儿抵抗力降低，容易合并肺炎、腹泻等疾病，严重影响小儿生长发育。另外，出生数月婴儿也易发生因缺乏维生素 B$_1$ 引起的婴儿脚气病，维生素 B$_2$ 缺乏导致的口腔生殖综合征也较为常见。

4. 营养不良

当婴幼儿蛋白质或能量的摄取不足时可发生蛋白质-能量营养不良（PEM），营养不良多由膳食能量供应不足、蛋白质缺乏或继发性疾病等原因导致，主要表现为消瘦、生长迟缓、浮肿等。此外还常伴有维生素和矿物质缺乏。因婴幼儿能量转换主要来自蛋白质，保障足量优质蛋白质摄取，可避免婴幼儿营养不良。

（二）婴幼儿营养不良的原因

1. 食物供给不足

处于贫困地区，不能供给足够的食物以满足小儿生长发育所需的能量和营养物质。

2. 喂养不当

生长发育期的小儿对营养素尤其是蛋白质的需要相对较多，喂养不当是导致营养不良的重要原因。

3. 不良饮食习惯

较大儿童的营养不良多为婴儿期营养不良的继续，或因不良饮食习惯，如偏食、挑食、吃零食过多、不吃早餐等引起。

三、婴幼儿营养需要

（一）能量

婴儿生长发育旺盛，是一生中增长最快的时期，婴幼儿的能量需要除了基础代谢、活动、食物的特殊动力作用和排泄耗能外，还包括快速生长发育所需的能量储存。婴幼儿基础代谢率高，随着年龄的增加而逐渐降低，足月儿基础代谢能量是成人基础代谢能量的 2~3 倍。另外，婴幼儿生理功能未完全成熟，消化吸收功能较差，因此，婴儿的能量与营养素需要量相对较高。

中国营养学会推荐婴幼儿每日能量摄入量：0~6 月龄适宜摄入量（AI）为 90 kcal（kg·d）；7~12 月龄适宜摄入量（AI）为 80 kcal（kg·d）；1~2 岁男女参考摄入量分别为 900 kcal/d 和 800 kcal/d；2~3 岁男女参考摄入量分别 1 100 kcal/d 和 1 000 kcal/d。长期能量摄入不足，可导致婴幼儿生长迟缓或停滞；而能量摄入过多可导致肥胖。通常按婴儿的健康状况、是否出现饥饿的症状以及婴幼儿的体重增加情况，判断能量供给量是否适宜。

（二）蛋白质

蛋白质是婴幼儿代谢和机体各器官、组织和细胞合成所必需的原材料，蛋白质的质和量对婴幼儿的健康和成长非常重要。

中国营养学会建议 0~6 月龄蛋白质的适宜摄入量为 9 g/d，7~12 月龄推荐摄入量为 20 g/d。幼儿对蛋白质的需求相对比成人多，质量要求也更高，优质蛋白质应占总量的一半。1~3 岁蛋白质推荐摄入量为 25 g/d。

（三）脂肪

婴儿时期脂肪的需要量明显高于成年人，各种脂类对婴儿生长发育和神经系统的发育影响很大。2013 年中国营养学会推荐 0~6 月龄婴儿脂肪适宜摄入量为总能量的 48%，7~12 月龄婴儿脂肪适宜摄入量为总能量的 40%。2013 年中国营养学会推荐 0~6 月龄婴儿亚油酸的 AI 为 4.2 g/d，约为总能量的 7.3%，α-亚麻酸的 AI 为 500 mg/d，约为总能量的 0.87%；7~12 月龄婴儿亚油酸的 AI 为 4.6 g/d，约为总能量的 6%；α-亚麻酸的 AI 为 510 mg/d，约为总能量的 0.66%；1~4 岁亚油酸的 AI 约为总能量的 4.0%，α-亚麻酸约为总能量的 0.6%。幼儿期由脂肪提供的能量在总能量中的比例以 35% 为宜。

（四）碳水化合物

碳水化合物是主要的供能营养素，有助于完成脂肪氧化和节约蛋白质，同时还是脑能量供应的主要物质。2013 年中国营养学会发布的膳食营养素参考摄入量中，推荐的碳水化合物的平均需要量（EAR）为，0~6 月龄为 65 g，7~12 月龄为 80 g，1 岁以上为 120 g。1 岁以内的婴儿，尤其是 0~6 月龄的婴儿，乳糖是其主要的能量来源，适合婴儿胃肠道的消化吸收。2~3 岁以上儿童乳糖酶活性开始下降，对乳糖的消化能力开始减弱，不喝牛奶的儿童体内乳糖酶的活性下降尤为明显。淀粉酶的活性则自 4 月龄后逐渐增强，因此建议 6 月龄以后的婴儿开始添加淀粉类辅食。

（五）矿物质

婴儿必需而又容易缺乏的矿物质主要有钙、铁、锌。此外，内陆地区甚至部分沿海地区碘缺乏病也较为常见。

1. 钙

生长过程中需要储存大量的钙。婴儿出生时体内钙含量占体重的 0.8%，到成年时增加为体重的 1.5%~2.0%。母乳喂养的婴儿一般不会出现明显的钙缺乏症状。人乳中含钙量约为 242 mg/L，以一天 750 mL 乳汁计，母乳喂养婴儿可摄入钙 182 mg/d。中国膳食营养素参考摄入量（2013）建议婴儿钙的适宜摄入量（AI）在 6 个月前为 200 mg/d，6 个月后为 250 mg/d，1~3 岁年龄段幼儿钙的推荐摄入量（RNI）为 600 mg/d。

2. 铁

正常新生儿体内总铁量约有 300 mg，基本上可满足出生后 4 个月内婴儿对铁的需求。母乳中的铁含量低（约 0.45 mg/L），但其吸收率高，亦能满足婴儿对铁的需求。婴儿在 4~5 个月后铁储备逐渐消耗，且随着生长对铁的需求量也开始增加，母乳中的铁不能满足婴幼儿对铁的需求，6 月龄~2 岁最易发生缺铁性贫血，需要从膳食中或通过补充剂摄入铁。强化铁的配方奶、动物性食物如肝泥、肉末、血制品等，都是铁的良好来源。我国推荐 0~6 月龄婴儿铁的适宜摄入量（AI）为 0.3 mg/d，7~12 月龄为 10 mg/d，1~3 岁婴幼儿为 9 mg/d。

3. 锌

在正常新生儿体内锌也有一定量的储备，但母乳中锌含量相对不足。母乳喂养的婴儿在 4~5 个月后体内储存的锌逐渐消耗，也需要从膳食中补充。较好的锌的来源包括婴儿配方食品、肝泥、蛋黄等。我国推荐 0~6 月龄锌的适宜摄入量（AI）为 2.0 mg/d，7~12 月龄为 3.5 mg/d，1~3 岁为 4.0 mg/d。

4. 碘

碘在促进体格发育、脑发育和调节新陈代谢过程中发挥着重要的作用。婴儿出生后的前 6 个月碘的适宜摄入量（AI）为 85 μg/d，7~12 月龄的适宜摄入量（AI）为 115 μg/d，1~3 岁的推荐摄入量（RNI）为 9 μg/d。

除上述的微量元素，其他矿物质，如钾、钠、镁、铜、氯、硫等也为机体生长发育所必需，但母乳及配方奶喂养的健康婴儿均不易缺乏。

（六）维生素

母乳中的维生素特别是水溶性维生素含量受乳母的膳食和营养状态影响。膳食均衡的乳母，其乳汁中维生素基本能满足婴儿的需求。几乎所有的维生素缺乏都会影响婴幼儿的生长发育，主要有以下几种。

1. 维生素 A

维生素 A 可以促进婴儿生长发育。用母乳和配方奶粉喂养的婴儿一般不需要进行额外补充。摄入量：0~6 月适宜摄入量（AI）为 300 μgRE/d，7~12 月适宜摄入量（AI）为 350 μgRE/d，1~3 岁推荐摄入量（RNI）为 310 μgRE/d。

2. 维生素 D

维生素 D 可以预防维生素 D 缺乏所致的佝偻病。维生素 D 几乎不能通过乳腺进入乳汁，因此在婴儿出生 2 周到 1 岁半之内均需添加鱼肝油，并经常晒太阳。摄入量：0~6 月适宜摄入量（AI）为

10 μg/d, 7~12 月适宜摄入量（AI）为 10 μg/d, 1~3 岁推荐摄入量（RNI）为 10 μg/d。

3. 维生素 E

维生素 E 可以预防早产儿、低出生体重儿因维生素 E 缺乏所致的溶血性贫血、血小板增加及硬肿症。初乳中维生素 E 含量丰富，因而婴儿维生素 E 的需要量通常可由母乳获得。牛乳中维生素 E 含量远低于人乳，因此牛乳喂养的婴幼儿需注意补充维生素 E。摄入量：0~6 月适宜摄入量（AI）为 3 mgα-TE/d, 7~12 月（AI）为 4 mgα-TE/d, 1~3 岁推荐摄入量（RNI）为 6 mgα-TE/d。

4. 维生素 C

维生素 C 具有抗氧化、提高机体免疫力、促进铁吸收等作用。一般情况下，母乳喂养的婴儿不易缺乏维生素 C。人工喂养的婴儿应及时补充维生素 C，随着年龄增长充分补充富含维生素 C 的新鲜蔬果，如深绿色叶菜汁、橙汁等。摄入量：0~6 月适宜摄入量（AI）为 40 mg/d, 7~12 月适宜摄入量（AI）为 40 mg/d, 1~3 岁推荐摄入量（RNI）为 40 mg/d。

 任务实施

婴儿生长发育旺盛，是一生中增长最快的时期，婴儿的能量需要量较高。0~6 个月婴儿要满足为 90 kcal/(kg·d) 的能量摄入量，能量摄入长期不足，可导致生长迟缓或停滞。蛋白质的质和量对婴幼儿的健康和成长非常重要，中国营养学会建议 0~6 月龄婴儿蛋白质的适宜摄入量为 9 g/d。王某的婴儿属于 0~6 月龄婴儿，此时婴儿需要补充大量蛋白质，并且不适合直接喂养碳水化合物，婴儿出现不适的原因可能是因喂养不当导致蛋白质摄取不足的营养不良，或者对淀粉消化不良。这个时期婴儿应保证充足优质蛋白质供应。

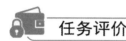 **任务评价**

完成本任务，对照表 3-1-7 进行任务评价。

表 3-1-7 任务评价表

项目	评价标准
知识掌握 （50）	简述婴幼儿生理特点（15） 简述各种婴幼儿的营养问题及原因（20） 简述婴儿营养需要（15） 回答熟练、全面、正确
技能能力 （25）	能正确判断婴幼儿营养问题（10分） 能根据婴幼儿生理特点，提供婴幼儿所需的营养素（15） 判断准确
人文素养 （25）	能通过学习提高自己和服务对象的营养素养（10分） 遵守职业道德规范，关心宝妈和婴儿健康，语言温柔可亲（10分） 合理膳食，保障婴幼儿喂养健康（5分）
总分（100分）	

 同步测试

一、单选题

1. 我国健康新生婴儿平均身长为（　　）cm。

A. 30 　　　　　 B. 40 　　　　　 C. 50 　　　　　 D. 60

2. 1~3 岁蛋白质推荐摄入量为（　　　）。

A. 25 g/d　　　　　B. 5 g/d　　　　　C. 20 g/d　　　　　D. 9 g/d

3. 婴儿期指的是（　　　）。

A. 0~28 天　　　　B. 1~3 周岁　　　　C. 0~1 周岁　　　　D. 0~6 个月

4. 佝偻病是由于缺乏（　　　）。

A. 碘　　　　　　　B. 锌　　　　　　　C. 铁　　　　　　　D. 钙

二、思考题

婴幼儿期主要营养问题有哪些？

任务三
婴幼儿期的喂养指导

任务描述

　　张女士，最近生了二胎，一直母乳喂养，婴儿 9 个月时，张女生因身体原因母乳减少，想改为人工喂养。

　　工作任务：

　　1. 李女士可以改为人工喂养吗？

　　2. 请指导张女士进行人工喂养。

任务分析

　　婴幼儿生长发育速度快，自身缺乏自主摄取食物的能力，其需要的各类营养素必须通过成年人合理的喂养来获得。婴幼儿喂养应该结合母亲的生理状态、婴幼儿生长发育特点，确定科学的喂养方式。加强婴幼儿膳食指导，增强国民身体素质。

婴幼儿期的喂养指导

　　任务重点：婴幼儿喂养方式。

　　任务难点：婴幼儿膳食指导。

相关知识

一、婴幼儿喂养

婴儿喂养方式可分为三种：母乳喂养、人工喂养、混合喂养。

乳爱无量

（一）母乳喂养

母乳是婴儿最理想的食物，纯母乳喂养能满足婴儿 6 月龄以内所需要的全部液体、能量和营养素。母乳喂养的优点包括以下几点。

1. 营养成分适当，易消化吸收

纯母乳喂养能满足 6 月龄以内婴儿所需要的全部液体、能量和营养素。母乳蛋白质利用率高，母乳以乳清蛋白为主，在胃酸作用下，容易为婴儿消化吸收。母乳中必需氨基酸比例适当，含有的脂肪颗粒小，并且含有乳脂酶，更易被消化吸收，且含丰富的必需脂肪酸、长链多不饱和脂肪酸及卵磷脂和鞘磷脂等，有利于智力发育。母乳中富含乳糖，可以促进乳酸杆菌生长，有效抑制大肠埃希氏菌等的生长，有助于铁、钙、锌等吸收。母乳中钙磷比例适宜（2∶1），钙的吸收率高。另外，母乳铁和锌的生物利用率也较高。

2. 富含免疫物质，增强抵抗力

母乳中含有大量免疫物质，有助于增强婴儿抗感染的能力，构成有效的防御系统，保护婴儿免受感染。母乳中有各种免疫球蛋白，具有抗肠道微生物和异物的作用。母乳中乳铁蛋白是一种能与三价铁离子结合的乳清蛋白，可以抑制这些病原微生物的代谢和繁殖；溶菌酶在母乳中的含量比牛乳中高 300 倍以上，有良好的杀菌抗炎作用；双歧杆菌因子是一种含氮多糖，能促进双歧杆菌生长，降低肠道 pH 值，抑制腐败菌生长。

3. 降低过敏风险，经济卫生

牛乳中的蛋白质与人乳蛋白质之间存在一定差异，再加上婴儿肠道功能的发育尚不完善，牛乳蛋白容易引起过敏反应。约有 2% 的婴儿对牛乳蛋白过敏，表现为湿疹、支气管哮喘及胃肠道症状，如呕吐或腹泻等。而母乳喂养儿极少发生过敏现象。同时，母乳自然产生，无须购买，可节省经济成本。乳母在任何时间都可直接用温度适宜的乳汁喂哺婴儿，十分方便。母乳本身几乎是无菌的，且可直接喂哺，不易发生污染。

4. 促进产后恢复、增进母婴情感

哺乳可帮助子宫收缩、推迟月经复潮，以及促使脂肪消耗等。哺乳可能降低母亲以后发生肥胖、骨质疏松症及乳腺癌的可能性。在哺乳过程中，母亲可通过与婴儿的皮肤接触、眼神交流、微笑和语言及爱抚等动作增进母婴间的情感交流，有助于促进婴儿的心理和智力发育。母乳喂养除对婴儿和母亲近期的健康有促进作用以外，也有良好的远期效应。例如，母乳喂养的儿童，其成年后肥胖、糖尿病等疾病的发病率较低。

（二）人工喂养

因特殊原因不能进行母乳喂养时，可采用牛乳或其他代乳品喂养婴儿。完全人工喂养的婴儿最好选择婴儿配方奶粉。对于一些患有先天缺陷而无法耐受母乳喂养的婴儿（如乳糖不耐受、乳类蛋白过敏、苯丙酮尿症等），需要在医生指导下选择特殊婴儿配方食品。苯丙酮尿症患儿要选用限制苯丙氨酸的奶粉；乳糖不耐受患儿要选用去乳糖的配方奶粉；对乳类蛋白质过敏的患儿则可选用以大豆为蛋白质来源的配方奶粉。

（三）混合喂养

因母乳不足或其他原因不能全部以母乳喂养时，可用婴儿配方奶粉或其他乳品、代乳品补充进行混合喂养，其方法有两种。

1. 补授法

先喂母乳，不足时再喂以其他乳品；每天应哺乳 3 次以上。让婴儿按时吮吸乳头，刺激乳汁分泌，防止母乳分泌量的减少。

2. 代授法

如果母亲因上班或短期外出不能按时哺乳，可用代授法进行混合喂养，要求每日至少喂哺 3

次以上母乳，另几次以婴儿配方奶代替。有条件者，可用清洁无菌的奶瓶收集乳汁，低温储存，煮沸放凉至合适温度后供婴儿食用。

二、6月龄内婴儿母乳喂养指导

（一）产后尽早开奶，坚持新生儿第一口食物是母乳

婴儿出生后第一口食物应是母乳，分娩后应尽早开奶，让婴儿获得初乳并进一步刺激泌乳、增加乳汁分泌。初乳中富含营养和免疫活性物质，有助于肠道功能发展，并提供免疫保护，还有利于预防婴儿过敏，并减轻新生儿黄疸、体重下降和低血糖的发生。让婴儿尽早反复吸吮乳头，是确保成功纯母乳喂养的关键。

（二）坚持6月龄内纯母乳喂养

母乳是6月龄内婴儿最理想的天然食品，纯母乳喂养能满足此期婴儿所需要的全部液体、能量和营养素，应坚持纯母乳喂养6个月。实施按需喂奶，两侧乳房交替喂养，每天喂奶6~8次或更多。坚持让婴儿直接吸吮母乳，尽可能不使用奶瓶间接喂哺人工挤出的母乳。特殊情况需要在满6月龄前添加辅食的，应咨询医生或其他专业人员后谨慎决定。

（三）顺应喂养，建立良好的生活规律

母乳喂养应顺应婴儿胃肠道成熟和生长发育过程，从按需喂养模式到规律喂养模式递进。饥饿引起哭闹时应及时喂哺，不要强求喂奶次数和时间，特别是3月龄以前的婴儿，一般每天喂奶的次数可能在8次以上，甚至会在10次以上。婴儿生后2~4周就基本建立了自己的进食规律，家长应明确感知其进食规律的时间信息。随着月龄增加，婴儿胃容量逐渐增加，单次摄乳量也随之增加，哺喂间隔则会相应延长，喂奶次数减少，逐渐建立规律哺喂的良好饮食习惯。婴儿异常哭闹时，应考虑非饥饿原因，积极就医。

（四）婴儿出生后不需要补钙，可适当补充维生素D

母乳喂养的婴儿一般不会出现明显的钙缺乏。人乳中含钙量约为242 mg/L，以一天750 mL乳汁计，婴儿可通过母乳摄入钙182 mg/d。虽然人乳中的钙含量比牛乳中的低，但是其钙磷比例（2.3：1）较牛乳中的（1.4：1）合理，人乳中的钙吸收率高，纯母乳喂养的0~6月龄婴儿不易缺钙。中国居民膳食营养素参考摄入量（2013）建议婴儿钙的适宜摄入量（AI）在6个月前为200 mg/d。

维生素D促进钙、磷吸收，维持血中钙、磷的稳定，与骨和牙齿的发育有关，婴幼儿佝偻病发生的主要原因是维生素D缺乏。母乳中维生素D水平较低，因此应适当补充维生素D。多晒太阳能使皮下7-脱氢胆固醇转变为维生素D_3，促进钙的吸收，家长应尽早抱婴儿到户外晒晒太阳。但应注意，长期过量摄入维生素D会引起中毒。

（五）婴儿配方奶是不能纯母乳喂养时的无奈选择

如果婴儿患有某些代谢性疾病、乳母患有某些传染性或精神性疾病，乳汁分泌不足或无乳汁分泌等原因，不能用纯母乳喂养婴儿，建议首选适合于6月龄内婴儿的配方奶喂养，不宜直接用普通液态奶、成人奶粉、蛋白粉、豆奶粉等喂婴儿。任何婴儿配方奶都不能与母乳相媲美，只能作为母乳喂养失败后的无奈选择，或母乳不足时对母乳的补充。以下情况，建议选用适合于6月龄内婴儿的配方奶喂养：一是婴儿患有半乳糖血症、苯丙酮尿症、严重母乳性高胆红素血症；二是母亲患有HIV和人类T淋巴细胞病毒感染、结核病、水痘、带状疱疹病毒、单纯疱疹病毒、巨细胞病毒、乙型肝炎和丙型肝炎病毒感染期间，以及滥用药物、大量饮用酒精饮料和吸烟、使用某些药物、进行癌症治疗和密切接触放射性物质；三是经过专业人员指导和各种努力后，乳汁分泌仍不足。

婴儿配方奶粉的营养成分、含量与母乳相近，是6月龄内无法母乳哺育婴儿的最佳替代品，符合这个年龄段宝宝生长发育的需要。根据婴儿的大小选择不同阶段的婴儿配方奶粉。

（六）监测体格指标，保持健康生长

身长和体重是反映婴儿喂养和营养状况的直观指标。疾病或喂养不当、营养不足会使婴儿生长缓慢或停滞。6 月龄前婴儿应每半月测一次身长和体重，病后恢复期可增加测量次数，并选用世界卫生组织的儿童生长曲线判断生长状况。婴儿生长有自身规律，不宜追求参考值上限。

6 月龄内婴儿母乳喂养应参照中国营养学会发布的 6 月龄内母乳喂养关键推荐，其示意如图 3-1-2 所示。

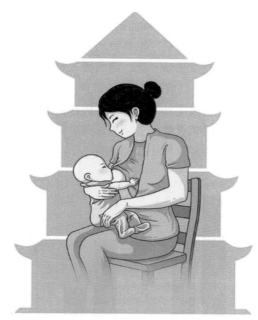

尽早开奶

第一口吃母乳

纯母乳喂养

不需要补钙

每日补充维生素D 400 IU

顺应喂养

婴儿配方奶不是理想食物

定期测量体重和身长

图 3-1-2　中国 6 月龄内母乳喂养关键推荐示意
来源：中国营养学会

三、7~24 月龄婴幼儿喂养指导

（一）继续母乳喂养，满 6 月龄起添加辅食

母乳仍然可以为满 6 月龄后婴幼儿提供部分能量、优质蛋白质、钙等重要营养素，以及各种免疫保护因子等。继续母乳喂养也仍然有助于促进母子间的亲密连接，促进婴幼儿发育。因此 7~24 月龄婴幼儿应继续母乳喂养。不能母乳喂养或母乳不足的婴幼儿，应选择配方奶作为母乳的补充。婴儿满 6 月龄时，胃肠道等消化器官已相对发育完善，可消化母乳以外的多样化食物，可逐渐引入各种辅食。辅食是指除母乳和（或）配方奶以外的其他各种性状的食物。有特殊需要时须在医生的指导下调整辅食添加时间。

（二）从富铁泥糊状食物开始，逐步添加达到食物多样

随着母乳量减少，逐渐增加辅食量。7~12 月龄婴儿所需能量 1/3~1/2 来自辅食，13~24 月龄幼儿 1/2~2/3 的能量来自辅食，而母乳喂养的婴幼儿来自辅食的铁更是高达 99%。因而，婴儿最先添加的辅食应该是婴儿米粉、肉泥等富铁的泥糊状食物，逐渐过渡到半固体或固体食物，如烂面、肉末、碎菜、水果粒等。

（三）提倡顺应喂养，鼓励但不强迫进食

随着婴幼儿生长发育，父母及喂养者应根据其营养需求的变化及喂养过程中感知到的婴幼

儿所发出的饥饿或饱足信号，为婴幼儿提供多样化的食物，尊重婴幼儿对食物的选择，绝不强迫进食。进餐时为婴幼儿营造良好的进餐环境，保持进餐环境安静、愉悦，进餐时不看电视、玩玩具，鼓励并协助婴幼儿自己进食，培养进餐兴趣。每次进餐时间不超过 20 分钟。喂养者与婴幼儿应有充分的交流，不将食物作为奖励或惩罚。父母应保持自身良好的进食习惯，遵守必要的进餐礼仪，成为婴幼儿的榜样。

（四）辅食不加调味品，尽量减少糖和盐的摄入

7～24 月龄婴幼儿的辅食应单独制作，保持食物原味，不需要额外加糖、盐及各种调味品，保持淡口味。淡口味食物有利于提高婴幼儿对不同天然食物口味的接受度，减少偏食、挑食的风险。淡口味食物也可减少婴幼儿盐、糖的摄入量，降低儿童期及成人期肥胖、糖尿病、高血压、心血管疾病的风险。1 岁以后逐渐尝试淡口味的家庭膳食。

总体而言，此年龄段婴幼儿辅食喂养仍存在种类单一、频次不足的问题，总体可接受辅食添加率较低，特别是农村辅食喂养各项指标明显偏低，如农村婴幼儿仅为 15.7%。中国 6～23 月龄婴幼儿辅食添加相关指标如图 3-1-3 所示。

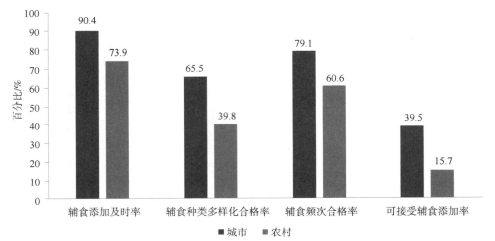

图 3-1-3　2013 年中国 6～23 月龄婴幼儿辅食添加相关指标

来源：中国营养学会《中国居民膳食指南科学研究报告（2021）》

（五）注重饮食卫生和进食安全

选择新鲜、优质、无污染的安全食物和洁净水制作辅食。制作辅食前须先洗手。制作辅食的餐具、场所应保持清洁。制作过程始终保持清洁卫生，生熟分开。辅食应煮熟、煮透。制作的辅食应及时食用或妥善保存，不吃剩饭，妥善处理剩余食物。进餐前洗手，保持餐具和进餐环境清洁、安全。婴幼儿进食时一定要有成人看护，以防进食意外。整粒花生坚果、果冻等食物不适合婴幼儿食用。

（六）定期监测体格指标，追求健康生长

体重、身长是反映婴幼儿营养状况的直观指标。每 3 个月监测、评估身长、体重、头围等体格生长指标，有助于判断其营养状况，并可根据体格生长指标的变化，及时调整营养和喂养，对于生长不良、超重肥胖，以及处于急慢性疾病期间的婴幼儿应增加监测次数。

7～24 月龄婴幼儿喂养应根据中国营养学会发布的 7～24 月龄婴幼儿平衡膳食宝塔，科学喂养。7～24 月龄婴幼儿平衡膳食宝塔，如图 3-1-4 所示。

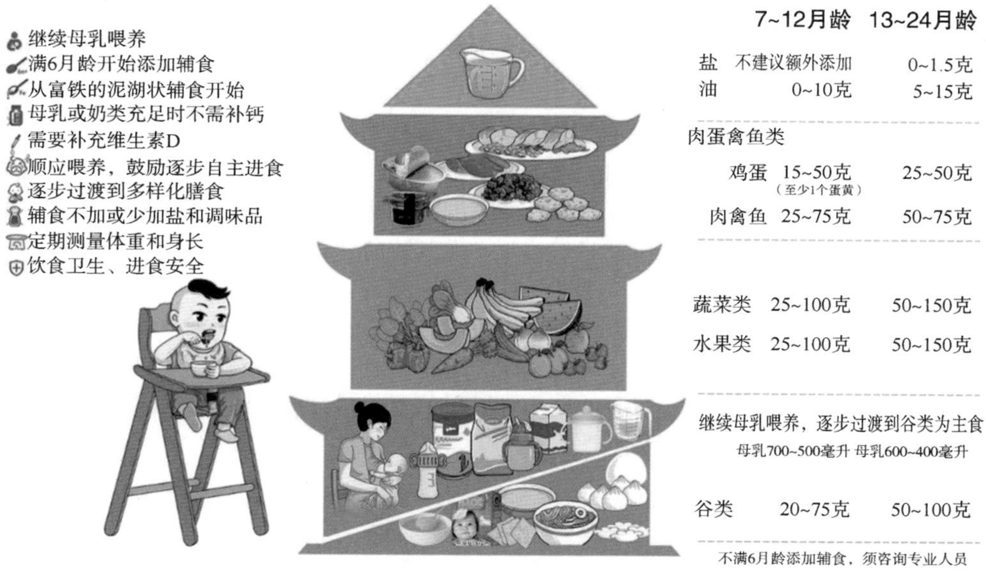

- 继续母乳喂养
- 满6月龄开始添加辅食
- 从富铁的泥湖状辅食开始
- 母乳或奶类充足时不需补钙
- 需要补充维生素D
- 顺应喂养，鼓励逐步自主进食
- 逐步过渡到多样化膳食
- 辅食不加或少加盐和调味品
- 定期测量体重和身长
- 饮食卫生、进食安全

	7~12月龄	13~24月龄
盐	不建议额外添加	0~1.5克
油	0~10克	5~15克
肉蛋禽鱼类		
鸡蛋	15~50克（至少1个蛋黄）	25~50克
肉禽鱼	25~75克	50~75克
蔬菜类	25~100克	50~150克
水果类	25~100克	50~150克

继续母乳喂养，逐步过渡到谷类为主食

母乳700~500毫升　母乳600~400毫升

谷类	20~75克	50~100克

不满6月龄添加辅食，须咨询专业人员

图 3-1-4　中国 7~24 月龄婴幼儿平衡膳食宝塔

来源：中国营养学会

拓展知识

婴儿辅食添加原则

1. 逐渐增加。由少到多，由细到粗，由稀到稠，次数和数量逐渐增加，待适应数日（一般为 1 周）后再增加新的品种，使婴儿有一个适应的过程。

2. 保障婴儿健康。应在婴儿健康、消化功能正常时添加辅助食品。

3. 保持原味。保持食物原味，不加盐、糖及刺激性调味品。1 岁以后逐渐尝试淡口味的家庭膳食。

4. 添加时间灵活掌握。考虑到婴儿对食物的适应能力和爱好存在个体差异，辅食开始添加的时间以及品种和数量增加的快慢应根据具体情况灵活掌握。

婴儿辅食添加的顺序：先单一食物后混合食物，先液体后泥糊状，再固体；先强化铁的米粉、蛋黄、果泥、菜泥，后鱼泥、肉泥等。

四、幼儿喂养指导

幼儿膳食从婴儿期的以乳类为主过渡到以谷类为主，奶、蛋、鱼、畜、禽及蔬菜和水果为辅的混合膳食，但其烹调方法应与成人有差别，幼儿膳食原则包括以下三点。

（一）平衡膳食

逐渐添加谷类食品以及畜、蛋、禽、鱼、奶类和豆类及其制品，每日供给牛奶或相应的奶制品不应少于 350 mL。幼儿的每周食谱中应至少安排一次动物肝、动物血及一次海产品，以补充维生素 A、铁、锌和碘。

（二）合理烹调

幼儿主食以软饭、麦糊、面条、馒头、面包、饺子、馄饨等交替使用。蔬菜应切碎煮烂，瘦肉宜制成肉糜或肉末，便于幼儿咀嚼、吞咽和消化。坚果及种子类食物，如花生、黄豆等应磨碎制成泥糊状，以免呛入气管。幼儿食物烹调宜采用蒸、煮等方式，不宜添加味精等调味品，原汁原味最好。

（三）膳食安排

每日 4~5 餐，除三餐外，可增加 1~2 次点心，进餐应该有规律。早餐宜提供一日能量和营养素的 25%，午餐为 35%；每日 5%~10% 的能量和营养素可以零食或点心的方式提供；晚饭后除水果或牛奶外应逐渐养成不再进食的良好习惯，尤其睡前忌食甜食，以保证良好的睡眠，预防龋齿。

总之，生命早期营养供给是否充足合理，对母子双方的近期和远期健康都将产生至关重要的影响。生命早期营养不仅对婴幼儿的体力、智力发育有直接明显影响，而且对其成年后的身体素质和疾病的发生也有重要影响。同样，孕妇和乳母的营养状况不仅影响其近期的身体健康，还可影响产后身体的恢复和远期的健康状况。

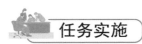

对张女士人工喂养的指导可以参考表 3-1-8 所示的婴幼儿辅食添加建议表。

表 3-1-8　婴幼儿辅食添加建议表

膳食种类	0~6 月龄	7~12 月龄	13~24 月龄
加碘食盐/(g·d⁻¹)		不建议额外添加	0~1.5
油/(g·d⁻¹)		0~10	5~15
鸡蛋/(g·d⁻¹)	未满 6 个月婴儿，不建议添加辅食，特殊情况须咨询医生或专业营养人员	15~50	25~50
肉禽鱼/(g·d⁻¹)		25~75	50~75
蔬菜类/(g·d⁻¹)		25~100	50~150
水果类/(g·d⁻¹)		—	50~150
继续母乳喂养，逐步过渡到谷类为主食			
母乳/(mL·d⁻¹)		700~500	600~400
谷类/(g·d⁻¹)		25~75	50~100

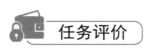

完成本任务，对照表 3-1-9 进行任务评价。

表 3-1-9　任务评价表

项目	评价标准
知识掌握（50）	简述婴儿喂养方式（15） 简述各个阶段婴幼儿的喂养指导（20） 简述幼儿膳食原则（15） 回答熟练、全面、正确
技能能力（25）	能正确判断婴幼儿营养问题（10 分） 能根据婴幼儿年龄阶段进行膳食指导（15） 判断正确，指导科学

续表

项目	评价标准
人文素养 （25）	能通过学习提高自己和服务对象的营养素养（10分） 遵守职业道德规范，宣传绿色环保节约理念（10分） 呵护婴幼儿，保障婴幼儿健康（5分）
总分（100分）	

 同步测试

一、单选题

1. 幼儿每日供给牛奶或相应的奶制品不应少于（　　）mL。

A. 350　　　　　　B. 250　　　　　　C. 150　　　　　　D. 50

2. 阳光照射可以补充（　　）。

A. 维生素 E　　　　B. 维生素 C　　　　C. 维生素 D　　　　D. 维生素 A

3. 婴儿出生后第一口食物应是（　　）。

A. 牛肉　　　　　　B. 母乳　　　　　　C. 全谷物　　　　　D. 苏打饼干

二、多选题

1. 母乳喂养的优点包括（　　）。

A. 营养成分适当，易消化吸收　　　　B. 富含免疫物质，增强抵抗力

C. 降低过敏风险，经济卫生　　　　　D. 促进产后恢复、增进母婴情感

2. 婴儿喂养方式有（　　）。

A. 母乳喂养　　　　B. 人工喂养　　　　C. 混合喂养　　　　D. 自主饮食

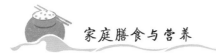

项目二　儿童少年营养与膳食指导

【项目介绍】

　　儿童营养不良特别是农村地区儿童生长迟缓的问题，一直是各级政府和家庭都关心的问题。儿童营养不良多由膳食能量供应不足、蛋白质缺乏或继发性疾病等原因导致，主要表现为消瘦、生长迟缓、浮肿等。从监测数据来看，我国 5 岁以下儿童生长迟缓率、低体重率分别为 4.8% 和 1.9%，营养不足发生率明显降低，特别是能量供应不足已经得到根本改善。儿童、青少年贫血率、维生素 A 缺乏率均有显著下降，营养状况得到明显改善。本项目主要分析儿童少年的营养与问题，介绍膳食指导原则，引导健康饮食。

【知识目标】

　　了解学龄前和学龄儿童常见营养问题；熟悉学龄前和学龄儿童的营养需要；掌握学龄前和学龄后儿童营养指导原则。

【能力目标】

　　能够评价学龄前和学龄儿童的营养问题和营养需要，能够根据学龄前和学龄儿童的营养状况进行膳食指导，改善营养状况。

【素质目标】

　　儿童少年是祖国的花朵，通过合理膳食，保障儿童少年的身体健康，提高全民健康水平。

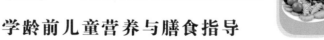

任务一　学龄前儿童营养与膳食指导

任务描述

　　男童，年龄 5 岁，饭量较大，喜吃汉堡等快餐，医院体检显示体重超标，前来进行营养咨询。

　　工作任务：

　　1. 这个时期的儿童需要哪些营养？

　　2. 请对男童进行详细的膳食指导。

任务分析

　　完成该任务，需要掌握学龄前儿童生理特点，熟悉学龄前儿童营养需要，掌握科学的营养指导知识，培养学龄前儿童良好的生活习惯，积极践行合理膳食、适量运动、心理平衡等健康文明生活方式。在任务实施过程中要遵守职业

学龄前儿童营养与膳食指导

道德规范，秉承节约原则和吃动平衡为核心的健康理念。

任务重点：学龄前儿童营养问题。

任务难点：学龄前儿童膳食指导。

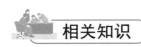 **相关知识**

学龄前儿童指的是 3~6 岁的儿童，该阶段儿童的生长发育速率与婴幼儿相比略有下降，但仍处于较高水平，该阶段儿童的生长发育状况也直接关系青少年和成人期发生肥胖的风险。经过 7~24 月龄期间膳食模式的过渡和转变，2~5 岁儿童摄入的食物种类和膳食结构已开始接近成人，是饮食行为和生活方式形成的关键时期。这一时期儿童活动能力和范围增加，生活自理能力不断提高，自主性、好奇性、学习能力和模仿能力增强，该时期也是培育良好饮食习惯的重要阶段。

一、学龄前儿童的生理特点与营养问题

（一）学龄前儿童的生理特点

1. 身高、体重稳步增长

与婴幼儿相比，学龄前儿童的体格发育速度相对减慢，但仍保持稳步增长，这一时期每年体重增长约 2 kg，每年身高增长 5~7 cm。

2. 神经系统发育逐渐完善

3 岁时儿童的神经系统发育已基本完成，但脑细胞体积的增大和神经纤维的髓鞘化仍在继续。神经冲动的传导速度明显快于婴幼儿期。

3. 咀嚼及消化能力仍有限

尽管儿童 3 岁时乳牙已出齐，6 岁时恒牙已萌出，但这一时期的咀嚼及消化能力仍有限，远低于成人，尤其是对固体食物，需要较长时间适应。因此，这一时期还不能给予成人膳食，以免造成消化功能的紊乱。

4. 心理发育特点

3~6 岁的儿童注意力分散，无法专心进食，在食物选择上有自己做主的倾向，且模仿能力极强，因此这一时期应特别注意培养儿童良好的饮食习惯。

（二）学龄前儿童主要营养问题

1. 龋齿

学龄前儿童是龋齿的高发期，合理的营养和良好的膳食习惯是保护牙齿的基础。正确做法为：第一，在平衡膳食基础上，应适当提高蛋白质的摄入量；第二，控制单糖、双糖的摄入，不在睡前吃糖，吃糖后应立即漱口；第三，少喝酸性饮料，避免对牙釉质的腐蚀；第四，增加户外活动，及时补充维生素 D 和钙；第五，注意口腔卫生，养成早晚刷牙、饭后漱口的好习惯。

2. 饮食缺乏规律，易产生偏食、挑食行为

学龄前儿童自主意识强，但自我控制力弱，易产生偏食等不良饮食习惯，甚至可影响终身。

3. 营养缺乏与热能过多并存

学龄前儿童活泼好动，胃的容量小，肝糖原储存量少，容易饥饿；钙、铁、锌、维生素等微量营养素缺乏是这一时期儿童常见的营养问题。蛋白质、能量摄入不足仍然是农村儿童比较突出的问题；城市儿童可因高脂肪、高蛋白食物的摄入过多或运动减少而造成肥胖。

儿童营养不良特别是农村地区儿童生长迟缓的问题，一直是各级政府和家庭都关心的问题。中国营养学会监测数据显示，我国 5 岁以下儿童生长迟缓率为 4.8%，营养不足发生率明显降低，如图 3-2-1 所示，特别是能量供应不足已经得到根本改善。儿童青少年营养状况得到明显改善

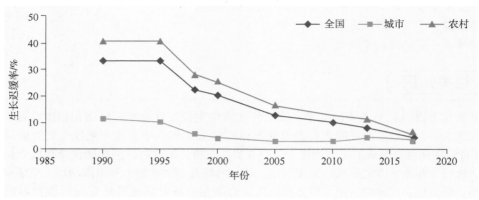

图 3-2-1　1990—2017 年中国 5 岁以下儿童生长迟缓率变化趋势
来源：中国营养学会《中国居民膳食指南科学研究报告（2021）》

二、学龄前儿童的营养需要

（一）能量

中国营养学会推荐的学龄前儿童每日能量需要男童高于女童。学龄前儿童蛋白质的 RNI 为 20~25 g/d，其中动物性蛋白质应占到一半。学龄前儿童脂肪提供的能量由婴幼儿时期的 35%~40% 减少到 30%~35%，但仍高于一般成年人。学龄前儿童能量需要量如表 3-2-1 所示。

表 3-2-1　学龄前儿童能量需要量

性别	能量（RNI）/（kcal·d⁻¹）		
	3~4/岁	4~5/岁	5~6/岁
男	1 250	1 300	1 400
女	1 200	1 250	1 300

碳水化合物是学龄前儿童能量的主要来源，其供能比为 50%~65%。学龄前儿童的膳食应逐渐过渡成以谷类食物为主，如大米、面粉、杂粮，注意粗细粮的合理搭配，避免过多摄入糖和甜食。

（二）矿物质

学龄前儿童的骨骼生长需要充足的钙。中国营养学会建议 4~6 岁儿童钙、铁、锌和碘的 RNI 分别为 800 mg/d、10 mg/d、5.5 mg/d 和 90 μg/d。学龄前儿童矿物质的用途与参考摄入量，如表 3-2-2 所示。

表 3-2-2　学龄前儿童矿物质的用途与参考摄入量（RNI 或 AI）

矿物质	主要用途	RNI 或 AI	
		2~4 岁	4~6 岁
钙/（mg·d⁻¹）	促进骨骼生长，增加骨密度	600	800
铁/（mg·d⁻¹）	预防铁缺乏和缺铁性贫血	9	10
锌/（mg·d⁻¹）	促进生长发育；增进食欲、提高免疫力	4.0	5.5
碘/（μmg·d⁻¹）	预防碘缺乏病，促进生长发育	90	90

（三）维生素

学龄前儿童维生素 A 的 RNI 为 360 μgRAE/d。尽管维生素 D 缺乏导致的佝偻病常见于 3

岁以下的婴幼儿，但学龄前儿童骨骼生长需要维生素 D，以促进钙的吸收，学龄前儿童钙缺乏还是常见。学龄前儿童维生素 D 的 RNI 为 10 mg/d。维生素 B_1、维生素 B_2 和烟酸的 RNI 分别是 0.8 mg/d、0.7 mg/d 和 8 mgNE/d。

三、学龄前儿童膳食指导

（一）学龄前儿童膳食指南

学龄前儿童生长发育速度减缓，各器官持续发育并逐渐成熟，除保证营养素的合理摄入以满足生长发育所需外，帮助其建立良好的饮食卫生习惯也十分重要。中国营养学会根据学龄前儿童营养需求，在一般人群膳食指南基础上增加了以下五条关键推荐。

1. 规律就餐，自主进食，不挑食，养成良好饮食习惯

学龄前儿童建议一日"三餐两点"。各正餐之间加适量的加餐食物，既保证了营养需要，又不增加胃肠道负担。加餐食物，用以补充能量和营养素的不足，建议选用营养丰富的乳制品、海产品、蛋类、豆制品、新鲜蔬果及坚果类食品，但晚间加餐不宜安排甜食，以预防龋齿。不随意改变进餐时间、环境和进餐量；从小养成不偏食、不挑食、少零食、细嚼慢咽、不暴饮暴食、口味清淡、摄入多样化食物的良好饮食习惯。

2. 每天喝奶，足量饮水，正确选择零食

奶及奶制品中钙含量丰富且吸收率高，是儿童钙的最佳来源。建议每日饮奶 300~400 mL 或相当量的奶制品。学龄前儿童新陈代谢旺盛，活动量大，应保证足量水分摄入。建议学龄前儿童每日饮水量为 600~800 mL，以白开水为主，少量多次饮用，避免喝含糖饮料。零食选择应注意几方面：第一，选择新鲜、天然、易消化食物；第二，少选油炸食品和膨化食品；第三，安排在两餐之间，量不宜过多。

3. 食物应合理烹调，易于消化，少调料，少油炸

在为学龄前儿童烹调加工食物时，应尽可能保持食物的原汁原味，口味以清淡为好，不应过于油腻和辛辣，尽可能少用或不用味精、鸡精、色素等调味品。

4. 参与食物选择与制作，增进对食物的认识与喜爱

鼓励学龄前儿童参与家庭食物选择和制作过程，吸引其对各种食物的兴趣，享受烹饪食物过程中的乐趣和成就。

5. 经常进行户外活动，促进健康生长

鼓励学龄前儿童经常参加户外活动，建议该年龄段儿童每天至少进行 60 分钟体育运动，既可以锻炼体能智能，维持能量平衡，促进皮肤中维生素 D 的合成和钙的吸收利用，也可有效减少近视眼的发生。

学龄前儿童膳食要根据中国营养学会发布的学龄前儿童平衡膳食宝塔科学搭配，保证各种营养素的适量摄入。学龄前儿童平衡膳食宝塔如图 3-2-2 所示。

（二）学龄前儿童的合理膳食原则

1. 足量食物、平衡膳食、规律就餐

足量食物、平衡膳食、规律就餐是学龄前儿童获得全面营养和良好消化吸收的保障。餐次以一日 4~5 餐为宜，3 次正餐，2 次加餐。一日三餐的能量分配为：早餐 30%，午餐 35%，晚餐 25%，加餐点心 10% 左右。定时、定量、定点进食，注意饮食卫生。

2. 选择易于消化的烹调方式

烹调方式要符合学龄前儿童的消化功能和特点，烹调注意色香味美，让孩子喜欢，促进食欲。食品的温度适宜、软硬适中，易被儿童接受。

3. 养成良好的饮食习惯

不挑食、偏食或暴饮暴食，正确选择零食，并注意零食的食用安全。

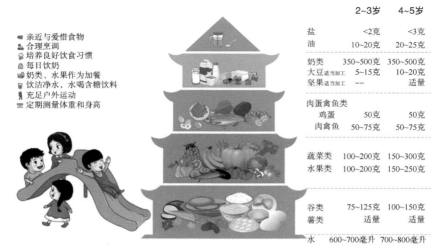

	2~3岁	4~5岁
盐	<2克	<3克
油	10~20克	20~25克
奶类	350~500克	350~500克
大豆 适当加工	5~15克	10~20克
坚果 适当加工	——	适量
肉蛋禽鱼类		
鸡蛋	50克	50克
肉禽鱼	50~75克	50~75克
蔬菜类	100~200克	150~300克
水果类	100~200克	150~250克
谷类	75~125克	100~150克
薯类	适量	适量
水	600~700毫升	700~800毫升

亲近与爱惜食物
合理烹调
培养良好饮食习惯
每日饮奶
奶类、水果作为加餐
饮洁净水，水喝含糖饮料
充足户外运动
定期测量体重和身高

图 3-2-2　中国学龄前儿童平衡膳食宝塔
来源：中国营养学会

拓展知识

6岁孩子奶粉怎么选择

1. 选择大品牌。不管是给哪一个年龄段的儿童选择奶粉，宝妈都要秉承着大品牌的原则，给6岁儿童选择时也是一样的，没有听说过的品牌不可以选择。因为大品牌的奶粉不管是奶源，还是配制工艺，都是比较先进的。只有这样才能放心给儿童喝，才能保证儿童的健康不受伤害。

2. 正规卖场购买。品牌很重要，购买的渠道也不容忽视。宝妈们一定要从正规的卖场，比如超市、孕婴店等卖场购买，保证奶粉的质量与品质。千万不要从批发市场或者没有营业执照的小卖部购买，避免购买到冒牌的奶粉，威胁儿童的健康。

3. 选择配方奶粉。给6岁的儿童选择奶粉时最好选择配方奶粉，因为配方奶粉是根据儿童每个年龄段的营养需求而配制的，更适合儿童的营养需求。不同阶段的奶粉适合不同年龄段的儿童，更有益于儿童的成长发育。

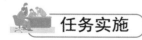 **任务实施**

对男童的膳食指导可以参考表 3-2-3 所示的学龄前儿童每日膳食构成。

表 3-2-3　学龄前儿童每日膳食构成

膳食种类	2~3岁	4~5岁	膳食种类	2~3岁	4~5岁
加碘食盐/(g·d^{-1})	<2	<3	肉禽鱼/(g·d^{-1})	50~75	50~75
油/(g·d^{-1})	10~20	20~25	蔬菜类/(g·d^{-1})	100~200	150~300
奶类/(g·d^{-1})	300~500	350~500	水果类/(g·d^{-1})	100~200	150~250
大豆/(g·d^{-1})	5~15	10~20	谷类/(g·d^{-1})	75~125	100~150
坚果/(g·d^{-1})	—	适量	薯类/(g·d^{-1})	适量	适量
鸡蛋/(g·d^{-1})	50	50	水/(mL·d^{-1})	600~700	700~800

任务评价

完成本任务，对照表3-2-4进行任务评价。

表3-2-4　任务评价表

项目	评价标准
知识掌握 （45）	简述学龄前儿童的生理特点（10） 简述学龄前儿童的营养问题（10） 简述学龄前儿童的营养需要（10） 简述学龄前儿童的膳食指导（15） 回答熟练、全面、正确
技能能力 （30）	能正确判断学龄前儿童营养问题（10分） 能判断学龄前儿童的营养需求（10） 能对学龄前儿童进行膳食指导（10） 判断准确，指导科学
人文素养 （25）	能通过学习提高自己和服务对象的营养素养（10分） 遵守职业道德规范，宣传绿色环保节约理念（10分） 与家长沟通合理膳食的重要性，保障学龄前儿童科学摄取营养素养（5分）
总分（100分）	

同步测试

一、 单选题

1. 4~5岁男童能量需要量（RNI）是（　　　）kcal/d。

A. 1 300　　　　　　B. 1 200　　　　　　C. 1 000　　　　　　D. 1 250

2. 学龄前儿童维生素D的RNI为（　　　）mg/d。

A. 360　　　　　　B. 20　　　　　　C. 8　　　　　　D. 10

3. 学龄前儿童指的是（　　　）岁的儿童。

A. 1~3　　　　　　B. 3~6　　　　　　C. 1~2　　　　　　D. 3~18

二、 思考题

学龄前儿童主要的营养问题有哪些？

任务二

学龄儿童营养与膳食指导

任务描述

小明，男，小学二年级学生，吃饭挑剔，较同班男生矮，家长特来咨询。

工作任务：

1. 小明可能是什么原因导致的身材较矮？

2. 请对小明进行膳食指导。

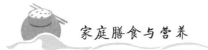

任务分析

完成该任务，需要掌握学龄儿童生理特点，熟悉学龄儿童营养需要，掌握科学的营养指导知识，培养学龄儿童良好的生活习惯，积极践行合理膳食、适量运动、心理平衡等健康文明生活方式。均衡的营养是儿童智力和体格正常发育甚至一生健康的基础。这一时期也是饮食行为和生活方式形成的关键时期，家庭、学校和社会要积极开展饮食教育。

任务重点：学龄儿童营养问题。

任务难点：学龄儿童膳食指导。

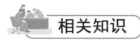

相关知识

学龄儿童是指从 6 岁到不满 18 岁的未成年人。通常可分为 6~12 岁的小学学龄期和 13~18 岁的中学学龄期。学龄儿童正处于在校学习阶段，是体格、智力发育的关键时期，对能量和营养素的需要相对高于成年人。因此，为学龄儿童提供合理营养、平衡膳食，对其正常的生长发育至关重要。

一、小学学龄儿童营养膳食指导

（一）生理特点

此期儿童生长迅速、代谢旺盛，体格发育稳步增长，活动能力逐步增强，除生殖系统外，其他器官和系统已逐渐接近成人水平，可以接受大部分的成人饮食。处于小学学龄期的儿童生长迅速、代谢旺盛，每年体重约增加 2~3kg，身高每年可增高 4~7cm，身高在该阶段的后期增长较快。但各系统器官的发育快慢不同，神经系统发育较早，生殖系统发育较晚，皮下脂肪年幼时较发达，肌肉组织到学龄期才加速发育。

（二）营养需要

学龄期儿童处于生长发育阶段，基础代谢率高，活泼好动，体力、脑力活动量大，故学龄儿童需要的能量（按每千克体重计）接近或超过成人。由于学龄儿童学习任务繁重，思维活跃，认识新事物多，必须保证供给充足的蛋白质。学龄儿童脂肪的宏量营养素可接受范围（AMDR）为总能量的 25%~30%。学龄儿童膳食中碳水化合物的 AMDR 为总能量的 50%~65% 为宜。由于学龄儿童骨骼生长发育快，矿物质的需要量明显增加，必须保证供给充足。由于体内三大营养素代谢反应十分活跃，学习任务重，因此有关能量代谢、蛋白质代谢和维持正常视力、智力的维生素必须保证充足供给，尤其要重视维生素 A 和维生素 B_2 的供给。

（三）膳食指导

学龄儿童期是学习营养健康知识、养成良好生活方式、提高营养健康素养的关键时期。中国营养学会根据学龄儿童期营养需求，提出在一般人群膳食指南基础上增加以下五条关键推荐。

1. 了解食物，学习烹饪，提高营养科学素养

儿童期是学习营养健康知识、养成健康生活方式、提高营养健康素养的关键时期。他们不仅要认识食物、参与食物的选择和烹调，养成健康的饮食行为，更要积极学习营养健康知识，传承我国优秀饮食文化和礼仪，提高营养健康素养。家庭、学校和社会要共同努力，开展儿童少年的饮食教育。家长要将营养健康知识融入儿童少年的日常生活，学校可以开设符合儿童少年特点的营养与健康教育相关课程，营造校园营养环境。

2. 三餐合理，规律进餐，培养良好饮食习惯

儿童应做到一日三餐，包括适量的谷薯类、蔬菜、水果、禽畜鱼蛋、豆类坚果，以及充足的奶制品。两餐间隔4~6小时，三餐定时定量。早餐提供的能量应占全天总能量的25%~30%，午餐占30%~40%，晚餐占30%~35%。要每天吃早餐，保证早餐的营养充足，早餐应包括谷薯类、禽畜肉蛋类、奶类或豆类及其制品和新鲜蔬菜水果等食物。三餐不能用糕点、甜食或零食代替。做到清淡饮食，少吃含高盐、高糖和高脂肪的快餐。

3. 合理选择零食，禁止饮酒，多饮水，少喝含糖饮料

零食是指一日三餐以外的所有食物和饮料，不包括水。儿童可选择卫生、营养丰富的食物作为零食，如水果和能生吃的新鲜蔬菜、奶制品、大豆及其制品或坚果。油炸、高盐或高糖的食品不宜作为零食。要保障充足饮水，每天800~1 400 mL，首选白开水，不喝或少喝含糖饮料，更不能饮酒。

4. 不偏食节食，不暴饮暴食，保持体重适宜增长

儿童应做到不偏食节食、不暴饮暴食，正确认识自己的体型，保证适宜的体重增长。营养不良的儿童，要在吃饱的基础上，增加鱼禽蛋肉或豆制品等富含优质蛋白质食物的摄入。超重、肥胖会损害儿童的体格和心理健康，要通过合理膳食和积极的身体活动预防超重、肥胖。对于已经超重、肥胖的儿童，应在保证体重合理增长的基础上，控制总能量摄入，逐步增加运动频率和运动强度。

5. 增加户外活动，保证每天活动60分钟

有规律的运动、充足的睡眠与减少静坐时间可促进儿童生长发育，预防超重肥胖的发生，并能提高儿童的学习效率。儿童少年要增加户外活动时间，每天累计至少60分钟中等强度以上的身体活动，其中每周至少3次高强度的身体活动（包括抗阻力运动和骨质增强型运动）。看视频时间每天不超过2小时，越少越好。

（四）学龄儿童的合理膳食

学龄儿童的合理膳食原则包括以下几点。

1. 学龄儿童应该食物多样化，平衡膳食

学龄儿童应摄入粗细搭配的多种食物，保证鱼、禽、蛋、畜、奶类及豆类等食物的供应。

2. 坚持吃好早餐

早餐的能量及营养素供应量应相当于全日量的1/3。如果不吃早餐或早餐吃不好，小学生在上午11点前后就会因能量不够而导致学习行为的改变，如注意力不集中，数学运算、逻辑推理能力及运动耐力下降等。

3. 培养良好生活习惯及卫生习惯

定时定量进食，少吃零食，不挑食、偏食或暴饮暴食。

儿童活泼好动，正处在生长发育的关键时期，膳食要保障各种营养素的充分补充，做到平衡膳食。中国儿童平衡膳食算盘如图3-2-3所示。

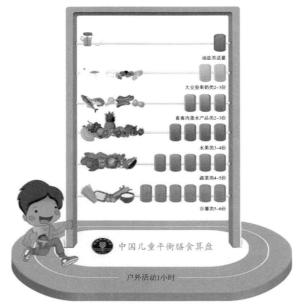

图 3-2-3　中国儿童平衡膳食算盘

来源：中国营养学会

二、中学学龄儿童营养膳食指导

这个时期也被称为青少年期，相当于初中和高中阶段。此阶段处于青春期，是第二个生长发育的高峰时期，是人生长发育的一个非常重要的时期。此期在神经内分泌的作用下，生殖系统迅速发育及成熟，第二性征出现，内脏功能、大脑功能和心理发展也进入高峰，身体各器官系统进一步发育成熟。

（一）青少年的生理特点

1. 身高和体重的第二次突增期

通常女生的突增期开始于 10~12 岁，男生略晚，开始于 12~15 岁。体重每年增加 2~5 kg，个别可达 8~10 kg，所增加的体重占其成人时体重的一半；身高每年可增高 2~8 cm，个别可达 10~12 cm，所增加的身高可占成人时身高的 15%~20%。

身高是反映长期膳食营养质量的指标，也是整体国民体质提升的重要表现。近 30 年来，我国儿童青少年生长发育水平持续改善，6~17 岁男孩和女孩各年龄组身高均有增加，平均每 10 年身高增加 3 cm。农村儿童身高增长幅度为男生 4 cm、女生 3 cm，大于城市儿童男生 3 cm、女生 2 cm 的身高增长幅度。

2. 身体成分发生变化

在青春期以前，男生和女生的脂肪和肌肉占体重的比例是相似的，分别为 15% 和 19%；进入青春期以后，女性脂肪增加到 22%，男性仍为 15%，而此时男生增加的瘦体重（即去脂体重）约为女生的 2 倍。

3. 性和心理发育成熟

青春期性腺发育逐渐成熟，性激素促使生殖器官发育、出现第二性征。青少年的抽象思维能力加强，思维活跃，记忆力强，心理发育成熟，追求独立愿望强烈。心理改变可导致饮食行为改变，如盲目节食等。

（二）青少年的营养需要

青少年时期对各种营养素的需要量达到最大值，随着机体发育的不断成熟，需要量逐渐下降。生长发育中青少年的能量、蛋白质均处于正平衡状态，对能量、蛋白质的需要量与生长发育速率一致，蛋白质的 RNI 男女分别为 60~75 g/d 和 55~60 g/d，脂肪的摄入量占总能量的25%~30%，碳水化合物的摄入量占总能量的 50%~65%。

青少年骨骼生长迅速，这一时期骨量的增加量占到成年期的 45% 左右。青少年期的钙营养状况决定成年后的峰值骨量，每天钙摄入量高的青少年的骨量和骨密度均高于钙摄入量低者，进入老年期后骨质疏松性骨折的发病危险性降低。11~13 岁钙的 RNI 为 1 200 mg/d，14~17 岁为1 000 mg/d。青春期男生比女生在体内增加更多的肌肉，肌蛋白和血红蛋白需要铁来合成。而青春期女生还要从月经中丢失大量铁，需要通过膳食增加铁的摄入量。由于生长发育迅速，特别是肌肉组织的迅速增加以及性的成熟，青少年体内锌的储存量增多，需要增加锌的摄入量，肉类、海产品、蛋类等都是锌的良好来源。青春期碘缺乏所致的甲状腺肿发病率较高，故这一时期应注意保证碘的摄入。其他的营养素推荐量参照《中国居民膳食营养素参考摄入量》。

（三）青少年的合理膳食原则

《中国居民膳食指南》中关于学龄儿童的膳食指南也适用于青少年期，青少年的合理膳食原则包括以下三项。

1. 多吃谷类，供给充足的能量

青少年的能量需要量大，可因活动量大小而有所不同，而且宜选用加工较为粗糙、保留大部分 B 族维生素的谷类，适当选择杂粮及豆类。

2. 保证足量的鱼、禽、蛋、奶、豆类和新鲜蔬菜水果的摄入

优质蛋白质应在 50% 以上，鱼、禽、肉、蛋每日供给量为 200~250 g，奶不低于 300 mL。每日蔬菜和水果的总供给量约为 500 g，其中绿色蔬菜类不低于 300 g。

3. 平衡膳食，鼓励参加体力活动，避免盲目节食

青少年肥胖率逐年增加，对于那些超重或肥胖的青少年，应引导他们合理控制饮食，少吃高能量的食物（如肥肉、糖果和油炸食品等），同时增加体力活动，使能量摄入低于能量消耗，逐步减轻体重。

三、学龄儿童主要营养问题

（一）早餐量少质量差

儿童在早晨起床后常常食欲欠佳，并因赶时间上学匆匆进餐而影响食量，容易导致能量、蛋白质的缺乏，从而影响学习效率。

（二）超重或肥胖

学龄儿童可以接受大部分的成人饮食，少数儿童食量大但运动量小，造成超重或肥胖现象。《中国居民营养与慢性病状况报告（2020 年）》显示，6 岁以下和 6~17 岁儿童青少年超重肥胖率分别达到 10.4% 和 19.0%。随着社会经济的快速发展和居民生活方式的改变，中国儿童少年超重肥胖率快速增长，已成为严重的公共卫生问题。

（三）饮食习惯不良

学龄儿童的饮食习惯和方式容易受电视广告、同学和家人的影响，出现挑食偏食、以零食代替正餐、暴饮暴食、吃不健康食品等现象。

拓展知识

"全民营养周"

一、"全民营养周"的由来

国务院发布的《中国食物与营养发展纲要（2014—2020年）》第四部分指出"提高全民营养意识，提倡健康生活方式，树立科学饮食理念，研究设立公众营养日。开展食物营养知识进村入户活动，加强营养与健康教育"。原卫生部发布《营养改善工作管理办法》，所称营养改善工作，也强调以平衡膳食、合理营养、适量运动为中心的科学宣传活动，应有专业指导、社会参与的原则。

中国营养学会在第八届四次常务理事会研究决定，确定每年5月第三周为"全民营养周"。"全民营养周"由中国营养学会联合中国疾控中心营养与健康所、农业农村部食物与营养发展研究所、中国科学院上海生科院营养科学研究所作为发起及组织单位。

二、"全民营养周"目标和宗旨

"全民营养周"旨在通过以科学界为主导，全社会、多渠道、集中力量传播核心营养知识和实践，使民众了解食物、提高健康素养、建立营养新生活，让营养意识和健康行为代代传递，提升国民素质，实现中国"营养梦 健康梦"。为实现根本目的，"全民营养周"是一系列有组织、有主题、有规模、有教育意义的统一行动，是一套营养目标清楚的健康传播和促进良好习惯养成的主动性活动。行动规则是全民参与、简单易行、百姓受益，传播健康文化，提升社会进步。

 任务实施

对小明的膳食指导可以参考如表3-2-5所示的学龄儿童各类食物建议摄入量。

表3-2-5 学龄儿童各类食物建议摄入量

食物类别	7岁~10岁	11岁~13岁	14岁~17岁
谷物/（g·d⁻¹）	150~200	225~250	250~300
全谷物和杂豆/（g·d⁻¹）	30~70		50~100
薯类/（g·d⁻¹）	25~50		50~100
蔬菜类/（g·d⁻¹）	300	400~450	450~500
水果类/（g·d⁻¹）	150~200	200~300	300~350
畜禽类/（g·d⁻¹）	40	50	50~75
水产品/（g·d⁻¹）	40	50	50~75
蛋类/（g·d⁻¹）	25~40	40~50	50
奶类及奶制品/（g·d⁻¹）	300	300	300
大豆/（g·周⁻¹）	105	105	105~175
坚果/（g·周⁻¹）	—	50~70	

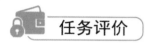 **任务评价**

完成本任务，对照表3-2-6进行任务评价。

表 3-2-6　任务评价表

项目	评价标准
知识掌握 （45）	简述学龄儿童指的是哪个群体（5） 简述学龄儿童的生理特点（10） 简述学龄儿童的营养需要（10） 简述学龄儿童主要营养问题（10） 简述学龄前儿童的膳食指导（10） 回答熟练、全面、正确
技能能力 （30）	能正确判断学龄儿童营养问题（10分） 能判断学龄儿童的营养需求（10） 能对学龄儿童进行膳食指导（10） 判断正确，指导科学
人文素养 （25）	能通过学习提高自己和服务对象的营养素养（10分） 遵守职业道德规范，宣传绿色环保节约理念（10分） 培养学龄儿童科学饮食习惯（5分）
总分（100分）	

 同步测试

一、单选题

1. 学龄儿童看视频时间每天不超过（　　）小时，越少越好。

A. 5　　　　　　　B. 4　　　　　　　C. 3　　　　　　　D. 2

2. "全民营养周"定在每年的（　　）月第三周。

A. 5　　　　　　　B. 6　　　　　　　C. 7　　　　　　　D. 8

3. 青少年的生理特点有（　　）。

A. 身高和体重的第二次突增期　　　　B. 体成分发生变化

C. 性发育成熟　　　　　　　　　　　D. 心理发育成熟

二、思考题

中国营养学会根据学龄儿童期营养需求，提出了在一般人群膳食指南基础上增加五条关键推荐，分别是什么？

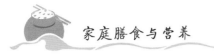

项目三　老年期营养与膳食指导

【项目介绍】

随着社会经济和医学保健事业的发展，人类寿命逐渐延长，老年人口比例不断增大。老年人合理营养有助于延缓衰老进程、促进健康和预防慢性退行性疾病，提高生命质量。本项目主要分析老年人的营养与问题，介绍膳食指导原则，引导老年人健康饮食。

【知识目标】

了解老年人营养问题；熟悉老年人的营养需要等；掌握老年人营养指导原则。

【能力目标】

能够科学判断老年人的营养问题和营养需要，能够根据老年人营养状况进行膳食指导，改善营养状况。

【素质目标】

通过合理膳食，保障老年人的身体健康，提高全民健康水平。

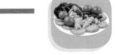

任务一　老年人主要营养问题

任务描述

王某，男性，某单位退休人员，最近自我感觉腰背酸痛，严重时翻身、起坐及行走有困难，到医院体检。

工作任务：

1. 这位老人存在什么营养问题？
2. 如何改善老人身体状况？

任务分析

完成该任务，需要掌握老年人生理特点，科学、准确判断老年人营养问题，培养老年人良好的生活习惯，积极践行合理膳食、适量运动、心理平衡等健康文明生活方式。在任务实施过程中要遵守职业道德规范，秉承以节约原则和吃动平衡为核心的健康理念。

任务重点：老年人生理特点。

任务难点：老年人营养问题。

老年人主要
营养问题

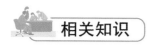 相关知识

一、我国老年人基本情况

对于老年人的年龄界定，不同的领域的界定不同。我国传统认为"花甲"为老年人，年龄为 60 岁。

《中华人民共和国老年人权益保障法》（以下简称《老年人权益保障法》）第二条规定老年人的年龄起点标准是 60 周岁，即凡年满 60 周岁的中国公民都属于老年人。这也是我们一般意义上认为的老年人。

2016 版《中国居民膳食指南》中将 65 岁以上的成年人定义为老年人，80 岁以上的成年人定义为高龄老人。

第七次人口普查显示，60 岁及以上人口为 2.6 亿人，占总人口数的 18.70%，其中 65 岁及以上人口为 1.9 亿人，占总人口数的 13.50%。与 2010 年第六次全国人口普查相比，0~14 岁人口的比重上升 1.35 个百分点，15~59 岁人口的比重下降 6.79 个百分点，60 岁及以上人口的比重上升 5.44 个百分点，65 岁及以上人口的比重上升 4.63 个百分点。

老龄化已经是不可回避的社会问题，在我国一些省市，65 岁以上的老龄人已超过 20%。预计到 2025 年，中国老年人口将突破 3 亿。近年来，老年人膳食和营养状况得到了明显改善，但老年人群存在的营养与健康问题仍不容乐观。一方面，有一部分老年人存在能量或蛋白质摄入不足的情况，维生素 B_1、维生素 B_2、叶酸、钙摄入不足的比例均高于 80%，80 岁以上高龄老年人低体重率为 8.3%，贫血率达到 10%，农村老年人营养不足问题更为突出。另一方面，由于膳食不平衡，老年人肥胖以及营养相关慢性疾病问题依然严峻，老年人肥胖率达 13.0%，高血压患病率近 60%，糖尿病患病率近 15%。需重视老年人的健康状况，实施老年营养支持策略，增强体质和抵御疾病的能力，避免一些疾病的发生，提高老年人的生存质量。

二、老年期生理功能的衰退

（一）生理功能衰退的总体特征

1. 储备能力减少

储备能力减少是全身组织器官与生理功能退化的结果，老年人一旦因环境发生变化或意外状况的发生而处于紧张状态时，机体就很难应付，从而影响其正常的生理功能。例如，运动时糖原贮存不足，机体不能及时提供能量，老年人因此难以承担重负荷运动。

2. 适应能力减弱

伴随着机体多种生理功能的减退，老年人内环境稳定性失调，出现各种功能障碍。例如，老年人换个生活环境，容易出现水土不服、肠胃不适、睡眠不佳等现象。

3. 抵抗力下降

随着生理功能的衰退与紊乱，尤其是免疫功能的下降，老年人的抵抗力明显减弱，容易患上传染性疾病、代谢紊乱性疾病、恶性肿瘤等。

4. 自理能力降低

随着机体的衰老，体力逐渐下降，老年人往往动作迟缓、反应迟钝、行动不便，容易出现诸如摔跤、跌伤、划伤等意外事故。

在老化过程中，生理功能的降低同样也存在个体差异，衰退情况各不相同，并且同一个个体的不同器官功能的衰退情况也不尽相同。但总体而言，机体生理功能随年龄增长而发生的变化是有规律的，各组织、器官系统将会出现一系列慢性退行性变化，并呈现各自的特点。

（二）主要器官功能的衰退

1. 心血管系统

心血管系统的功能衰退包括心脏和血管的功能变化。

心肌萎缩是心血管系统老化的首要特征。伴随着人的不断老化，心肌逐渐萎缩，心脏肥厚硬化，弹性降低，这些变化导致心脏收缩能力减弱，心跳频率减慢，心脏每次搏动输出的血量也减少。研究发现，心输出量随年龄增长而减少，到80岁时其功能减退约35%。心输出量减少，输送到各器官的血流量也就减少了，供血不足就会影响各器官功能。

动脉硬化是心血管系统老化的又一重要特征。随着年龄增长，动脉弹性下降，动脉硬化逐渐加重，从而使心、脑、肾等机体主要器官的血管对该器官的供血不足，引发相应功能障碍。如果冠状动脉硬化，心肌血液供给不足，就会引发冠心病，其主要表现是心绞痛、心律失常或心肌梗塞等，动脉硬化还会引发高血压。因此，老年人最常见的心血管系统疾病就是冠心病和高血压。

2. 呼吸系统

呼吸系统的功能衰退主要包括肺和参加呼吸运动的肌肉与骨骼的功能变化。

老年人的肺泡逐年减少，肺脏的弹性和柔软性减弱，膨胀和回缩力降低。另外，老年人出现骨质疏松，脊柱后凸，肋骨前突，胸腔成筒状变形，加上呼吸肌力量的减弱，限制了肺脏的呼吸运动，造成肺通气不畅，肺活量下降。一般来说，人到70岁时，肺活量会减少25%。

老年人的呼吸功能明显退化，肺的通气、换气功能减弱，造成一定程度的缺氧或二氧化碳滞留现象，所以容易发生肺气肿及呼吸道并发症，如慢性支气管炎等。

3. 消化系统

消化系统功能衰退包括口腔和胃肠功能的变化。

（1）牙齿。随着年龄增长，机体齿龈萎缩，牙齿组织老化，容易松动脱落，导致食物咀嚼不完善，进而影响消化。

（2）舌。老年人舌肌萎缩、体积减小，舌的运动能力减弱，使咀嚼食物时难以搅拌均匀。

（3）口腔。老年人唾液分泌减少，使牙齿对食物的咀嚼能力下降。

（4）食管。食管退化，食物在食管内的蠕动幅度降低，使吞咽缓慢。

（5）胃。消化酶分泌减少，导致消化能力减弱，引起消化不良，老年人易患胃炎。据统计，60岁以上老年人约1/3胃酸偏低或无胃酸。

（6）小肠和结肠。肠道萎缩导致对食物的消化吸收功能减退、蠕动无力，常引起便秘。

4. 运动系统

运动系统功能衰退包括肌肉、骨骼和关节的功能变化。

（1）肌肉。随着年龄增大，肌肉弹性降低，收缩力减弱，肌肉松弛，容易疲劳。一般情况下，70岁老人的肌肉强度仅为30岁时的一半，因而老年人无法承受大幅度的剧烈运动。

（2）骨骼。骨骼中有机物的减少、无机盐的增加，使骨的弹性和韧性降低，因此骨质疏松在老人中也较多见，也易出现骨折。

（3）关节。关节面上的软骨退化，使老年人容易出现骨质增生、关节炎等疾病。

5. 内分泌系统

内分泌系统功能衰退包括脑垂体、甲状腺、肾上腺、性腺和胰岛等内分泌组织的功能变化。

内分泌器官的重量随年龄增加而减少。一般而言，高龄时，脑垂体的重量会减轻20%，供血也相应减少。另一方面，内分泌腺体组织结构的改变，尤其是肾上腺、甲状腺、性腺、胰腺等的激素分泌减少，可引起内分泌系统不同程度的紊乱。例如，胰岛素分泌减少可导致糖尿病，性腺萎缩常引发更年期综合征。

6. 感觉系统

感觉系统功能衰退包括视觉、听觉、味觉、嗅觉、皮肤觉等感官功能的变化。

针对老年人的感觉和知觉特征研究发现，60岁以上的老年人，各种感知觉系统的结构和功能均发生老年退行性变化，尤其是视觉和听觉障碍的逐渐显现，影响对周围环境的信息接收。

（1）视觉。随着年龄的增长，老年人眼睛晶状体弹性变小，调节力逐渐下降，时常看不清近物，出现所谓"老花眼"。此外，老年人对弱光和强光的感受性也明显下降，导致老年人的颜色辨别力也有所下降。老年人对物体的形状、大小、深度、运动物体的视知觉比年轻人差，对视觉信息的加工速度有较大程度的下降，视觉的注意力也会有一定程度的降低。

（2）听觉。调查发现，我国63.6%的老年人听力减退，对高音的听力减弱更明显，有些人听力减退到接近耳聋的程度。50~59岁是中国人听力老化的转折区，而言语听觉理解力随年龄增长而逐渐下降，在70~79岁开始有明显下降，80岁以上下降尤为明显。

（3）味觉。味蕾数量逐渐减少，使得老年人味觉迟钝，常常感到食物乏味。研究表明，50岁前味蕾数约为200多个，70岁时减少至100个以下。

（4）嗅觉。老年人鼻腔内感觉细胞逐渐衰竭，嗅觉变得不灵敏，而且对吸入的冷空气加热能力减弱，因此老年人不抗冻，容易觉得冷，也容易伤风感冒。

（5）皮肤觉。包括触觉、温度觉和痛觉。皮肤内细胞的退化，使老年人的触觉和温度觉减退，易造成烫伤或冻伤。老年人痛觉也变得相对迟钝，难以及时躲避伤害性刺激危害。

三、老年人主要营养问题

（一）营养不良和贫血

老年人可因食量减少，胃肠功能降低，消化吸收能力减弱等因素导致食物的摄入量减少而引起营养不良。老年人低体重、贫血患病率远高于中年人群。

（二）骨质疏松和骨折

老年人易出现骨密度降低和骨强度下降的问题。妇女绝经后，体内雌激素水平下降，导致骨量的不断丢失，如果钙摄入量较少、日光照射不足或不进行户外运动，容易导致骨质疏松和骨折。

（三）体重异常和肌肉衰减

随着年龄的增长，老年人骨质疏松发生率增加，脊柱弯曲变形，体内脂肪组织增加，使BMI相应升高。同时，一些高龄老人由于牙齿脱落，消化吸收功能降低，出现体重降低和消瘦。这些情况也是老年人引起肌肉衰减的主要原因。

（四）代谢功能降低，易患各种慢性病

老年人基础代谢率降低，导致能量的需求逐渐减少，如果摄入过多，则会发生超重和肥胖，也增加恶性肿瘤、心脑血管疾病、糖尿病的发病率。但摄入过少可致消瘦、抵抗力降低，故应保持正常的体重，保持能量的平衡。

（五）吞咽功能减弱

随着老年人器官的萎缩，咽喉、食管变窄，神经中枢控制能力减弱，老年人喝水容易呛咳，吃食物容易噎着，甚至因误吸或食物压迫气道而使呼吸道梗阻，继而引发窒息，危及生命。而进食困难会导致营养不良。因此，照护人员或家属在照料老年人进食、喝水时应特别把握以下几点：①取坐位或半坐卧位；②用杯子喝水时不要把水杯举得太高，小口慢喝，低头吞咽，可避免食物或液体太快流入咽喉，让进食更安全；③协助吞咽障碍者饮水时不能使用吸水管，可用汤匙喂水，每次取1/3勺；④选择软质、半流质或糊状的黏稠食物，可降低液体的流速，减少呛咳。

拓展知识

老年人情绪和情感变化

老年人由于机体内组织器官的衰老、生理功能的衰退，机体整体调节功能减弱，适应能力相应下降。随之可能出现情绪变得幼稚、不稳定的情况，甚至像小孩子一样容易激动，有时因小事而兴高采烈，不顺心时则不安、生气、哭泣。长期独居者，常有严重的抑郁表现。另外，伴随着社会交往、角色地位的改变，老年人比较容易产生一些消极情绪与情感。

1. 失落感。社会角色、家庭角色的改变，经济负担的加重乃至疾病的困扰等，都会使老年人因心理不适应而产生失落感，伴随着失落感可能会出现两种情绪：一是沉默寡言，表情淡漠；二是急躁易怒，爱发脾气。

2. 孤独感。家庭是老年人生活的基本单元。家庭的小型化、儿女与老人分居、丧偶、因疾病不能进行户外交往活动等，都会使老年人产生孤独感。

3. 抑郁感。老年人离退休后，接触社会的机会减少，与人交流的时间减少，信息的来源减少，加之衰老造成的沟通障碍，会使老年人产生抑郁感，表现为对周围事物漠不关心，对人冷漠，不爱讲话等。

4. 焦虑感。很多老年人担心患病，担心自理能力下降，担心给儿女添加负担，这些担心会随着衰老和疾病而加重，使老年人产生焦虑和恐惧，表现为冷漠或急躁。

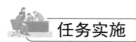　**任务实施**

老年人骨密度降低、骨强度下降，如果钙摄入量较少、日光照射不足或不进行户外运动，很容易导致骨质疏松和骨折。

王某感觉腰背酸痛，严重时翻身、起坐及行走有困难，根据症状分析可能是因为缺钙引起的骨质疏松。在日常饮食中应加强钙质和维生素D的补充，并且适当进行户外活动，增加日光照射。

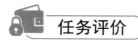　**任务评价**

完成本任务，对照表3-3-1进行任务评价。

表3-3-1　任务评价表

项目	评价标准
知识掌握 （45）	描述老年人的界定（5） 描述我国老龄化的基本情况（10） 描述老年人的生理功能衰退的总体特征（10） 描述老年人的主要器官功能的衰退（10） 描述老年人的主要营养问题（10） 回答熟练、全面、正确
技能能力 （30）	能正确判断老年人生理功能衰退（10分） 能判断老年人主要器官功能的衰退（10） 能判断老年人的营养问题（10） 判断正确，指导科学
人文素养 （25）	能通过学习提高自己和服务对象的营养素养（10分） 遵守职业道德规范，宣传绿色环保节约理念（10分） 主动热情，关爱老人（5分）
总分（100分）	

同步测试

一、 单选题

1. 我国传统文化中的"花甲"之年指的（　　　）岁。

A. 50　　　　　　　B. 40　　　　　　　C. 60　　　　　　　D. 65

2. 2016 版《中国居民膳食指南》中将（　　　）岁以上的成年人定义为老年人。

A. 50　　　　　　　B. 40　　　　　　　C. 60　　　　　　　D. 65

3. 第七次人口普查显示，我国 60 岁及以上人口为（　　　）亿人。

A. 2.6　　　　　　　B. 14　　　　　　　C. 1.9　　　　　　　D. 3

二、 思考题

老年人主要的营养问题是什么？

任务二

老年人营养需要及膳食指导

任务描述

　　王某，74 岁老人，独居，近一个月便稀、腹胀、面色苍白、疲乏无力。老人平素身体健康，未发现任何器质性病变。

　　工作任务：

　　1. 这位老人可能是什么问题？

　　2. 如何指导老年人健康饮食？

 任务分析

　　完成该任务，需要掌握老年人生理特点，熟悉老年人营养需要，掌握科学的营养指导知识，培养老年人良好的生活习惯，积极践行合理膳食、适量运动、心理平衡等健康文明生活方式。在任务实施过程中，要遵守职业道德规范，秉承以节约原则和吃动平衡为核心的健康理念。

老年人营养需要及膳食指导

　　任务重点：老年人营养需要。

　　任务难点：老年人膳食指导。

 相关知识

一、老年人的形态变化

（一）整体外观的变化

随着年龄的增长，老年人的外形和体态会逐渐发生一些变化。

1. 头发变白

头发变白是老年人的明显特征，少数人在 30 岁以前就已头发变白，随着年龄的增长，人的白发不断增多，60 岁以后，几乎所有的人头发都会变白。很多老年人还会出现脱发甚至秃顶等情况。

2. 皮肤粗糙

伴随着年龄的不断增长，老年人的皮肤逐渐有了皱褶，变得粗糙，弹性减弱，并出现老年疣、老年性色素斑等。

3. 身高下降

日本的有关统计资料显示，30 岁到 90 岁之间，女性身高平均降低 2.5%，男性平均降低 2.25%。伴随这一变化，老年人还会出现弯腰驼背等特征。

4. 体重变化

老年人的体重变化因人而异，有些老年人随着年龄增大体重逐渐减轻，变得消瘦，这是因为老年人细胞内的液体含量比年轻人大约减少了 30%～40%；但有的老年人体重逐渐增加，这是因为脂肪代谢功能减退导致脂肪沉积增加，更年期内分泌功能发生退化后尤为显著。

5. 其他变化

语言缓慢、耳聋眼花、肌肉松弛、牙齿松动脱落、手指哆嗦、运动障碍等也是大多数老年人常见的外观特征。上述这些变化的个体差异很大，与一个人的健康状况、营养条件、生活方式、精神状况和意外事件等因素密切相关。

（二）细胞数目的逐步减少

细胞数目的减少是人体衰老的基础。一般来讲，人体细胞大约有 60 兆，每秒种会死亡 50 万个，同时再生 50 万个。如此反复，差不多每两年人体的细胞更换一次。但是随着年龄的增长，再生细胞越来越少，死亡细胞越来越多。

日本学者研究表明，细胞数目的下降是导致衰老的主要原因。据研究显示，男性 40 岁以后、女性 20 岁以后细胞数目就开始缓慢减少，70 岁以后急剧下降。同时，还会伴随细胞分裂、细胞萎缩、细胞生长及组织恢复能力降低等现象。

（三）组织和器官的变化

进入老年期，伴随着各组织和内脏器官的细胞数减少，脏器发生萎缩，重量减轻。据估计，70 岁人体的脑、肺、肾和肌肉的细胞数相当于 20 岁人体的 60% 左右，70 岁老人的脾脏和淋巴结的重量大致相当于中年人的一半。器官在长期活动中的消耗和劳损也会引起功能衰退。例如，心脏每时每刻都在搏动，时间长了，心脏的弹性就会减弱，心肌发生萎缩，功能不断衰退。

二、老年人的营养需要

（一）能量

老年人对能量的需要降低，所以膳食能量的摄入主要以体重来衡量。老年人的体重应维持在正常稳定水平，不应过度苛求减重，体重过高或过低都会影响健康。从降低营养不良风险和死亡风险的角度考虑，老年人的 BMI 应不低于 20。老年人随着年龄增加，基础代谢功能降低、活动减少，对能量的消耗也随之降低，所以能量供给要相应减少，建议 60 岁以上老年人比青壮年供给能量减少 20% 左右，70 岁以上减少 30% 左右。

（二）蛋白质

老年人由于分解代谢大于合成代谢，容易出现负氮平衡，并且由于老年人肝脏和肾脏功能降低，摄入蛋白质过多可增加肝脏和肾脏的负担。

而若蛋白质摄入量不足，会影响器官蛋白质合成代谢与更新，影响器官功能，对老年人健康不利。因此，建议老年人膳食蛋白质的 RNI 男女分别为 65 g/d 和 55 g/d，优质蛋白质应占总蛋白质摄入量的 50%。建议多摄入优质蛋白质，并均衡分布到一日三餐中。谷类、大豆及其制品可作为老年人蛋白质的主要来源，再适量搭配鱼、肉。

（三）脂肪

由于老年人胆汁分泌减少和酯酶活性降低，对脂肪的消化功能下降，老年人每日脂肪的供给量可随年龄增加而减少，应以植物性脂肪为主，减少高动物性脂肪和胆固醇食物的摄入量，脂肪供能比占全日总能量的 20%～30%，其中饱和脂肪酸、单不饱和脂肪酸、多不饱和脂肪酸占总能量的比例分别为 8%、10% 和 8%～10%。其中，要求亚油酸达到总能量的 4%，α-亚麻酸达到总能量的 0.6%。

（四）碳水化合物

碳水化合物是供应人体能量的主要来源，老年人的糖耐量降低，血糖的调节作用减弱，容易发生血糖增高。过多的糖在体内还可转变为脂肪，引起肥胖、高脂血症等疾病。建议碳水化合物提供的能量占总能量 50%～65% 为宜。老年人应降低单糖、双糖和甜食的摄入量，增加膳食中膳食纤维的摄入。

（五）矿物质

为避免矿物质缺乏，应保证蔬菜、水果和薯类的摄入。

1. 钙

老年人的钙吸收率低，一般小于 20%。对钙的利用和储存能力低，容易发生钙摄入不足或缺乏而导致骨质疏松症。中国营养学会推荐，老年人膳食钙的 RNI 为 1 000 mg/d，UI 为 2 000 mg/d。

2. 铁

老年人对铁的吸收利用率下降且造血功能减退，血红蛋白含量减少，易出现缺铁性贫血。老年人铁的 RNI 男女均为 12 mg/d。铁摄入过多对老年人的健康也会带来不利的影响。

3. 钠

老年人钠盐摄入以每天少于 6 g 为宜，高血压、冠心病病人以少于 5 g 为宜。

此外，微量元素硒、锌、铜和铬在每天膳食中亦须有一定的供给量，以满足机体的需要。老年人矿物质的用途与每日参考摄入量如表 3-3-2 所示。

表 3-3-2　老年人矿物质的用途与参考摄入量（RNI 或 AI）

矿物质	主要用途	RNI 或 AI
钙	预防骨质疏松	1 000 mg
铁	预防缺铁性贫血	12 mg
硒	抗氧化、抗衰老、抗肿瘤	60 μg

（六）维生素

老年人对维生素的利用率下降，户外活动减少使皮肤合成维生素 D 的功能下降，加之肝脏和肾脏功能衰退，导致活性维生素 D 生成减少。同时，老年人也容易出现维生素 A、叶酸及维生素 B_{12} 等缺乏。维生素 D 的补充有利于防止老年人的骨质疏松症。维生素 E 是一种天然的脂溶性抗氧化剂，有延缓衰老的作用。维生素 B_2 在膳食中最易缺乏。维生素 B_6 和维生素 C 对保护血管壁的完整性，改善脂质代谢和预防动脉粥样硬化有良好的作用。叶酸和维生素 B_{12} 能促进红细胞的生成，预防贫血。叶酸有利于胃肠黏膜正常生长和预防消化道肿瘤。叶酸、维生素 B_6 及维生素 B$_{12}$ 能降低血中同型半胱氨酸水平，有防治动脉粥样硬化的作用。因此，应保证老年人各种维生素的摄入量充足，以促进代谢、延缓机体功能衰退、增强抗病能力。

（七）水

老年人对水分的需要比成年人更敏感，对脱水的反应比较迟钝，若不能及时补充水分就会很快发生脱水。老年人要少量多次、主动饮水，首选温热的白开水，每日 1 500～1 700 mL 为宜。

三、老年人膳食指导

一般人群膳食指南的内容也适合于老年人。为帮助老年人更好地适应身体机能的改变，努力做到合理膳食、均衡营养，减少和延缓疾病的发生和发展，延长健康的生命时间，促进在中国实现成功老龄化。老年人膳食指导应在一般人群膳食指南的基础上，补充适应老年人特点的膳食指导内容，结合老年人的生活状况、生活环境及营养需要进行膳食的科学调整，应控制总能量摄入，饮食饥饱适中，维持理想体重。

（一）少量多餐细软，预防营养缺乏

食物多样，制作细软，少量多餐，预防营养缺乏。不少老年人牙齿缺损，消化液分泌和胃肠蠕动减弱，容易出现食欲下降和早饱现象，造成食物摄入量不足和营养素缺乏，因此老年人膳食更应注意合理设计、精准营养。对于高龄老人和身体虚弱以及体重出现明显下降的老人，应特别要注意增加餐次，除三餐外可增加两到三次加餐，保证充足的食物摄入。食量小的老年人，应注意在餐前和餐时少喝汤水，少吃汤泡饭。对于有吞咽障碍和 80 岁以上老人，可选择软食，进食要细嚼慢咽，预防呛咳和误吸。对于贫血，钙和维生素 D、维生素 A 等营养缺乏的老年人，建议在营养师和医生的指导下，选择适合自己的营养强化食品。

（二）主动足量饮水，积极户外活动

老年人身体对缺水的耐受性下降，要主动饮水，每天的饮水量达到 1 500～1 700 mL，首选温热的白开水。户外活动能够更好地接受紫外光照射，有利于体内维生素 D 合成和延缓骨质疏松的发展。一般认为，老年人每天户外锻炼 1～2 次，每次 1 小时左右，以轻微出汗为宜，或每天至少走 6 000 步。注意每次运动要量力而行，强度不要过大，运动持续时间不要过长，可以分多次运动。

（三）延缓肌肉衰减，维持适宜体重

骨骼肌肉是身体的重要组成部分，延缓肌肉衰减对维持老年人活动能力和健康状况极为重要。延缓肌肉衰减的有效方法是吃动结合，一方面要增加摄入富含优质蛋白质的瘦肉、海鱼、豆类等食物，另一面要进行有氧运动和适当的抗阻运动。老年人体重应维持在正常稳定水平，不应过度苛求减重，体重过高或过低都会影响健康。从降低营养不良风险和死亡风险的角度考虑，70 岁以上的老年人的 BMI 应不低于 20 kg/m^2。在血脂等指标正常的情况下，BMI 上限值可略放宽到 26 kg/m^2。

（四）摄入充足食物，鼓励陪伴进餐

老年人每天应至少摄入 12 种食物。采用多种方法增加食欲和进食量，吃好三餐。早餐宜有 1～2 种以上主食、1 个鸡蛋、1 杯奶，另有蔬菜或水果。中餐、晚餐宜有 2 种以上主食、1～2 个荤菜、1～2 种蔬菜、1 个豆制品。饭菜应色香味美、温度适宜。老年人应积极主动参与家庭和社会活动，主动与家人或朋友一起进餐或活动，积极快乐享受生活。适当参与食物的准备与烹饪，通过变换烹饪方法和食物的品种，烹制自己喜爱的食物，提升进食的乐趣，享

受家庭喜悦和亲情快乐。对于孤寡、独居老年人，建议多结交朋友，或者去集体用餐地点（社区老年食堂或助餐点、托老所用餐），增进交流，促进食欲，摄入更多丰富食物。对于生活自理有困难的老年人，家人应多陪伴，采用辅助用餐、送餐上门等方法，保障食物摄入和营养状况。家人应对老年人关心照顾，陪伴交流，注意饮食和体重变化，及时发现和预防疾病的发生和发展。

拓展知识

老年人的合理膳食原则

1. 摄入充足食物，合理安排平衡膳食，老年人每天应至少摄入 12 食物。采用多种方法增加食欲和进食量，吃好三餐。

2. 烹饪选用炖、煮、蒸、烩、焖、烧等方法，烹调要讲究色香味、细软易于消化，少吃或不吃油炸、烟熏、腌制的食物。

3. 保证获得足够的优质蛋白质，每日一杯奶，适量吃豆类或豆制品，多吃鱼类，荤素合理搭配，维持能量摄入与消耗的平衡，保持适宜体重。

4. 保证充足的新鲜蔬菜和水果摄入，补充钙、铁和锌等矿物质，预防便秘、贫血、骨质疏松和肌肉衰减等老年性疾病。

5. 少食多餐，饮食饥饱适中，不暴饮暴食，饮食清淡少盐，不吸烟，少饮酒。

 任务实施

针对王某的饮食进行指导，可参考如表 3-3-3 所示的老年人一日食谱示例。

表 3-3-3 老年人一日食谱示例

餐次	食谱名称	原料名称和用量
早餐	馒头 肉炒青笋 凉拌黄瓜 牛奶 白煮蛋	标准粉 50 g 猪肉 25 g 黄瓜 100 g 牛奶 250 mL 鸡蛋 50 g
加餐	火龙果	火龙果 100 g
午餐	二米饭 鱼头炖豆腐 香菇炒油菜	大米 50 g、小米 10 g 大头鱼 200 g、豆腐 100 g 香菇 20 g、油菜 200 g
加餐	苹果	苹果 100 g
晚餐	发面饼 肉炒三丝 杂粮粥	标准粉 50 g 猪肉 30 g、豆芽 100 g、土豆丝 75 g、胡萝卜丝 50 g 红豆 10 g、绿豆 10 g、花生 10 g、大米 30 g
加餐	香蕉	香蕉 100 g

任务评价

完全本任务，对照表3-3-4进行任务评价。

表3-3-4　任务评价表

项目	评价标准
知识掌握 （40）	简述老年人的形态变化（10） 简述老年人的营养需要（15） 简述老年人的膳食指导（15） 回答熟练、全面、正确
技能能力 （35）	能正确判断老年人的形态变化（10分） 能判断老年人的营养需要（10） 能对老年人进行膳食指导（15） 判断正确，指导科学
人文素养 （25）	能通过学习提高自己和服务对象的营养素养（10分） 遵守职业道德规范，宣传绿色环保节约理念（10分） 主动热心，关爱老人（5分）
总分（100分）	

同步测试

1. 老年人每天应至少摄入（　　　）种食物。

A. 50　　　　　　　　B. 12　　　　　　　　C. 10　　　　　　　　D. 5

2. 老年人每日饮水（　　　）mL为宜。

A. 1 000　　　　　　B. 1 200　　　　　　C. 606　　　　　　　D. 1 500~1 700

3. 中国营养学会推荐，老年人膳食钙的RNI为（　　　）mg/d。

A. 1 000　　　　　　B. 1 200　　　　　　C. 1 500　　　　　　D. 1 700

4. 老年人高血压、冠心病病人以少于（　　　）g为宜。

A. 11　　　　　　　　B. 10　　　　　　　　C. 5　　　　　　　　D. 6

5. 延缓肌肉衰减的有效方法是（　　　）。

A. 静卧　　　　　　　B. 吃动结合　　　　　C. 高负荷运动　　　　D. 只吃不动

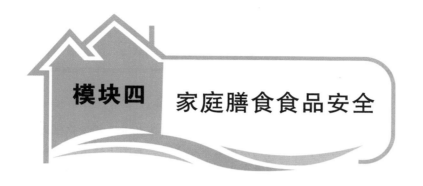

模块四　家庭膳食食品安全

项目一　家庭生活中的食品安全

【项目介绍】

　　本项目是讲述家庭常见各类食品存在的主要卫生问题，如细菌、真菌、微生物、重金属等对食品的污染，以及如何进行感官判断。通过对本章内容的学习学生应对食品安全有所了解，以避免造成生命、财产损失。

【知识目标】

　　了解食品的主要卫生问题以及食品污染的途径；熟悉食品污染、中毒的症状；掌握食品保鲜储存的原理和方法。

【能力目标】

　　根据食物污染表现出的感官性状判定食品状态，以及能否再食用；根据患者表现出的症状大致判断是否食品中毒；知道食品保鲜储存的方式方法。

【素质目标】

　　学好食品安全知识，利用所学知识避免家人及周围的人身体健康受到侵害；合理保鲜食品，避免浪费，节约资源；坚持预防为主，不食用不新鲜不卫生的食品，提高营养素养。

任务一

各类食品主要卫生问题、感官判断及处理原则

李凯旋同学看到这样一则报道，2020 年 4 月份湖南省某县市场监督管理局对某学校食堂进行检查时，发现食堂使用的食品原料鸭肉感官性状异常，且无法提供供货商资质证明和检疫合格证明，该局对当事人做出没收涉案食品原料，并处以 50 000 元罚款的行政处罚。

工作任务：

1. 同学们，你们了解不同食品的卫生问题吗？

2. 如何对食品进行感官判断？

 任务分析

要想完成本项任务就要了解食品安全的重要性，它关系着家庭成员的健康与安全。食品原料在生产、销售、储存过程中容易受到有毒有害物质的污染，发生腐败变质，食用后会让人感染传染病、寄生虫病，或造成食物中毒。因此，了解各类食品的卫生安全是非常有必要的，家政服务员应具备基本的食品感官判断能力。

各类食品主要卫生问题、感官判断及处理原则

任务重点：各类食品的主要卫生问题。

任务难点：食品的感官判断方法。

 相关知识

一、粮食类食品的主要卫生问题、感官判断及处理原则

粮食类食品是指各种原粮（包括谷类、豆类、薯类）和成品粮。

（一）主要卫生问题

1. 微生物污染

粮食晾干后，在运输、储存过程中，通常是在常温下与空气相接触的，因此在适宜的条件下容易滋生霉菌和细菌等，它们的生长繁殖会造成粮食变质，尤其是霉菌，会在食品中产生毒素，对人体健康造成极大的危害。

2. 农药残留

因为农药的使用，粮食作物不可避免会产生一些农药残留，食用含大量高毒、剧毒农药残留的食物会导致人、畜急性中毒。长期食用农药残留超标的农副产品，虽不会急性中毒，但可能会引起人、畜的慢性中毒，导致疾病的发生，甚至影响下一代。粮食的农药污染主要由以下两个原因造成。

（1）农药对粮食作物的直接污染。粮食作物被施药后，药剂可能黏附于作物表皮，也可能渗透到作物的组织内部并输送到全株，如果用药量大、次数多、间隔时间短，就会造成农药残留的增加。

（2）粮食作物从污染环境中吸收农药。农田在施药过程中有些农药直接降落在作物上，有些散落在土壤中或漂移到空气中，被水冲刷进河流、池塘、湖泊中，造成环境污染；有的农药在环境中可能存在几年甚至更长时间，作物可以从根部或叶代谢吸收残留的药剂，同样会引起农药残留超标。

3. 工业"三废"污染

工矿企业的生产经营活动排放的废水、废气、废渣是粮食作物受工业污染的主要原因。固体废弃物的堆放等会造成土壤污染，导致粮食作物重金属超标；汽车尾气排放会造成道路两侧土壤中铅等重金属和多环芳烃污染；污水灌溉、化肥、农膜的不当使用也会造成土壤污染。

4. 仓储害虫的污染

仓储害虫是指在粮仓、加工及运销过程中危害储存粮食、油类、豆类等及其加工品的害虫（甲虫、蛾类、螨虫等）。据统计，全世界仓储害虫造成的粮食损失约为 5%～10%。我国的仓储害虫有 50 多种，它们不仅会蚕食粮食，造成数量上的损失，还会在粮食中混入大量的排泄物、分泌物，或吐丝连缀粮粒等，进一步污染粮食，引起粮食发热、霉变，造成粮食品质及营养价值的降低，甚至无法食用。

5. 其他问题

（1）自然陈化。在粮食的储存过程中，由于自身酶的作用导致营养素分解和流失，随后其品质和风味也发生改变。

（2）有毒植物种子污染。比如毒麦、槐籽、曼陀罗等植物的种子在粮食收割时会混在其中，这些种子含有毒素，危害人的健康。

（3）杂物污染。这些杂物包括泥土、砂石、金属等，来源于田间、晾晒场地和农业机械等，杂物会直接影响粮食的感官性状，还会对人的牙齿和胃肠道造成损害。

（4）掺杂、掺假。如在新米中掺入陈米、发霉米等行为，或是在一些粮食制品中加入吊白块、荧光增白剂等。

（二）感官判断与处理原则

不同品种的粮食都具有固有的色泽及气味，可通过外观、色泽、气味等进行鉴别，观察粮食有无发霉、连缀、虫眼等；也可嗅其味道，看有无霉味，有异味或有虫的粮食应慎食，霉变的不能再食用，尤其是成品粮。

二、蔬菜水果类食品的主要卫生问题、感官判断及处理原则

（一）主要卫生问题

1. 细菌、寄生虫污染

人类和牲畜粪便或生活污水灌溉可能对果蔬造成污染，一般是肠道致病菌和寄生虫卵的污染。

2. 工业"三废"污染

工矿企业未经处理的废水中含有较多的有害物质，如汞、镉、铅等，果蔬从被污染的环境中吸收这些有害物质，其有害物质的含量就会超标。

3. 农药残留

果蔬的农药残留问题较为严重，比如韭菜，为了防治虫害，菜农通常使用大量高浓度农药，韭菜根部吸收大量的有机磷农药，造成韭菜农药残留超标。

4. 某些果蔬本身含有有害物质

植物所含有毒物质主要有生物碱、苷类、有毒蛋白等。含有毒素的果蔬有发芽的土豆、鲜黄花菜、银杏果（白果）、毒蕈、荚果类等。食用这些含有毒素的果蔬会对人体造成各种各样的伤

害，如可导致人体过敏（有的人对菠萝蛋白酶过敏），导致胃肠不适（有的人饮奶后腹泻、腹胀），导致中毒（大量食用荔枝后引起的"荔枝病"、发绿和发芽的土豆含有龙葵苷、过量食用十字花科蔬菜引起中毒、豆类引起中毒）。

5. 其他污染

不新鲜的绿叶蔬菜和腌制菜中硝酸盐和亚硝酸盐的含量会比较高。

（二）感官判断及处理原则

新鲜果蔬外观应质地脆嫩、饱满，如果出现萎蔫、疲软、干缩等现象，说明其品质已有所下降；表面有污物的果蔬，一定要洗净后或剥皮食用，摘洗时可用清水反复冲洗，或用盐水、稀释的高锰酸钾溶液浸泡，以达到消毒和杀灭虫卵的目的；有异味和腐烂变质的果蔬不能再食用；自身有毒的果蔬要经适当处理后再食用，如鲜黄花菜去除花蕊后干制的成品无毒，荚果类（豆类）加热至完全成熟毒素就会被破坏。

三、畜禽类食品主要卫生问题、感官判断及处理原则

畜禽类食品的品种范围有鲜、冻畜禽的肌肉、内脏，以及腌腊肉、火腿等肉制品，这些肉制品易受致病菌和寄生虫的污染，因此必须重视和加强畜禽类食品的卫生管理。

（一）主要卫生问题

1. 腐败变质

刚宰杀的畜禽肉从新鲜到腐败变质要经历僵直、后熟、自溶和腐败四个阶段。

（1）僵直。畜禽在被宰杀后，肌肉僵直，这个阶段的肉，无鲜肉的自然气味，烹调时不易煮烂、肉汤浑浊、风味较差，此时的肉不宜食用，应在尸僵结束后再进行烹饪。一般夏季僵直持续 1.5 个小时，冬季可持续 3~4 个小时。

（2）后熟。僵直阶段结束后，进入后熟阶段，此时肌肉变软，持水性和口味有了很大的改善，表面蛋白质凝固形成一层干膜，可阻止微生物的侵袭。此时的肉质柔软有弹性，适宜烹制。

（3）自溶。这一阶段，畜禽肌肉中的蛋白质开始分解，此时的肉开始软化，同时也给微生物繁殖创造了条件。因内脏中的酶含量较高，内脏自溶的速度比肌肉要快，自溶末期的肉即将进入腐败阶段。为防止肉的自溶，宰杀后的畜禽肉应及时降温和冷藏。

（4）腐败。自溶为微生物侵入、繁殖创造了条件，微生物的增殖会导致肉类散发恶臭，产生异味。肉的腐败变质主要表现为发黏、发臭、发绿等。

2. 人畜共患寄生虫病

人畜共患寄生虫病主要有囊虫病、旋毛虫病、蛔虫病、包虫病、猪弓形虫病、钩虫病等。

3. 人畜共患传染病

人畜共患传染病常见的有炭疽、口蹄疫、结核病、布鲁氏菌病等。

4. 死因不明的畜禽肉

死因不明的肉不可食用，此类肉一般会因未放血或放血不全呈暗红色。若是病死或中毒死亡的畜禽，食用其肉会对人体产生危害。

5. 药物残留

为防治疾病或提高畜禽产品生产效率，饲养者经常会给畜禽注射或喂食一些药物，如抗生素、生长促进剂、抗寄生虫药、激素等，这些药物在畜禽肉、奶、蛋中存在一定的残留，残留的量较大时会危害人体健康。

（二）感官判断及处理原则

1. 鲜肉

新鲜的肉质其颜色一般由肌肉和脂肪组织的颜色来决定，也和动物种类、性别、年龄、肥

度、经济用途、宰前状态、放血、冷冻等情况有关。

通常新鲜畜肉的颜色呈红色，但不同的肉类色泽、色调有差异，一般幼畜肉色泽较浅；新鲜禽肉的颜色分为红色和白色，一般腿肉是红色，胸脯肉是白色；冻肉不易通过颜色来判断其新鲜度。

出现下列现象时，表示肉质不新鲜，不可再食用：肉质呈灰白色或浅绿色，外表潮湿而带黏性、无光泽，肉质松软无弹性，指压后凹陷处不能复原，表面及深层均有浓厚的腐臭味。

2. 内脏

当畜禽类的心、肺、肝、胃、肠、肾等内脏存在颜色异常、肉质松软、无弹性、有异味等现象时，不可食用。

3. 火腿

出现下列现象时，代表火腿不可再食用：肌肉切面呈酱色（正常为深玫瑰色或桃红色）并有各种颜色的斑点，脂肪切面呈黄色（正常时为白色），且组织松软、有氨味。

4. 咸肉

出现下列现象时，代表咸肉不可再食用：肌肉质地疏松，呈暗红色或灰绿色（正常为鲜红或玫瑰色），有虫蛀，脂肪有氨味、臭味。

5. 腊肠

出现下列现象时，代表腊肠不可再食用：肉质呈灰暗色（正常呈红色），无光、脂肪呈黄色（正常时呈乳白色），表面有霉点，肉质发软，没有弹性，手指按压的凹痕不恢复，脂肪明显腐败，有氨味或异臭味。

6. 病死畜肉

病死畜肉不可食用，其感官性状为：肌肉颜色暗红（正常畜肉为鲜红）或有血迹，脂肪呈桃红色（正常畜类脂肪为洁白），肌肉弹性差，肉质较松软，纤维容易撕裂，全身血管中存在凝固的血液。

四、鱼类食品的主要卫生问题、感官判断及处理原则

（一）主要卫生问题

1. 重金属污染

鱼类对重金属的耐受性较强，能在体内蓄积重金属，若生存水域被污染，则鱼体内的重金属含量会比较高。

2. 农药污染

农田施用农药或农药厂排放的未处理废水都会对水域造成污染，生活在污染水域的鱼就不可避免地摄入农药，并在体内蓄积，一般淡水鱼受污染的情况要高于海鱼。

3. 病原微生物污染

人畜粪便、生活污水可导致鱼体受到病原微生物的污染，如沙门氏菌、大肠埃希氏菌、副溶血性弧菌等致病菌，海产品容易受副溶血性弧菌污染，副溶血性弧菌是夏秋季节食物中毒的重要原因。

4. 寄生虫感染

在自然环境中，鱼、螺、虾、蟹等是很多寄生虫的中间寄主，人生食上述鱼类食品或烹调过程中加热不充分没有杀死寄生虫，有可能感染寄生虫。

5. 腐败菌污染

鱼类营养丰富，水分含量高，因此比肉类更容易变质。鱼类死亡后容易被微生物侵入，在酶和微生物的共同作用下鱼体很快会腐败变质。

（二）感官判断及处理原则

1. 鲜鱼类出现下列现象时，不能再食用

眼球凹陷，角膜混浊，眼腔被血浸润；腮部呈灰白色（正常为鲜红色），附有污秽黏液，有臭味；肉质松弛，无弹性，骨肉分离，肛管突出；鱼体表面暗淡无光，鳞片脱落严重，有腐臭味，内脏混浊有臭味。

扫一扫视频

2. 水产干品出现下列现象时，不能再食用

鱼干：肉质疏松，无光泽，外表污秽，色泽不正常，有氨味。

咸鱼：肉质深黄、疏松，有骨肉分离现象。

海米：湿润、破碎，呈灰褐色、无光泽，肉质疏松、粘连，有氨味、霉味。

虾皮：外表污秽，无光泽，体形不完整，碎末多、呈苍白色或淡红色，粘连，有氨味、霉味。

海蜇：呈深黑色，易破碎，有腐臭味。

3. 水产制品

水产制品如熟制鱼糜制品、虾酱、蟹糊、鱼丸等，只要是出现异味和霉变的，均不能再食用。

五、蛋及蛋制品主要卫生问题、感官判断及处理原则

（一）主要卫生问题

1. 微生物污染

蛋的主要卫生问题是受到致病性微生物（沙门氏菌和金黄色葡萄球菌等）和会导致腐败变质的微生物的污染。

2. 储存不当

储存条件不恰当，也会造成鲜蛋的腐败变质。比如，储存环境温度较高或冷凝水会造成鸡蛋表层的保护膜脱落，细菌、真菌就会乘虚而入，导致鸡蛋保质期缩短和腐败变质。

3. 药物残留

对养殖禽类使用抗生素、激素不规范等，会造成蛋类的药物残留。

（二）感官判断及处理原则

1. 不同质量的蛋的判定与处理

（1）良质鲜蛋：蛋壳上有白霜，完整清洁，对着灯光观察可见气室较小，看不见蛋黄或呈红色阴影，无斑点。良质鲜蛋和良质鲜蛋内部如图 4-1-1、图 4-1-2 所示。

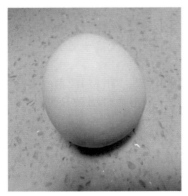
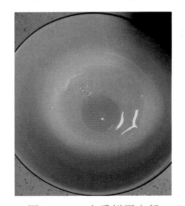

图 4-1-1　良质鲜蛋　　　　　　　　图 4-1-2　良质鲜蛋内部

（2）裂纹蛋、硌窝蛋：蛋壳破裂有缝或凹陷，但壳膜未破，蛋清未流出，这样的蛋如无异味应在短期内食用。

（3）流清蛋：蛋壳严重裂纹，壳膜亦破裂，蛋液外流，蛋黄完好的，且无异味、未腐败的流清蛋应及时高温加热后食用。

（4）散黄蛋：打开后蛋清、蛋黄混在一起，如无异味，蛋液黏稠，可食用，如图4-1-3所示。

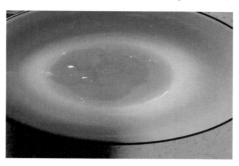

图4-1-3　散黄蛋内部

（5）贴皮蛋：因保存时间过长，蛋黄膜韧性变弱，蛋黄紧贴蛋壳，贴皮处如是红色，还可食用；若贴皮处呈黑色且有异味，则不能再食用。

（6）霉变蛋：轻者壳下膜可有小霉点，蛋清和蛋黄正常；霉变情况较重的可观察到大块霉斑，蛋膜及蛋液内有霉点或斑，有霉味。霉变蛋轻者高温加热后可以食用，重者不能食用，如图4-1-4，图4-1-5所示。

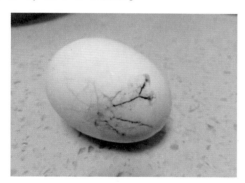
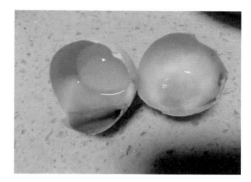

图4-1-4　霉变蛋　　　　　　　　　　图4-1-5　霉变蛋内部

（7）卵化蛋：蛋内胚胎发育，鸡胚形成、增大。卵化蛋变质发臭的不可食用。如图4-1-6、图4-1-7所示。

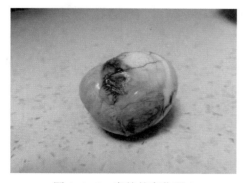
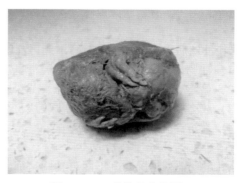

图4-1-6　煮熟的卵化蛋1　　　　　　图4-1-7　煮熟的卵化蛋2

（8）黑腐蛋：蛋壳多呈黑色，蛋内呈灰绿色或暗黄色，有恶臭味。此类蛋不可食用。

2. 劣质蛋制品的判定与处理原则

咸蛋、皮蛋等蛋制品，存在严重污染、霉变、有异味等情况时不可再食用；冰蛋存在霉变、生虫或溶化后有严重异味、臭味等情况时，不可再食用。

六、奶及奶制品的主要卫生问题、感官判断及处理原则

（一）主要卫生问题

奶及奶制品的污染原因有以下几个方面。

1. 奶牛自身的细菌

一般情况下，刚挤出的牛奶不是无菌的，其中含有球菌、链球菌、酵母菌等，因为奶牛的各个乳腺腔、乳头管存在少量乳菌。

2. 微生物污染

挤奶时牛舍内污物、饲料、挤奶工人的手、工具和容器都可能直接或间接污染鲜奶。

3. 致病菌对奶的污染

一些人畜共患的病原体，如结核菌、布鲁氏菌、口蹄疫病毒、炭疽菌等都可能污染鲜奶。

4. 化学性污染

鲜奶中还可能存在重金属超标、农药兽药残留等问题。

5. 掺假行为

奶制品中有可能会被人为地掺入一些非固有成分，如三聚氰胺、甲醛等物质，对人体健康造成危害。

（二）感官判断及处理原则

1. 鲜奶

鲜奶存在下列情况时，不能再食用。

（1）鲜奶呈绿色、红色或显著黄色者。

（2）鲜奶中有肉眼可见的固体物或杂质者。

（3）鲜奶中有凝块或絮状沉淀者。

（4）鲜奶中有畜舍味、苦味、霉味、臭味及其他异味者。

（5）添加有防腐剂、抗生素和其他任何有碍食品卫生物质的鲜奶。

2. 奶粉

奶粉有下列情况时，不能再食用：色泽加深、结块硬且不易碎、生虫、有脂肪酸败味，不能再食用，如图4-1-8所示。

奶粉冲调后出现下列情况时，不能再食用。

（1）冲调的液体中有白色凝块，乳清呈淡黄绿色。

（2）品尝有酸味、陈腐味、霉味、苦味或涩味。

（3）胶态不均匀，有大颗粒或大凝块，甚至水乳分层。

（4）有沉淀并有较多的杂质。

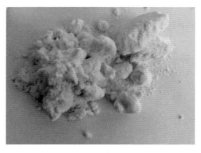

图4-1-8　变质结块的奶粉

3. 炼乳

炼乳出现下列情况时，不能再食用：炼乳变稠或褐变；凝结成膏状呈类似咖啡样的；乳液上层脂肪上浮，有异臭味。

4. 酸牛奶

酸牛奶有酒精发酵味、霉味和其他外来不良气味时，不能再食用。

5. 奶油

奶油出现下列情况时，不能再食用：色泽不均匀，表面有霉斑或局部霉变，有较明显的异味等。

6. 硬质干酪

硬质干酪出现腐败味、霉味、化学药品味等气味时，不能再食用。

7. 含乳饮料

含乳饮料出现脂肪上浮、有不良气味和滋味时，不能再食用。

 任务实施

各类食品主要卫生问题、感官判断方法如表4-1-1所示。

表4-1-1　各类食品主要卫生问题、感官判断方法

食品种类	主要卫生问题	感官判断方法
粮食类	微生物污染；农药残留；工业"三废"污染；仓储害虫的污染；其他问题	1. 观察粮食类食品的饱满度，色泽是否正常，有无霉变、虫蛀、吐丝连缀、杂物等； 2. 嗅其气味，有无异臭味； 3. 口尝，通过咀嚼体会食品味道是否正常
蔬菜水果类	细菌、寄生虫污染；工业"三废"污染；农药残留；果蔬本身含有有害物质；其他污染	1. 观察色泽，看有无腐烂、黄叶、老叶等；看光泽，是否脆嫩、饱满；查看其成熟度和新鲜度； 2. 嗅其气味，有无腐烂味道或其他异常气味
畜禽类	腐败变质；人畜共患寄生虫病；人畜共患传染病；死因不明的畜禽肉；药物残留	1. 观察其外观、色泽，特别应注意肉表面及切口附近的色泽、颜色，表面有无黏液、腐败，有无色泽灰暗，有无淤血、注水、囊肿、污染等现象； 2. 嗅其气味，有无异味。另外，买回后煮好的肉也要注意其气味，有异味的不要食用； 3. 触摸，用手指按压，看凹陷处是否恢复，以及表面是否有黏液
鱼类	重金属污染；农药污染；病原微生物污染；寄生虫感染；腐败菌污染	1. 观察鱼类眼球是否饱满凸出，鱼鳃是否鲜红，全身有无明显伤痕或鳞片是否完整； 2. 嗅其气味，嗅闻鱼体有无异臭味
蛋及蛋制品	微生物污染；储存不当；药物残留	1. 观察蛋壳表面，有无裂缝、流清、霉变、黑斑，借助光线观察气室大小。可打开观察鲜蛋看颜色、黏稠度、有无霉变等； 2. 耳听，摇动鸡蛋听声音； 3. 蛋制品主要是判断依据是色泽、外观、气味、滋味、包装等情况
奶及奶制品	奶牛自身的细菌；微生物污染；致病菌对奶的污染；化学性污染；掺假行为	1. 观察颜色是否正常，质地是否细腻； 2. 嗅其气味，是否有异味； 3. 口尝其滋味； 4. 对奶制品主要是观察色泽、尝其味道，观察有无结块、霉变现象或冲调后鉴别

任务评价

完成本任务，对照表4-1-2进行任务评价。

表4-1-2 任务评价表

项目	评价标准
知识掌握 （45分）	能简述粮食类食品主要卫生问题（10分） 能简述蔬菜水果类食品主要卫生问题（10分） 能简述鱼类食品主要卫生问题（5分） 能简述畜禽类食品主要卫生问题（10分） 能简述蛋及蛋制品主要卫生问题（5分） 能简述奶及奶制品主要卫生问题（5） 回答熟练、全面、正确
技能能力 （40分）	能正确使用感官判断方法鉴定粮食类食品的状态（5分） 能正确使用感官判断方法鉴定蔬菜水果类食品的状态（10分） 能正确使用感官判断方法鉴定鱼类食品的状态（5分） 能正确使用感官判断方法鉴定畜禽类食品的状态（10分） 能正确使用感官判断方法鉴定蛋及蛋制品的状态（5分） 能正确使用感官判断方法鉴定奶及奶制品的状态（5分） 感官判断方法应用要熟练，对食品存在的卫生问题判断准确
人文素养 （15分）	能通过学习所掌握的食品鉴定方法帮助家人（5分） 加强专业素养，从自己做起，预防为主、厉行节约（10分）
总分（100分）	

同步测试

一、 单选题

1. 不属于人畜共患寄生虫病的是（　　）。

A. 囊虫病　　　　　B. 旋毛虫病　　　　　C. 蛔虫病　　　　　D. 口蹄疫

2. 下列选项中，不是蛋类的主要卫生问题的是（　　）

A. 寄生虫污染　　　B. 储存不当　　　　　C. 微生物污染　　　D. 药物残留

3. 新鲜的鸡胸肉颜色为（　　），新鲜的猪脂肪颜色为（　　）。

A. 白色　黄色　　　B. 白色　白色　　　　C. 红色　白色　　　D. 黄绿色　白色

二、 多选题

1. 刚宰杀的畜禽肉从新鲜到变质要经历（　　）阶段。

A. 僵直　　　　　　B. 腐败　　　　　　　C. 自溶　　　　　　D. 后熟

2. 下列选项中，属于人畜共患传染病的有（　　）。

A. 炭疽　　　　　　　　　　　　　　　B. 口蹄疫

C. 结核病　　　　　　　　　　　　　　D. 布鲁氏菌病

任务二
食品污染及其预防

 任务分析

　　完成此任务需要了解什么是食品污染，以及人畜共患疾病。掌握这些疾病的发病原因和预防措施，才能更好地保护家人。

　　任务重点：食品污染的分类和预防措施。

　　任务难点：食用被污染食品所产生的症状。

食品污染及其预防

 相关知识

一、食品污染概述

（一）定义

　　在食品生产、加工、储存、运输、销售到食用的全过程中，对人体健康有害的生物性、化学性和物理性物质进入食品的现象，称为食品污染。

（二）食品污染对人体健康的影响

1. 引起传染病、寄生虫病

人食用了某些肠道传染病菌、人畜共患传染病菌和寄生虫污染的食物，就可能引起相应的传染病和寄生虫病。

2. 急性中毒

一次性摄入大量的被污染食品可造成急性中毒，急性中毒起病急骤，症状严重，病情变化迅速，不及时治疗常危及生命。

3. 慢性中毒

长期（一般指半年以上）少量摄入含有污染物的食品，可引起慢性中毒，一般慢性中毒的原因较难追查，且影响较大。

4. "三致"作用

"三致"是指致畸形、致癌、致突变，某些食物中毒会导致此类影响。以突变作用为例，突变作用发生在生殖细胞，会导致妊娠障碍、胎儿畸形等；突变发生在体细胞，会导致细胞不正常增殖而发生癌变。

二、食品污染的分类

食品污染可分为生物性污染、化学性污染和物理性污染。

（一）生物性污染

生物污染主要是由有害微生物及其毒素、寄生虫及其虫卵和昆虫等引起的。具体包括以下几种。

1. 细菌及其毒素

细菌及其毒素的致病细菌主要来自病人、带菌者和患病畜禽等。致病菌及其毒素可通过空气、土壤、水、食品器具、患者的手或排泄物污染食品。被致病菌及其毒素污染的食品，特别是动物性食品，如食用前未经必要的加热处理，会引起细菌性食物中毒。

2. 真菌及其毒素

真菌在自然界中分布非常广泛，受真菌污染的农作物、空气、土壤和容器等都可能使食品受到污染。常见的真菌有黄曲霉、镰刀菌、展青霉、杂色曲霉等。某些真菌在适宜的条件下会产生真菌毒素，一次性大量食用被真菌及其毒素污染的食品，会造成食物中毒，而长期小量食用受污染食品会引起慢性病甚至癌症。有些真菌毒素还能从动物或人体转入乳汁，损害饮奶者的健康。

3. 病毒

食用被病毒污染的食物可引起腹泻或肠道传染病，如诺如病毒、轮状病毒、冠状病毒、柯萨奇病毒等。

4. 寄生虫和原虫

污染食品的寄生虫主要有肺吸虫、绦虫、血吸虫、囊尾蚴、姜片虫和蛔虫等，其标本分别如图 4-1-9、图 4-1-10、图 4-1-11、图 4-1-12、图 4-1-13、图 4-1-14 所示。污染源主要是病人、病畜和水产品等。污染物一般是通过病人或病畜的粪便污染水源或土壤，然后再使家畜、鱼类和蔬菜受到感染或污染，人食用此类被污染的食品后就有可能被感染。

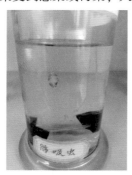
图 4-1-9　肺吸虫标本

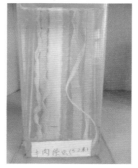
图 4-1-10　绦虫标本

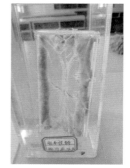
图 4-1-11　血吸虫标本

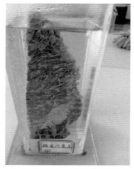
图 4-1-12　囊尾蚴标本

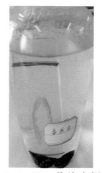
图 4-1-13　姜片虫标本

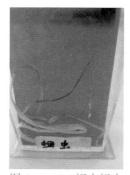
图 4-1-14　蛔虫标本

5. 人畜共患传染病

人畜共患传染病主要是指人和脊椎动物之间自然传播的疾病和感染。

（1）炭疽。由炭疽杆菌引起的烈性传染病，一般主要发生在畜间。以马、牛、羊等草食动物为主，人得此病主要是直接接触患病动物或接触到了染菌的动物皮毛造成的。肺炭疽病死亡率较高，危害严重。

（2）鼻疽。由鼻疽假单胞菌引起的烈性传染病，主要是马、骡、驴患病，家兔、羊、猫、狗也可感染此病，患病动物是本病的传染源。一般表现为急性发热，皮肤、呼吸道、肌肉出现蜂窝织炎、脓肿、坏死和肉芽肿。

（3）口蹄疫。由口蹄疫病毒引起，患此病牲畜多为猪、牛、羊等偶蹄动物，是一种高度接触性人畜共患传染病。人得此病后，一般潜伏期是 2~18 天，然后突然发病，表现为发热，口腔干燥，唇、齿、咽潮红，手脚出现水泡，有时还可能并发心肌炎。

（4）结核病。由结核杆菌引起的慢性传染病，猪、牛、羊、家禽均可染病，牛、禽结核病可传染给人。

（5）布鲁氏菌病。由布鲁氏菌引起的慢性接触性传染病，羊、牛、猪都易感，人感染后表现为发热、多汗、关节疼痛三大主要症状，偶见脏器损伤。

（6）疯牛病。疯牛病又称牛海绵状脑病，是动物传染性海绵样脑病中的一种，由朊病毒引起的亚急性神经系统疾病，此病主要发生在成年奶牛中，病畜死亡率极高。人感染疯牛病，主要是食用了患病牲畜的肉和脑髓等造成的，一般病程经历三个阶段，初期表现为失眠、记忆困难、抽搐、痉挛等，中期会出现幻觉和健忘症状，后期会导致失明或陷入昏迷，最终会导致死亡，且暂时没有有效的治疗方法。

（7）禽流感。由禽流感病毒引起的禽类感染性疾病，极易在禽类中传播。人患病后刚开始与重症流感相似，表现为发热、咳嗽、流涕、鼻塞、头痛、全身不适等，后期重症病人可出现呼吸窘迫症或其他危险的综合征。

6. 生物性污染预防措施

（1）加强卫生宣教，不食用不新鲜、不清洁的食物，凡是肉、鱼、蛋等食品均要充分煮熟后再食用。发霉食物要及时处理，不可再食用。

（2）果蔬食用前用清水、盐水或稀释的高锰酸钾溶液洗净，蔬菜尽量熟食，剩菜不要在高温下长时间保存，食用前必须充分加热。

（3）搞好厨房卫生，经常进行厨房清扫，夏季要防蝇，积极消灭蟑螂、老鼠、苍蝇等有害生物。

（4）不食用患病畜禽肉。

（5）食品工作人员，应政治可靠、身体健康，有良好的个人卫生习惯。

（二）化学性污染

化学性污染主要指有害的有机或无机化学物质对食品造成的污染。化学性污染复杂多样，涉及范围广，不易控制；受污染的食品一般外观性状改变不大，不易察觉；污染物质稳定，不易消除，常用的蒸煮等消毒方法通常是无效的；污染物蓄积性强，会对人体造成巨大的危害。

1. 造成化学性污染的原因

（1）农业用化学物质，如农药、兽药的广泛应用和使用不当。

（2）使用不符合卫生要求的食品添加剂或超量使用添加剂。

（3）食品加工、运输、储存过程中造成的污染，使用质量不符合卫生要求的包装容器，如陶瓷中的铅、聚氯乙烯塑料中的氯乙烯单体都有可能转移进入食品。

（4）工矿企业的不合理排放所造成的环境污染，也会通过食物链危害人体健康。

2. 食品的化学性污染

（1）汞。食品中汞的污染来源：工业污染→水体→水产品富集→鱼贝类水产品→人体；工业污染→水体→灌溉→农作物吸收→人体。

毒性：甲基汞中毒一般表现为神经系统损害，如疲乏、头晕、失眠、手指和口舌麻木、听力障碍、感觉障碍、瘫痪、吞咽困难甚至死亡。

（2）镉。食品中镉的污染来源：工业污染→水体→水产品富集→贝类→人体；工业污染→土壤→农作物吸收→人体。

镉盐因颜色鲜艳且耐高热，常作为玻璃、陶瓷的上色颜料、金属合金和镀层成分、塑料稳定剂等，食品接触这些材料也会造成污染。

镉中毒主要损害肾、骨骼、消化系统，损害肾脏并引起蛋白尿、氨基酸尿、糖尿、高钙尿等。高钙尿会引起负钙平衡，造成人体骨质疏松、软骨症。

（3）铅。食品的铅污染主要来源：食品容器和包装材料、工业"三废"、汽油燃烧等。

毒性：铅主要损害人体神经系统、造血系统、肾脏。铅中毒一般表现为贫血、神经衰弱、烦躁、失眠、口有金属味、头痛、肌肉酸痛。铅可造成慢性中毒，对儿童的伤害巨大，可影响生长发育，导致智力低下。

（4）砷。食品的砷污染主要来源：工业"三废"和含砷农药的使用等。

急性砷中毒，主要表现为胃肠炎症状，严重者可致死，并出现口、鼻、耳出血等症状。

慢性砷中毒，主要表现为神经衰弱综合征，皮肤色素异常、皮肤过度角化、末梢神经炎等。无机砷化物与人类皮肤癌、肺癌有关。

（5）多环芳烃化合物污染

多环芳烃化合物是一类有较强致癌性的物质。其中以苯并芘（又称3，4-苯并芘）最为重要，故以此为例。

苯并芘对食品的污染主要是食品在熏制、烘烤时直接接触而受污染；烹调加工时食品成分的变化（热解、热聚）；食品加工过程的污染（机油、包装材料等）；动植物自身少量合成，等等。

3. 化学性污染的预防措施

（1）加强对工矿企业的"三废"排放管理，防止水土污染。

（2）保护水源，防止生活用水被污染，加强水质监测。

（3）加强包装食品的监测，防止食品添加剂超标。

（4）改变不良饮食习惯，少食烧烤、熏制、腌渍食物。

（三）物理性污染

物理性污染通常存在的情况包括放射性污染、杂物污染等。

1. 放射性污染

食品可以吸附或吸收外来的（人为的）放射性核素，使其放射性高于自然放射性本底，称为食品的放射性污染。

（1）放射性污染的分类：食品中的放射性污染物分为天然放射性污染物和人工放射性污染物。一般食品中的天然放射性污染物比较常见，在一些天然放射性高本底地区种植和生产的食品中，检测到高含量的天然放射性物质。人工辐射源来自人类医药卫生、工农业生产、国防、能源等方面的辐射实践和操作活动，引起特定地区或在特定时间段存在放射性污染物超标。使用放射性物质的生活活动和医疗、科学实验的放射性废物排放，以及一些意外事故中放射性核素的渗漏（如切尔诺贝利、福岛等核电站事故），均可通过食物链各环节污染食物。特别是鱼类等水产品对某些放射性核素有很强的富集作用，以致超过安全限量，造成对人体健康的危害。

（2）放射性核素向食品转移的途径：环境中放射性核素通过食物链各环节向食品转移，污染食品。由于各类生物的生活环境、生理特点的不同，受到污染的程度也存在一定的差异。

①向水生生物体内转移。放射性核素进入水体后，根据其化学性质溶于水或以悬浮状态存在，可附着于水生生物体表并逐步向体内渗透，或通过鱼鳃、口腔进入鱼体。一些浮游生物表面积较大，可吸附相当多的放射性物质。放射性物质可从水直接进入水生植物组织内，鱼及其他水生动物可直接吸收，又可通过食饵摄入，因此，放射性核素通过对食物链的污染一步步富集起来。

②向植物的转移。放射性核素进入植物的途径是通过沉降物、雨水和污水将放射性核素带到植物表面，并渗透入植物组织，这种情况叫作直接污染；植物根系也可从土壤中吸收放射性核素，叫作间接污染。放射性核素在植物表面聚集和向内转移的量与气象条件、核素理化性质、植物种类和农业生产技术等因素有关。雨水冲刷可降低植物表面污染量，叶类植物表面积大，易聚集较多的放射性核素。带纤毛的籽实和带壳的产品污染量较低。放射性核素中碘131易被植物吸收，铯137、锶90易从叶部向内部组织转移，有些易从根系吸收。

③向动物和人体的转移。环境中放射性核素可以通过牧草、饲料、饮水等途径进入畜禽体内，储留于组织器官中，半衰期长的锶90、铯137以及半衰期短的锶89、钡140等对动物的污染，是食物链中重要的核素。这些核素还可进入奶、蛋中，这两种食品是婴幼儿及病人的重要食物。环境中放射性核素通过各环节的转移最终会到达人体，在人体内储留，造成潜在的危害。放射性核素尚可引起动物多种基因突变及染色体畸变，即使小剂量也会对遗传过程产生影响。人体通过食物摄入放射性核素一般剂量较低，主要考虑慢性及远期效应。即使是偶然事故，也不能忽视其严重性。

2. 食品的杂物污染

杂物污染：按照杂物污染食品的来源可分为来自食品产销过程产生中的污染物和食品的掺杂掺假污染物。主要污染途径有以下几种。

（1）生产时的污染。如：食品生产车间密闭性不好；粮食收割时混入草籽；在动物宰杀时，血污、毛发及粪便对畜肉的污染；食品加工过程中设备陈旧或发生故障，引起加工管道中金属颗粒或碎屑对食品的污染。

（2）食品储存过程中的污染。如昆虫的尸体和鼠、雀的毛发、粪便等对食品的污染。

（3）食品运输过程中的污染。如装运工具、运输车辆、不清洁铺垫物和遮盖物对食品的污染。

（4）意外污染。如戒指、头发及饰物、指甲、烟头、废纸和杂物的污染及卫生清洁等用品的污染。

（5）食品的掺杂掺假。这是一种人为故意向食品中加入杂物的过程。掺杂掺假所涉及的食品种类繁多，掺杂污染物众多，如粮食中掺入沙石，注水肉，奶粉中掺入大量的糖，牛奶中加入米汤、糖和盐等。掺杂掺假不仅严重破坏市场经济秩序，损害了消费者的经济利益，还会损害居民身体和心理健康，严重的甚至造成人员伤亡。近年来发生多起食品掺假引发的食品安全问题，严重危害人体健康。诚信教育要从校园抓起。积极培养公民诚信意识、提高公民整体素质，是最终杜绝掺杂掺假现象的根本措施。但是，在现阶段，加强违法的打击力度，以及加强食品安全监督管理是非常必要的。

3. 物理性污染的预防

（1）加强对食品企业从生产到销售全过程的监督管理，执行良好生产规范。

（2）通过采用先进的加工设备和检验设备，如筛选、磁选和风选去石，清除有毒的杂草籽及泥沙等异物，定期清洗专用池、槽，防尘、防鼠、防蝇、防虫，可采用食品小包装，减少食品浪费。

（3）加强卫生防护和食品卫生监督，食品生产企业和食品仓库应建立在远离有放射性工作单位的地方，对产生放射性废物和废水的单位应加强监督，对单位周围的农、牧、水产品等应定期进行放射性物质的监测。

（4）严格执行国家卫生标准，我国明确规定了粮食、薯类、果蔬、肉、鱼虾类和鲜奶等食品中人工放射性核素的限制浓度，应当严格遵照执行。

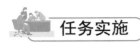

食品污染及其预防如表4-1-3所示。

表4-1-3　食品污染及其预防

食品污染类别	主要因素	预防措施
生物性污染	细菌及其毒素；真菌及其毒素；病毒；寄生虫和原虫；人畜共患传染病	1. 加强卫生宣教，不食用霉烂变质食物，不吃来路不明、未检验检疫的畜禽肉； 2. 不吃生冷食品，烹饪食品时要煮熟烧透； 3. 不喝生水，生熟食品分开放置和加工； 4. 剩菜剩饭要保证在没有变质的情况下加热至熟透再食用； 5. 搞好个人卫生，饭前便后要洗手； 6. 搞好厨房卫生，餐具、食品器具要彻底清洗干净和消毒
化学性污染	农业用化学物质污染；食品添加剂；重金属污染；工业"三废"污染	1. 加强对工矿企业的"三废"排放管理； 2. 保护水源，防止生活用水被污染； 3. 加强包装食品的检测； 4. 改变不良饮食习惯
物理性污染	放射性污染；杂物污染	1. 加强对食品企业从生产到销售全过程的监督管理； 2. 采用先进的加工工艺设备和检验设备，定期清理食品储存地点； 3. 加强卫生防护和食品卫生监督； 4. 严格执行国家卫生标准

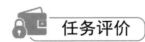

完成本任务，对照表4-1-4进行任务评价。

表4-1-4　任务评价表

项目	评价标准
知识掌握 （35分）	能简述食品生物性污染的主要因素（15分） 能简述食品化学性污染的主要因素（10分） 能简述食品物理性污染的主要因素（10分） 回答熟练、全面、正确
技能能力 （35分）	熟悉食品生物性污染的预防措施，特别是能采用多种宣教方式宣传食品安全知识（15分） 熟悉食品化学性污染的预防措施，了解化学性污染的严重性（10分） 熟悉食品物理性污染的预防措施，了解国家法律法规（10分） 对各类食物污染的知识了解透彻，充分了解食品污染途径，预防措施掌握熟练

续表

项目	评价标准
人文素养 （30分）	能正确对家庭成员、周围人员进行食品污染防治措施宣教（15分） 搞好个人卫生，培养家庭成员良好的卫生习惯（15分）
总分（100分）	

 同步测试

一、　单选题

1. 患者感到口腔干燥，唇、齿、咽潮红，手脚出现水泡，其所患的人畜共患传染病是（　　）。

A. 炭疽　　　　　　B. 口蹄疫　　　　　　C. 鼻疽　　　　　　D. 疯牛病

2. 食物中毒后会损害肾、骨骼、消化系统的重金属是（　　）。

A. 镉　　　　　　　B. 铅　　　　　　　　C. 砷　　　　　　　D. 汞

二、　多选题

1. "三致"作用指的是（　　）。

A. 致癌　　　　　　B. 致残　　　　　　　C. 致畸　　　　　　D. 致突变

2. 食品污染分为（　　）。

A. 化学性污染　　　　　　　　　　　B. 物理性污染

C. 有害金属性污染　　　　　　　　　D. 生物性污染

3. 化学性污染的特点是（　　）。

A. 不易控制　　　　　　　　　　　　B. 蓄积性强

C. 不易察觉　　　　　　　　　　　　D. 不易消除

任务三

食物中毒及其预防

任务描述

　　某天，在家休息的大学生小吴听见有人敲门，是隔壁独居的张大爷来求助，张大爷说当天早饭后不久他出现了恶心、头晕、呕吐、腹痛的症状。小吴问张大爷早餐吃的什么，张大爷说吃了前几天买的面包。小吴见张大爷的状态很不好，赶紧送他去了医院。

　　工作任务：

　　1. 你认为张大爷的情况是怎么回事？是不是食物中毒？

　　2. 了解食物中毒的分类和预防措施。

任务分析

任务中张大爷是食用了不新鲜的食品而导致食物中毒，学习了本章的内容，同学们可以了解食物中毒的症状和预防措施，以便在今后的生活和学习中帮助更多的人。

食物中毒及
其预防

任务重点：食物中毒的分类。

任务难点：不同类型食物中毒的症状。

 相关知识

一、食物中毒

（一）概念

食物中毒是指人体摄入了含有生物性、化学性有毒有害物质的食品或把有毒有害物质当作食品摄入后所出现的非传染性的急性、亚急性疾病，是一类最典型最常见的食源性疾病。

（二）发病特点

（1）潜伏期短，呈暴发性。

（2）中毒患者的临床表现基本相似，以恶心、呕吐、腹泻、腹痛等胃肠炎症状为主。

（3）发病与某种食物有关，患者有食用同样食物史。

（4）人与人之间不直接传染。

（5）有季节性和地域性特征。

二、常见的食物中毒

常见的食物中毒分为细菌性食物中毒、真菌及其毒素食物中毒、化学性食物中毒、有毒动植物食物中毒。

（一）细菌性食物中毒

细菌性食物中毒是指因摄入被致病菌或其毒素污染的食品后所发生的急性或亚急性疾病。食物中毒全年皆可发生，易发于夏秋季。

1. 沙门氏菌中毒

沙门氏菌中毒在细菌性食物中毒中占有较大的比重，是食物中毒的预防重点之一。沙门氏菌在外界生活力较强，但对理化因素的抵抗力较差，加热至100 ℃即死亡。定殖于小肠才能引发疾病，不分解蛋白质，食物被感染后感官性状不变化，因此久储的肉类即使没有腐败也要彻底加热灭菌，以防食物中毒。该病全年均可发生，多见于夏秋季。引起食物中毒的食品主要是动物性食品，中毒原因主要是加工食物的用具、容器、食物储存生熟不分，交叉污染，食用前未加热处理，或者未加热至杀灭细菌的程度。

（1）中毒表现：恶心、头晕、头痛、寒战、冷汗、全身无力、食欲不振、呕吐、腹泻、腹胀、腹痛、发热，重症者痉挛、脱水、休克，急性腹泻以黄色或者绿色水样便为主。

（2）预防措施有以下几点。

①加强卫生管理，防止沙门氏菌污染食物。

②低温储存食品，是预防食物中毒的一项重要措施。加工后的熟肉要尽快食用或低温储存，

并尽可能缩短储存时间。

③彻底加热，一般高温处理后可供食用的肉类，重量在 1 000 g 以内，沸水持续加热 2.5~3 小时，肉块中心温度要在 80 ℃ 以上，并持续 12 分钟以上，确保肉的中心部位也加热至成熟且无血水；禽蛋类要将外壳清洗干净，沸水蒸或带壳煮 8~12 分钟。

④停用可疑食物。

2. 副溶血性弧菌中毒

副溶血性弧菌是一种革兰氏阴性杆菌，主要存在于近海岸海水、鱼贝类等海产品中。发病高峰期为 7~9 月，以青壮年发病多见，是我国大陆沿海地区食物中毒最常见的一种。该菌在无盐条件下不生长，也叫嗜盐菌，在海水中可存活 40 天以上，在淡水中存活期很短。该菌对理化因素敏感，不耐热，56 ℃ 加热 5 分钟或 90 ℃ 加热 1 分钟即可杀灭。该菌引起的食物中毒系食用烹饪不当的海产品或盐腌制品（咸菜、腌制畜禽类）造成的，常见的为海蜇皮、海鱼、海虾及各种贝类，其中墨鱼的带菌率在 90% 以上，而食物容器或砧板生熟不分污染本菌后，也可发生食物中毒。

副溶血性弧菌食物中毒的潜伏期为 2~40 小时，初期为腹部不适，尤其是上腹部和胃痉挛，并有腹泻、呕吐、发热等症状，腹泻多为水样、脓血便或黏液血便。重症患者可出现脱水、意识模糊、血压下降等。

预防措施有以下几点。

①低温储存各种食品。

②注意食品各种加工方法，蒸煮时须加热至 100 ℃ 并持续至食物熟透。

③凉拌食品须做到彻底杀菌，可在食醋中浸泡 10 分钟或在沸水中漂烫数分钟。

④食品不宜在常温下放置过久，食用前要彻底加热。

⑤砧板、刀具和盛装器具要生熟分开，防止生熟食品交叉感染。

⑥不要生吃海产品和盐腌不当的动植物性食品。

3. 金黄色葡萄球菌中毒

金黄色葡萄球菌中毒金黄色葡萄球菌是引起食物中毒的常见菌种，广泛存在于自然界中，人和动物的鼻腔、咽、消化道带菌率都很高。金黄色葡萄球菌对热有较强的抵抗力，70 ℃ 的温度下 1 小时才能灭活。金黄色葡萄球菌中毒全年都可以发生，但夏秋季节较多见，人体易感，食用了被金黄色葡萄球菌污染的食品便有可能发生食物中毒。引起中毒的食品主要是营养丰富、含水较多的食物，如乳类及乳制品、肉类和剩饭等，其次为熟肉。

金黄色葡萄球菌食物中毒潜伏期短，一般为 2~5 小时。症状有恶心、呕吐等，同时伴有上腹部痉挛性疼痛及水样腹泻，以呕吐最为突出。

预防措施有以下一些。

①防止食品受到污染，特别是肉类等动物性食品、乳制品、剩菜等。

②餐饮业从业人员如患有葡萄球菌感染，应暂时调换工作。

③低温储存食品，食用前应彻底加热。

④养成良好卫生习惯，勤洗手。

4. 肉毒梭菌中毒

肉毒梭菌是革兰氏阳性厌氧菌，具有芽孢，在缺氧环境中和含水分较多的中性或弱碱性食品上容易生长，并产生肉毒毒素。该毒素是目前已知的最剧烈的神经毒素。肉毒梭菌对热抵抗力强，干热 180 ℃ 加热 5~15 分钟，湿热 100 ℃ 加热 5 小时才能将其杀灭。但肉毒毒素不耐热，在 100 ℃ 加热 10~20 分钟即可被完全破坏。肉毒毒素引起的食物中毒在国外以罐头、香肠、腊肠等肉制品为主。在我国过去以新疆较多，主要由发酵豆制品（臭豆腐、豆瓣酱）引起。肉毒梭菌中毒多发于冬春季节，中毒原因主要是食物加热不够充分。

肉毒梭菌食物中毒主要为神经系统麻痹，胃肠道症状不多见。潜伏期为几小时至数天，潜伏期越短，病死率越高，早期表现为乏力、头晕、头痛等症状，接着出现复视、斜视、眼睑下垂等眼肌麻痹症状，再是吞咽困难、口齿不清等咽部肌肉麻痹症状，进而出现膈肌麻痹、呼吸困难，直至呼吸停止而死亡。

预防措施有以下几点。

①尽量避免食品在加工、运输、储存过程中的污染。

②家庭制作发酵食品应充分蒸煮至完全成熟。

③低温保存食品。

5. 大肠埃希菌中毒

大肠埃希菌俗称大肠杆菌，该菌属生存力强，能在土壤、水中存活数月。大肠埃希菌为人和动物肠道中的正常菌群，一般不致病。致病性大肠埃希菌有以下五个类型。

（1）肠产毒性大肠埃希菌：是5岁以下婴幼儿和旅行者腹泻的重要病原菌。污染的水源和食品在疾病传播中起重要的作用。

（2）肠侵袭性大肠埃希菌：主要侵害儿童和成人。所致疾病很像细菌性痢疾，有发热、腹痛、腹泻、脓血便等症状。

（3）肠致病性大肠埃希菌：是在流行病学研究中最早发现的引起腹泻的大肠埃希菌，是婴幼儿腹泻的主要病原菌，严重者可致死。

（4）肠出血性大肠埃希菌：感染后症状主要表现为突发性剧烈腹痛、腹泻，大便先为水样后为血便，重者出现溶血性尿毒症。

（5）肠黏附性大肠埃希菌：常引起婴儿持续腹泻、脱水，偶有血便。

受污染的食品是感染的重要传染源，如未煮熟的牛排和其他肉类制品、水、未经巴氏消毒的牛奶、果汁、果蔬等。

预防措施：大肠埃希菌的中毒预防同沙门氏菌中毒预防措施相同。

（二）真菌及其毒素食物中毒

1. 赤霉病麦食物中毒

赤霉病麦食物中毒是真菌性食物中毒的一种，玉米、麦类等谷物被镰刀菌污染引起的赤霉病，是一种世界性病害，除了造成作物减产，还会引起人畜中毒。赤霉病麦食物中毒在我国长江中下游地区较为多见，东北、华北地区也有发生。它是由误食赤霉病麦等引起，以呕吐为主要症状的一种急性中毒。

赤霉病麦毒素对热稳定，一般烹调方法并不能去毒。进食数量越多，发病率越高，发病越严重。大多在食用后10~30分钟发病，症状轻的仅会出现头昏、脑涨，症状较重的会出现眩晕、头痛、恶心、呕吐、全身乏力，少数伴有腹泻、流涎、面色潮红，部分重症可出现呼吸、脉搏、体温及血压波动、四肢酸软、步态不稳等。

预防措施：加强田间和储存期的防霉措施，防止麦类、玉米等受到真菌污染。对于已霉变的谷物，应采取去毒措施，除去毒素。

2. 霉变甘蔗中毒

霉变甘蔗中毒是指食用了因保存不当造成霉变的甘蔗而引起的食物中毒。霉变的甘蔗质地较软，瓤部一般呈现浅棕色，有霉味，其中含有大量真菌及其毒素，人食用后会严重损害神经系统和消化系统。该病多发于北方2~3月，常见于儿童和青少年，病情常较重，甚至危及生命。重症患者多在2小时内发病，初期表现为恶心、呕吐、腹泻、腹痛、黑便，随后会出现头昏、头痛、复视等神经系统症状。重症患者可发生阵发性抽搐，进而会发生昏迷，病人多死于呼吸衰竭，幸存者也会留下严重的后遗症。

预防措施：对霉变甘蔗中毒的患者应尽快进行洗胃、灌肠，排除毒素，目前无特效疗法，只能对症治疗。所以要加强宣教，教导群众不买、不食用霉变甘蔗，买回后的新鲜甘蔗应尽快食用，避免长时间储存而导致霉变。

（三）化学性食物中毒

化学性食物中毒是指食用了被有害化学品污染的食物或食用了被误认为是食品及食品添加剂的有毒有害物质等造成的食物中毒现象。化学性食物中毒发生的次数和人次不如微生物中毒人数多，但死亡率较高。

1. 亚硝酸盐中毒

常见亚硝酸盐有亚硝酸钾和亚硝酸钠，其感官性状为白色或微黄色结晶，颗粒状粉末，味咸涩，易溶于水。亚硝酸盐中毒潜伏期短，一般为1~3小时，短者10分钟。亚硝酸盐能引起组织缺氧，主要症状是头痛、头晕、乏力、胸闷、气短、心悸、胃肠道症状、全身皮肤及黏膜呈现不同程度青紫色，可因呼吸衰竭而死亡。

（1）引起亚硝酸盐中毒的原因主要有以下几点。

①食用了硝酸盐和亚硝酸盐含量较高的腌肉制品、泡菜及变质的蔬菜。

②亚硝酸盐与食盐相似，误将亚硝酸盐当作食盐食用。

③饮用含硝酸盐或亚硝酸盐的"苦井"水。

（2）预防措施有以下几点。

①加强对集体食堂的管理，禁止餐饮服务单位采购亚硝酸盐。

②肉类企业要严格按照国家标准控制亚硝酸盐的添加量。

③不使用硝酸盐和亚硝酸盐含量较高的"苦井"水做饭。

④食用新鲜蔬菜，蔬菜不可在高温下存放太长时间，尽量不食用隔夜菜。

2. 砷中毒

砷是有毒的类金属物质，通常所说的砷中毒，主要是指三氧化二砷（砒霜）中毒。砷中毒潜伏期短，一般十几分钟到数小时，无机砷化合物一般有毒，可直接腐蚀消化道，可对接触部位如口腔、食道、胃造成急性炎症、糜烂、溃疡、出血，甚至坏死。急性砷中毒表现为消化道症状、中枢神经系统症状，可并发急性肾功能衰竭，多发性神经炎、中毒性肝炎和心肌炎。慢性砷中毒除有神经衰弱症状外，多见皮肤黏膜病变和多发性神经炎，胃肠道症状较轻。重症患者可出现头痛、狂躁、抽搐、昏迷等症状，发病1~2天内可死于呼吸中枢麻痹。

（1）引起砷中毒的原因主要有以下几点。

①滥用含砷农药喷洒果树、蔬菜，造成砷残留量过高，或喷洒完含砷农药未洗手即进食。

②误将砒霜当作食盐或碱等加入食品中，或误食用含砷农药拌的种粮、毒死的畜禽肉引起的中毒。

③用含砷的器具未经冲洗直接盛装食物，导致食物被污染。

④食品工业添加剂使用过量，砷含量超标。

（2）预防措施有以下几点。

①加强含砷化合物及农药的管理，不与食物混放。

②砷中毒死亡的畜禽肉不可再食用，必须深埋处理。

③果蔬收获前半个月禁止再喷洒含砷农药；喷洒完农药必须洗净手、脸，方可进食。

④食品加工企业要严格根据国家标准，严禁砷含量超标。

3. 有机磷中毒

有机磷农药是我国生产使用最多的一类农药，所以果蔬农药残留主要是有机磷。有机磷中毒潜伏期短，一般在2小时以内，误服纯农药可立即发病。中毒者一般会出现头痛、头晕、恶心、呕吐、胸闷无力、视力模糊、腹痛、瞳孔缩小、步履蹒跚、全身肌肉紧束、意识模糊、肺水肿、昏迷、口鼻泡沫状分泌物溢出、皮肤青紫、呼吸麻痹等症状。常见的有机磷农药有敌百虫、敌敌畏、乐果、马拉硫磷等，大多有蒜味，为淡黄色到棕色油状液体。

（1）引起中毒的原因主要有以下几点。

①误服、自杀或食用毒死的畜禽肉。

②喷洒过农药的蔬菜和水果，未过安全间隔期即采摘食用的，如未经充分清洗，也可造成轻度中毒。

③喷洒农药时污染了衣服或皮肤，经皮肤吸收中毒。

④误食了农药拌过的种子。

（2）预防措施有以下几点。

①有机磷农药要放置在专门的位置，专人保管，周围不可同时放置食物。

②喷洒农药时必须穿工作服、戴口罩、帽子、手套等，做好防护措施，并在上风向喷洒，喷洒完及时洗手、脸。禁止孕妇和哺乳期妇女参加农药喷洒。

③喷洒农药及采摘果蔬，必须遵守安全间隔期。

④喷洒农药或用农药拌种要远离牲畜、水源地、瓜菜地等，避免造成农药污染。

⑤禁止食用有机磷农药毒死的畜禽。

（四）有毒动植物食物中毒

扫一扫视频

自然界有些动植物本身含有某种天然毒素，或储存不当易形成有毒物质，被人食用后可引起中毒。

1. 河豚中毒

河豚在我国沿海和长江中下游均有出产，是无鳞鱼的一种，淡水、海水中均能存活。引起中毒的是河豚毒素，主要集中在肝脏、卵巢、肠中，其中卵巢毒素最为强烈。河豚毒素可致人死亡，且对热稳定，因此煮沸、盐腌等方法都不能破坏。每年1~5月是河豚产卵的季节，此时其生殖系统毒性最强，所以，在春季食用河豚中毒最多见。

河豚毒素主要是麻痹中枢神经，也可作用于胃肠，引起局部刺激。发病急骤，发展迅速。一般在食后数十分钟内出现明显的中毒表现，首先是口唇、指尖麻木，随之失去知觉，随后剧烈呕吐、腹痛、腹泻，同时伴有发冷、四肢无力、眩晕。严重中毒病人言语不清、呼吸困难、呼吸表浅、血压下降、昏迷、瞳孔散大，最后因呼吸麻痹、循环衰竭死亡。死亡通常发生在发病后4~6小时，最长不超过8小时，河豚毒素在体内排泄快，8小时后未死亡的患者一般可恢复。

预防措施有以下几点。

①加强宣传教育，让广大群众都能认识到河豚毒素的危害，都能够辨识河豚，不食用野生河豚。

②加强市场管理，避免野生河豚流入市场混入其他鱼类。

③正确食用河豚的方法是：去鱼头、去皮，放净血液，彻底去除内脏，尤其是鱼卵，并在水中浸泡数小时以上，反复换水至清亮为止，最好是由专职人员检查后再食用。宰杀后的废弃物和血水也要用专门的水池进行特殊处理。

2. 组胺中毒

组胺中毒是由于食用了不新鲜或腐败的鱼类，过敏性体质者易发病。含有较多组氨的是海产鱼中的青皮红肉鱼，如竹夹鱼、金枪鱼、秋刀鱼、沙丁鱼等。

组胺中毒通常发病急、症状轻、恢复快，通常表现为面部、胸部或全身潮红、头晕、头痛、心慌、胸闷、呼吸急促，可伴有恶心、呕吐、腹泻、腹痛及口、舌、四肢麻木、乏力、烦躁等症状。个别严重者可出现荨麻疹、口渴、口唇水肿以及哮喘、血压下降和心脏骤停等。首先应催吐、导泻，以排出体内毒物。

预防措施有以下几点。

①妥善对鱼类进行保鲜处理，防止腐败，禁售腐败变质鱼类。

②无法保证鲜活的鱼类食品要低温冷冻条件下运输和贮存，防止组胺的产生。

③不食用不新鲜的鱼类。

④过敏体质者尽量不食用青皮红肉鱼，家庭烹饪时要洗净、泡透，烹饪时加醋或雪里蕻可减少组胺含量。

3. 毒蕈中毒

蕈类通常称为蘑菇，属于真菌植物，有毒蕈类与可食用蕈类，不易区别，容易造成误食，导致中毒。不同类型的蕈类含有不同的毒素，有的含有多种毒素，以下是蕈类中毒类型。

（1）胃肠型。表现为剧烈腹泻、恶心呕吐、腹痛等。

（2）神经型。多汗、流涎、流泪、脉搏缓慢、瞳孔缩小等，严重者可见呼吸抑制、幻觉、精神错乱甚至昏迷死亡。

（3）溶血型。表现为恶心、呕吐、腹痛、腹泻，发病 3～4 天出现肝脾肿大、溶血性黄疸、血红蛋白尿等症状。

（4）肝肾损害型。表现为恶心、呕吐、腹痛、腹泻等症状，虽可自行缓解或消失，但 1～2 天后会再表现为黄疸、出血、烦躁不安或淡漠嗜睡，甚至惊厥、昏迷。此型中毒最严重，可危害人的肝、肾、心等内脏，病死率非常高。

（5）类光过敏型。食用后出现类似光过敏性皮炎，身体暴露部位肿胀疼痛，嘴唇肿胀外翻，指尖疼痛，指甲根出血。

预防措施：加强宣教，不采摘和食用不认识的蕈类。提高鉴别能力，防止误食。

4. 含氰苷类食物中毒

含氰苷类食物中毒主要是指食用苦杏仁、桃仁和木薯等含氰苷类食物引起的中毒。含氰苷类食物中，苦杏仁的含量最高。

氰苷类食物中毒潜伏期一般为 1～2 小时，一般表现为口中苦涩、流涎、流泪、四肢无力、头痛、头晕、心悸等，严重者会出现胸闷、呼吸困难、意识模糊、昏迷、瞳孔散大、全身阵发性痉挛等，最后因呼吸麻痹或心跳停止死亡。另外还可引起多发性神经炎症。

预防措施有以下两点。

①加强宣教，勿食苦杏仁等果仁。

②采取去毒措施，苦杏仁可加水煮沸令有害物质挥发，木薯的氰苷类物质主要集中在表皮，可去皮，再蒸煮至熟透。

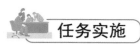

任务实施

食物中毒及其预防如表 4-1-5 所示。

表 4-1-5　食物中毒及其预防

食品中毒类别	常见中毒	预防措施
细菌性食物中毒	沙门氏菌中毒；副溶血性弧菌中毒；金黄色葡萄球菌中毒；肉毒梭菌食物中毒；大肠埃希菌中毒	1. 加强卫生管理，防止细菌性中毒； 2. 低温储存食品； 3. 彻底加热食品； 4. 不食用可疑食物； 5. 生熟食品分开处理和放置； 6. 不生食海产品和腌制不当的食品； 7. 养成良好卫生习惯

续表

食品中毒类别	常见中毒	预防措施
真菌及其毒素食物中毒	赤霉病麦食物中毒；霉变甘蔗中毒	1. 加强田间和储存期的防霉措施； 2. 对已霉变的食品，应采取合理的处置措施
化学性食物中毒	亚硝酸盐中毒；砷中毒；有机磷中毒	1. 加强对集体食堂的管理； 2. 加强对有毒有害化学物质的管理，防止其对食品的污染； 3. 不食用不新鲜蔬菜、腐败变质的剩菜； 4. 不食用中毒死亡的畜禽肉
有毒动植物食物中毒	河豚中毒；组胺中毒；毒蕈中毒；含氰苷类食物中毒	1. 不食用不认识的动植物，避免中毒； 2. 不食用野生动物； 3. 加强宣教，增强安全意识和辨识能力； 4. 不食用腐败变质的食品； 5. 避免食物过敏； 6. 低温储存食品； 7. 教导青少年不食用苦杏仁等果仁

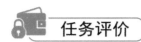 任务评价

完成本任务，对照表4-1-6进行任务评价。

表4-1-6　任务评价表

项目	评价标准
知识掌握 （45分）	能简述食物中毒的概念和发病特点（10分） 能简述细菌性食物中毒的概念和常见菌种（10分） 能简述真菌及其毒素食物中毒的常见致病因素（10分） 能简述化学性食物中毒的常见致病因素（5分） 能简述有毒动植物食物中毒的常见致病毒素（10分） 回答熟练、全面、正确
技能能力 （35分）	熟悉食物细菌、真菌中毒的预防措施，宣传食品安全知识（15分） 熟悉化学性食物中毒的预防措施，了解化学性食物中毒的严重性（10分） 熟悉有毒动植物食物中毒的预防措施，特别是能识别常见的有毒动植物种类和品种（10分） 对各类食物中毒的知识进行深入了解，知道食物中毒的症状，对食物中毒的预防措施掌握熟练
人文素养 （20分）	能通过交流提升家人、周围人群的食品安全意识，宣传正确的食物中毒预防措施（10分） 从我做起，不食用野生动物（10分）
总分（100分）	

同步测试

一、单选题

1. 下列选项中，对于食物中毒的描述错误的是（　　）。

A. 潜伏期短，呈暴发性　　　　　　　　B. 具有传染性

C. 有季节性和地域性特征　　　　　　　D. 中毒患者的临床表现基本相似

2. 下列毒蕈导致的食物中毒中，通常最为严重的是（　　）。

A. 胃肠型
B. 类光过敏性
C. 神经型
D. 肝肾损害型

3. 被称为嗜盐菌的细菌是（　　）。

A. 副溶血性弧菌　　　B. 沙门氏菌　　　C. 肉毒梭菌　　　D. 金黄色葡萄球菌

二、多选题

1. 下列食物中，可能会引起中毒的有（　　）。

A. 野生河豚　　　B. 霉变甘蔗　　　C. 鲜黄花菜　　　D. 新鲜油菜

2. 下列食物中，大量食用可导致中毒的是（　　）。

A. 白果　　　B. 苦杏仁　　　C. 新鲜油麦菜　　　D. 花椰菜

任务四

食品的保鲜储存

任务描述

这天，小睿同学从冰箱冷藏区里拿出一个香蕉准备食用，发现香蕉表皮已经发黑，剥开后发现果肉呈褐色、发粘、腐烂，无法食用了。小睿想，香蕉才买了几天，而且放在冰箱保存，怎么这么快就坏了？

工作任务：

1. 知道关于食品保鲜的正确方法。

2. 了解不同食品的保鲜方法。

 任务分析

完成本项任务要充分了解食品保鲜的原理和方法。不同食品的保鲜方法是不同的，用错了会造成食物的腐败变质。

食品的保鲜储存

任务重点：食品保鲜储存方法。

任务难点：各类食品保鲜储存的方法区别。

 相关知识

食品的保鲜储存是指根据食品品质变化的规律，采用适当的方法延缓其品质的变化，保持其新鲜度。食品保鲜短期的储存原则有两条。

（1）尽可能让食品保持鲜活的状态，比如，现在市场上现杀的禽类，商家会将它们饲养在笼内，消费者可根据禽类的状态来选择采购，再进行现场宰杀；再比如，一些鱼类饲养在超市或市场的水池内，必要时还要进行加氧处理，保证其鲜活状态。

（2）如果必须把鲜活的食材杀死，就要尽可能地将杀死后的食材先进行清洗，再用干净的湿布等进行遮盖。但此类方法只能在几小时或者最多几天内延缓食品的腐败变质。

家庭常用的食品长期储存保鲜的方法有低温储存、干制、腌制、高温杀菌和使用化工产

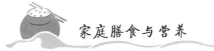
品等。

一、低温技术和原理

扫一扫视频

低温储存就是指采用冷藏、冷冻的方法降低食品的温度，并维持低温水平或冷冻状态，以防止或延缓食品腐败变质，从而达到长期储存的目的。

1. 低温作用原理

（1）抑制了食品中酶的活性，能减弱食品原料的新陈代谢和生化变化，从而较好地保持食品中的各种营养成分的含量。

（2）抑制了微生物的生长繁殖活动，有效地防止了由微生物污染所引起的食品质量的变化。

（3）使食品中所含的多种化学成分之间发生变化的速度放缓，有利于保持食品的色、香、味等品质。

（4）降低了食品中水分蒸发的速度。

2. 低温储存方法

根据储存时所采用的温度的高低，低温储存又可分为冷却储存和冷冻储存两类。

（1）冷却储存。冷却储存又称为冷藏，是指将食品置于 0 ℃ ~ 10 ℃（有的智能冰箱将冷藏温度初始设置在 0 ℃ ~ 4 ℃）尚不结冰的环境中储存，主要适合于果蔬、鲜蛋、牛奶等食品的储存以及鲜肉、鲜鱼的短时间储存。冷藏的食品不发生冻结的现象，能较好地保持食品的风味品质。

各种食品所要求的冷藏温度是有不同的。对于动物性食品（如畜、禽、鱼、鲜蛋、鲜乳等），其适宜储存的温度一般在 0 ℃ ~ 4 ℃。对于植物性原料（如果蔬等），其冷藏温度的要求不尽相同。原产地属于温带的苹果、梨、大白菜、菠菜等适宜的冷藏温度为 0 ℃ 左右，原产地在亚热带、热带的果蔬由于其适应了较高的环境温度，储存温度也应较高。另外，成熟度不同，冷藏温度也不同。例如，绿熟番茄冷藏的适宜温度为 8 ℃ 左右，完全成熟的番茄冷藏的适宜温度为 0 ℃ ~ 1 ℃。香蕉是热带水果，冷藏的适宜温度为 13 ℃。

（2）冷冻储存。冷冻储存又称为冻结储存，是将食品置于 0 ℃ 以下的低温中储存的方法，适用于肉类、禽类、鱼类等食品的储存。另外，部分冷冻后解冻而不容易汁液流失的蔬菜，如豆类、甜玉米等也可以采用冷冻的方式。冷冻储存的动物性食品在储存前，一般要经过初加工处理，如鸡、鸭、鱼需要去除内脏，并清洗干净，因为各种动物的内脏常积存大量的污物。家畜肉需分档切割好，方便取用。

在冷冻储存过程中，由于食品中大部分的水结成冰，降低了水分活度，同时低温又有效地抑制了食品中酶的活性和微生物的生长繁殖。长时间的冷冻还能造成部分微生物死亡，所以冷冻储存的原料有较长的储存期。

冷冻会对食品的品质造成较大的影响，冷冻造成的冰晶极易刺破食品及原料的细胞，破坏食品的质构。快速冷冻可较好地保持食品的品质，因为在快速冷冻时，食品中的水会形成微细的冰晶，均匀地分布在食品细胞组织内，细胞不会发生大的变形和破裂。当食品解冻时，其细胞液不会严重流失。冷冻的食品在烹制加工前应先解冻，所谓解冻就是使冻结在食品细胞中的冰晶体融化，恢复到原来的生鲜状态的过程。冷冻的食品在解冻过程中其品质会发生变化，主要表现在以下几方面：

①食品细胞内冰晶体液化，出现汁液的流失。

②由于温度升高，食品细胞中酶的活性增强，氧化作用加强，有利于微生物的生长繁殖。食品解冻的速度和环境温度对其品质的影响非常大，解冻的速度越慢、环境温度越低，回复到食品细胞中的水分就越多，其汁液损耗越少，食品的品质变化也越小；反之，则品质变化较大。常用的解冻方法是用温度较低的水流缓慢解冻或者在空气中放置缓慢解冻。

二、干制技术和原理

干制是在自然或人工控制条件下促使食品水分蒸发脱除的工艺过程。干制储存是通过将食品中的水分降低到可以防腐的程度，只要保持储存环境阴凉、干燥，就可以达到长期储存的目的。脱水的食品不仅要求耐久储存，还得在其复水后基本可以恢复原状。近年来出现的冷冻干燥技术是干制储存中保持品质最好的技术。

（一）干燥储存机制

微生物的活动需要水分，而各种化学变化也需要水分的参与或以水来作为介质。降低食品中的水分含量，可以有效地降低微生物活力，食品内的不良化学反应也会延缓。

（二）空气干制机制

食品蒸发水分主要依赖两种作用，即水分的外扩散作用和内扩散作用。干制初期，首先是食品表面的水分吸收能量变为水蒸气大量蒸发。表面积越大，空气流速越快，温度越高，以及空气相对湿度越小，则水分外扩散速度越快，当食品水分蒸发掉一半左右时，表面水分低于内部水分，这时水分就会由内部向表面转移，称为水分内扩散。这种扩散作用的动力，主要是湿度梯度，使水分由含水分高的部位向含水分低的部位移动。湿度梯度越大，水分内扩散速度就越快。在干燥过程中，如外扩散速度过多地超过内扩散速度，也就是食品表面水分蒸发太快，表面就容易形成一层硬壳，使食品发生开裂现象，从而降低了干制食品的品质。

（三）食品在干燥过程中的变化

1. 收缩

无论是细胞食品还是非细胞食品，脱水过程中出现的明显变化就是收缩。

2. 表面硬化

干燥时，如果食品表面温度很高，食品表面就会形成一层硬壳。

3. 疏松度

在干燥过程中，促使食品内部产生蒸汽压，可造成食品的多孔结构，溢出的蒸汽能膨化食品，比如土豆膨化产品。此外，如果干燥前对液态或浆状食品进行搅打，或采用其他发泡处理形成稳定的且在干燥过程中不会破裂的泡沫，干燥后食品就会呈现多孔结构。

4. 透明度

食品在受热时，会把细胞间隙中的空气排出，使干制的食品呈现出半透明的状态。

5. 褐变

食品在干制或储存过程的中常变成黄色、褐色或黑色，一般称为褐变。褐变按其产生原因可以分为酶促褐变和非酶促褐变。

三、腌制技术和原理

腌制储存法是利用食盐或食糖对食品进行加工后储存的方法。此法适用于大多数的动植物性食品的储存。

（一）高盐高糖腌渍原理

根据所使用的腌渍液的不同，可分为盐腌和糖渍两大类。盐腌是利用食盐来腌制食品，其主要用于猪肉、板鸭、咸蛋、咸鱼、火腿及腌酱菜等。糖渍主要利用食糖来腌渍食品，适用于蜜饯、果酱等。腌渍原理就是利用食盐或食糖溶液产生的高渗透压和降低水分活度的作用，使微生物难以生长繁殖，从而达到储存食品的目的。因此，必须达到一定的浓度才可以，一般盐要求在15%以上，糖在65%以上。例如，黄瓜腌制时的盐液质量浓度达15%～18%，这时主要靠盐的高渗透压来达到防腐的目的。

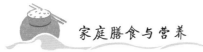

（二）发酵腌渍原理

发酵储存的原理就是促进能形成乙醇和有机酸的微生物生长并进行新陈代谢活动，使其产生乙酸和有机酸来抑制细菌的活动。

乳酸发酵是储存食品的重要措施。乳酸发酵在缺氧条件下进行，发酵时食品中的糖分几乎全部形成乳酸。乳酸发酵常是蔬菜腌制过程中的主要发酵过程。乳酸菌也会因为酸度过高而死亡，乳酸发酵自动停止。

四、高温杀菌技术和原理

食品经过加热处理，一方面，其细胞中的酶被破坏失去活性，食品原料自身的新陈代谢终止，食品变质的速度就会减慢；另一方面，加热使致病微生物被杀灭，从而可延长食品的保质期。食品经加热处理后，还要及时进行冷却和密封，以防止微生物的二次污染，防止食品被氧化。根据加热时的温度高低，主要有高温杀菌法和巴氏消毒法。

（一）高温杀菌法

高温杀菌法是指利用高温（一般温度为 100 ℃~121 ℃）加热来杀灭食品中的微生物，从而达到储存效果的方法，适用于鱼类、肉类和部分蔬菜的储存。一般情况下，多数腐败菌以及病原菌在 70 ℃~80 ℃的条件下，在 20~30 分钟即可杀灭，但是部分耐热细菌以及形成孢子的细菌，必须在 100 ℃的条件下经 30 分钟甚至数小时才可杀灭，故常采用 121 ℃下杀菌。

（二）巴氏消毒法

巴氏消毒法适用于啤酒、果奶、果汁、酱油等的杀菌。巴氏消毒法有下列三种常用方法。

1. 低温长时间杀菌法

低温长时间杀菌法是长期以来普遍使用的方法，其杀菌温度为 65 ℃左右，加热约 30 分钟，既可杀灭食品中的致病菌，又不损害其风味，可以较好地保持食品的营养价值和食用价值。但因只杀灭了部分致病菌，所以保质期较短，一般为 3~7 天。

2. 高温短时间杀菌法

高温短时间杀菌法通常的杀菌温度在 75 ℃左右，加热 15~16 秒，或在约 85 ℃的条件下，加热 10~15 秒，适合于食品加工企业大规模连续化操作的要求，也是目前采用较多的一种热杀菌方法，保质期一般为 7~45 天。

3. 超高温瞬间杀菌法

超高温瞬间杀菌法通常将杀菌温度提高到 150 ℃左右。加热时间极短，常为 3~5 秒。由于加热时间短，与其他的热处理方法相比，超高温瞬间杀菌法可以更有效地保持食品的营养成分，取得较好的储存效果。保质期较长，通常为 6 个月。

五、防腐剂与抗氧化剂技术和原理

许多化工产品可以杀死微生物或抑制其生长，但其中只有少数获准使用，规定用量较严，且只能用于特定的食品。

1. 防腐剂

防腐剂是防止食品因污染微生物而腐败的物质，通常利用添加化学物质来抑制微生物的繁殖，以延长食品的保质期，这些化学物质称为防腐剂。防腐剂能控制微生物的生理活动，从而抑制或杀灭腐败微生物。

2. 抗氧化剂

能防止食品氧化变质，延长食品储存期的一类物质，称为抗氧化剂。它们容易与氧发生作用，从而防止或减慢空气中氧与食品中的一些物质发生氧化还原反应，起到保存食品的作用。

3. 脱氧剂

脱氧剂是一类能够吸除氧的物质。在包装食品中加入脱氧剂，能通过化学反应吸除包装容器内的游离氧及原料中的氧，生成稳定的化合物，从而防止原料氧化变质。常用的脱氧剂有铁粉、连二亚硫酸钠等。脱氧剂不能与食品直接接触。

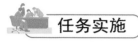 **任务实施**

常用食品保鲜方法如表 4-1-7 所示。

表 4-1-7　常用食品保鲜方法

常见保鲜方法	原理	措施
低温技术	抑制了食品中酶的活性；抑制了微生物的生长繁殖活动；延缓了食品中所含的各种化学成分之间发生的变化；降低了食品中水分蒸发的速度	1. 冷却储存方法； 2. 冷冻储存方法
干制技术	降低食物中的水分含量	1. 自然晾晒； 2. 机器烘干
腌制	高渗透压；降低水分活度	1. 盐腌； 2. 糖渍
高温杀菌技术	细胞中的酶被破坏失去活性；致病微生物被杀灭	1. 高温杀菌法； 2. 巴氏消毒法
化工产品保鲜技术	抑制微生物的繁殖；防止食品氧化变质；防止原料氧化变质	1. 防腐剂； 2. 抗氧化剂； 3. 脱氧剂

 任务评价

完成本任务，对照表 4-1-8 进行任务评价。

表 4-1-8　任务评价表

项目	评价标准
知识掌握 （35 分）	能简述食品保鲜的各种原理（15 分） 能简述食品保鲜的常见方法（10 分） 能简述食品保鲜的基本措施（10 分） 回答熟练、全面、正确
技能能力 （45 分）	熟悉食品保鲜的原理和技术，能根据食品类别判断其适用的保鲜方法（15 分） 掌握食品低温、干制、高温杀菌技术（15 分） 掌握食品盐腌、糖渍技术（15 分） 了解不同食品所适用的保存方法，灵活掌握各种食品保鲜技巧
人文素养 （20 分）	懂得合理储存食品，避免食物浪费（10 分） 宣传绿色环保节约理念（10 分）
总分（100 分）	

同步测试

一、单选题

1. 动物性食品在冷却储存情况下常用的储存温度是（　　　）。

A. 0 ℃～4 ℃ 　　　　　　　　　　　　B. 4 ℃～10 ℃

C. 10 ℃～15 ℃ 　　　　　　　　　　　D. 15 ℃～20 ℃

2. 下列植物性食品中，可以冷冻储存的是（　　　）。

A. 四季豆　　　　　　B. 香菜　　　　　　C. 土豆　　　　　　　D. 芹菜

二、多选题

1. 低温作用的原理表现在（　　　）方面。

A. 抑制了食品中酶的活性

B. 抑制了微生物的生长繁殖活动

C. 使食品中化学成分之间发生变化的速度放缓

D. 降低了食品中水分蒸发的速度

2. 巴氏消毒法常用的杀菌方法是（　　　）。

A. 低温短时间杀菌法　　　　　　　　　B. 低温长时间杀菌法

C. 高温短时间杀菌法　　　　　　　　　D. 超高温瞬间杀菌法

3. 为保证冷冻食品的品质，较好的解冻方法是（　　　）。

A. 用温度较低的水流缓慢解冻　　　　　B. 微波炉解冻

C. 沸水中解冻　　　　　　　　　　　　D. 在空气中放置缓慢解冻

项目二　其他方面的食品安全

【项目介绍】

本项目主要介绍各类食品添加剂和转基因食品，以及它们各自存在的优势和缺点。

【知识目标】

了解食品工业中添加剂的应用，学会正确看待转基因食品。

【能力目标】

了解常用食品添加剂的品种、种类、优势及超量添加的危害；了解目前市场上转基因食品的状况。

【素质目标】

认识食品添加剂和转基因食品是一个消费者应具备的素质，了解国家的相关法律法规，用辩证、发展的观点看待问题。

任务一
食品添加剂的种类及其安全性

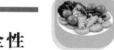

任务描述

小李实在无聊，翻看起自己的几包零食，在查看零食的配料表时，发现其含有几种从来没见过的物质，有山梨糖醇、山梨酸钾、安赛蜜、阿斯巴甜，这些东西看起来好像是化学物质，含有这些物质的食品不会伤害人体健康吗？

工作任务：

1. 同学们，你们还知道哪些食品添加剂？说出来大家讨论一下。

2. 了解食品添加剂的种类和常见的添加剂名称。

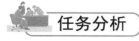 **任务分析**

完成本项任务首先要了解什么是食品添加剂，以及食品添加剂的种类，特别是常见的一些品种，其次还需要了解各类食品添加剂的优缺点。

任务重点：食品添加剂的分类。

任务难点：各类食品添加剂的特性和作用。

食品添加剂的
种类及其安全性

相关知识

一、食品添加剂概述

（一）定义

食品添加剂是指用于改善食品品质、延长食品储存期、便于食品加工和增加食品营养成分的一类化学合成或天然形成的物质。

（二）食品添加剂的使用原则

目前国内外对于食品添加剂的安全性问题给予了高度的重视。我国食品添加剂的使用必须符合《食品安全国家标准食品添加剂使用标准》（GB 2760—2014）、《中华人民共和国食品安全国家标准复配食品添加剂通则》（GB 26687—2011）、《中华人民共和国食品安全法》或国家卫生行政部门规定的品种及其使用范围和用量。

1. 食品添加剂使用的基本要求

（1）不应危害人体健康。

（2）不应用于掩盖食品的腐败变质。

（3）不应掩盖食品本身或加工过程中的质量缺陷，或以掺假、掺杂、伪造为目的而使用食品添加剂。

（4）不应降低食品本身的营养价值。

（5）在达到预期效果的前提下，尽可能降低在食品中的使用量。

2. 在下列情况下可使用食品添加剂

（1）保持或提高食品本身的营养价值。

（2）作为某些特殊膳食用食品的必要成分或配料。

（3）提高食品的质量和稳定性，改进其感官特性。

（4）便于食品的生产、加工、包装、运输或者贮藏。

二、食品添加剂品种

目前我国食品添加剂有23个类别、2 000多个品种，包括防腐剂、甜味剂、酸度调节剂、抗结剂、消泡剂、抗氧化剂、漂白剂、膨松剂、着色剂、护色剂、酶制剂、增味剂、营养强化剂、增稠剂、香料等。

以下选取常见的几种进行介绍。

（一）防腐剂

防腐剂是指天然或合成的化学成分，用于加入食品、药品、颜料、生物标本等中，以延迟微生物生长或化学变化引起的腐败。

食品防腐剂对人体健康究竟有无危害呢？

中国只批准了32种允许使用的食品防腐剂，且都是安全性较高、低毒的品种。它们在被批准使用前都经过了大量的科学实验，有动物饲养、毒性毒理试验和鉴定，已证实对人体不会产生任何急性、亚急性或慢性危害。只要食品生产厂商所使用的食品防腐剂品种、数量和范围，严格控制在国家标准规定的范围之内，就不会对人体健康造成损害。比如，在市场上所见到的食品通常会添加山梨酸钾、苯甲酸钠等防腐剂，这些应用最广泛的防腐剂被人体摄入后，一般会随着尿液排出体外，并不会在人体内蓄积。但令人感到遗憾和担心的是，目前存在一些食品生产企业违规、违法乱用、滥用食品防腐剂的现象，主要表现在以下三个方面。

（1）大剂量使用防腐剂。

（2）使用廉价但毒副作用较大的防腐剂。

（3）为掩盖变质畜肉及其制品的外观，使用福尔马林等作为防腐剂。

目前使用的防腐剂大多是人工合成的，超标准使用会对人体造成一定损害。因此，中国对防腐剂的使用有着严格的规定，明确添加防腐剂应该符合以下标准。

（1）合理使用，对人体健康无害。

（2）不影响消化道菌群。

（3）在消化道内可降解为食物的正常成分。

（4）不影响药物抗生素的使用。

（5）对食品热处理时不产生有害成分。

（二）膨松剂

膨松剂又称为膨胀剂、疏松剂，是促使菜肴、面点膨胀、疏松或柔软、酥脆适口的一种添加剂。膨松剂一般是在食品加热前掺入食品原料中，原理是食品加热后，膨松剂受热分解产生气体，使原料起发，在食品的内部形成均匀致密的多孔性组织，使食品具有酥脆或膨松的特点。膨松剂通常可分为碱性膨松剂、复合膨松剂和生物膨松剂。

1. 碱性膨松剂

碱性膨松剂又称为化学膨松剂，是呈碱性的一类膨松剂，主要包括碳酸氢钠、碳酸氢铵和碳酸钠等。

（1）碳酸氢钠。碳酸氢钠又名小苏打，加热到 30 ℃～150 ℃即分解产生二氧化碳，从而使食品疏松。碳酸氢钠对蛋白质有一定的腐蚀作用，使老韧的肉质纤维吸水膨胀，提高含水量而形成质嫩的口感，所以适宜用来腌制肉类食品，如腌制牛肉等，但其能破坏食品中的营养物质，一般腌肉用量为每千克原料添加 10～15 g 碳酸氢钠。

（2）碳酸氢铵。碳酸氢铵俗称臭粉，有氨臭味，其水溶液在 70 ℃时分解出氨和二氧化碳，有促进食品膨松柔嫩的作用，在烹饪中主要用于面点的制作，也可用于部分菜肴。但会使糕点表面出现气孔，色泽较差，同时碳酸氢铵有少量残余，影响食品的风味，所以常和碳酸氢钠同时使用。

（3）碳酸钠。碳酸钠又称为纯碱、食用面碱等，为白色粉末或细粒。在烹饪中广泛用于面团发酵，起酸碱中和作用，可使面团增加弹性和延伸性，还可用于鱿鱼、墨鱼等干货的胀发。

2. 复合膨松剂

复合膨松剂是含有两种或两种以上起膨松作用的膨松剂，常用的有发酵粉和明矾。

（1）发酵粉。发酵粉又称为焙粉，是由碱性剂、酸性剂和填充剂配制而成的一种复合化学膨松剂。发酵粉在烹饪中主要用于面点制作，如制作馒头、包子和糕点。

（2）明矾。明矾多与碳酸氢钠配合使用，作为油条等油炸食品的膨松剂，使食品具有膨松酥脆的特点。但明矾用量过多会使食品带苦涩味。

3. 生物膨松剂

生物膨松剂是指含有酵母菌等发酵微生物的膨松剂。它能促使面团内的葡萄糖分解成酒精和二氧化碳气体，从而达到膨松的目的。

（1）压榨酵母。压榨酵母又称为面包酵母，新鲜酵母，按含水量分为鲜、干两种。先将纯酵母菌进行培养，然后再离心，最后压成块状，就能制成成品。压榨酵母不易产生酸味，使用时先用温水将酵母化开成酵母液，然后和入面团。

（2）老酵母。老酵母又称为老面、发面，是将含酵母菌的面团发展成一种带有酸性、含乙醇和二氧化碳的酵母面团。老酵母多用于民间家庭，多用于各类发酵面点的制作，但由于含有大量的杂菌，在发酵的同时有生酸的过程，所以需加入少量面碱中和酸味。

（三）甜味剂

扫一扫视频

甜味剂是指赋予食品以甜味的食品添加剂。

目前甜味剂种类较多，按其来源可分为天然甜味剂和人工合成甜味剂；按其营养价值分为营养性甜味剂和非营养性甜味剂；按其化学结构和性质分为糖类和非糖类甜味剂。

理想的甜味剂应具有以下特点：安全性好、味觉良好、稳定性好、水溶性好、价格低廉。

1. 糖精钠

糖精钠是世界各国广泛使用的人工合成甜味剂，价格低廉，甜度大，其甜度相当于蔗糖的 300~500 倍，但缺点是使用量超标时有金属苦味。糖精钠由甲苯和氯磺酸合成。一般认为，糖精钠在体内不被分解，不被利用，大部分从尿排出而不损害肾功能，不改变体内酶系统的活性。

我国规定，糖精钠的使用范围有冷冻饮品、芒果干、无花果干、果酱、复合调味料、配制酒等食品。

2. 阿斯巴甜

阿斯巴甜的甜度是蔗糖的 100~200 倍，味感接近于蔗糖。阿斯巴甜食用后在体内分解成相应的氨基酸，对血糖没有影响，也不会造成龋齿。但由于其含有苯丙氨酸，因此不能用于苯丙酮尿症病人。

我国规定，阿斯巴甜可广泛用于调制乳等乳制品、果酱、糕点、调味料饮料、果冻、膨化食品等食品。

3. 糖醇类甜味剂

糖醇类甜味剂多由人工合成，糖醇类的甜度一般比蔗糖低，但有的和蔗糖相当。主要品种有山梨糖醇、甘露糖醇、麦芽糖醇、木糖醇等，目前应用较多的是木糖醇、山梨糖醇和麦芽糖醇。

4. 安赛蜜

安赛蜜是一种新型高强度甜味剂。其口味酷似蔗糖，甜度为蔗糖的 200 倍。安赛蜜性质稳定、口感清爽、风味良好，无不良后味；同时大量广泛深入的毒理试验结果证实，目前认为其较为安全。安赛蜜与阿斯巴甜 1∶1 合用，有明显的增效作用，与其他甜味剂混合使用时能够增加 30%~100% 的甜度。

我国规定，安赛蜜可广泛用于风味发酵乳和以乳为主要配料的即食风味食品或其预制产品，以及糖果、水果罐头、杂粮罐头、饮料类、焙烤食品、调味品、果冻等食品中。

由于人工合成甜味剂产生的热量较少，对肥胖、高血压、糖尿病、龋齿等患者有益，加之又具有高效、经济等优点，因此在食品特别是软饮料工业中被广泛应用。

国内外多项研究表明，只要生产厂家严格按照国家规定的标准使用人工合成甜味剂，并在食品标签上正确标注，对消费者的健康就不会造成危害。但如果超量使用，则会危害人体健康，为此，国家对甜味剂的使用范围及用量进行了严格规定。

（四）着色剂

现在常用的食品色素包括两类：天然色素与人工合成色素。天然色素来自天然物质，主要是从植物组织中提取的，也包括来自动物和微生物的一些色素。人工合成色素是指用人工化学合成方法所制得的有机色素。使用了着色剂后的食品能促进人的食欲，增加消化液的分泌，因而有利于消化和吸收，是食品的重要感官指标。

经研究，几乎所有的合成色素都不能向人体提供营养物质，某些合成色素甚至会危害人体健康。我国对在食品中添加合成色素也有严格的限制,凡是肉类及其加工品,鱼类及其加工品,醋、酱油、腐乳等调味品,水果及其制品,乳类及乳制品,婴儿食品以及饼干、糕点等,都不能使用人工合成色素。只有汽水、冷饮食品、糖果、配制酒、果汁等可以少量使用。

目前我国批准使用的食用合成色素有苋菜红、胭脂红、柠檬黄、日落黄、靛蓝和亮蓝。虽然对这些食用合成色素的危害性仍然没有定论,但它们没有任何营养价值,对人体健康也没有任何帮助。

(五)酸度调节剂

酸度调节剂是指用以维持或改变食品酸碱度的物质,可以改善食品的感官性状,增加食欲并具有防腐和促进体内钙磷消化吸收的作用。

酸度调节剂包括多种有机酸及其盐类。在食品加工过程中,可以单独使用,亦可掺配使用。有机酸大多存在于各种天然食品中,由于各种有机酸及盐类均能参与体内代谢,故它们的毒性很低。我国现已批准使用的酸度调节剂有35种,其中,柠檬酸、乳酸、酒石酸、苹果酸、枸橼酸钠、柠檬酸钾等均可按正常需要用于食品中,碳酸钠、碳酸钾可以添加于面制食品中,醋酸及磷酸可以添加于复合调味品及罐头中,偏酒石酸可用于水果罐头中,盐酸可用于蛋黄酱、沙拉酱中。我国规定,可以按照生产需要适量使用。盐酸、氢氧化钠等属于强酸、强碱性物质,对人体具有腐蚀性,因此只能将其用作加工助剂,并在食品完成加工前予以中和,不得损害人体健康。

(六)抗氧化剂

抗氧化剂是能防止或延缓食品成分氧化分解、变质,提高食品稳定性的物质,可以延长食品的储存期。某些食品中因含有大量脂肪,容易氧化酸败,因此,常使用抗氧化剂来延缓或防止油脂及富含脂肪食品的氧化酸败。

抗氧化剂根据其溶解特点可分为水溶性(如异抗坏血酸及其钠盐等)和脂溶性(如 BHA、茶多酚等)两类,还可根据其来源分为天然抗氧化剂和合成抗氧化剂。我国现已批准使用的抗氧化剂有二丁基羟基甲苯、丁基羟基茴香醚、特丁基对苯二酚、没食子酸丙酯、植酸、迷迭香提取物、抗坏血酸(又名维生素 C)、维生素 E、竹叶抗氧化物等。

(七)增味剂

增味剂是指可补充或增强食品原有风味的物质。增味剂可能本身并没有鲜味,但却能增加食物的天然鲜味。

增味剂可分为氨基酸系列、核苷酸系列。我国允许使用的增味剂有氨基乙酸(又名甘氨酸)、L-丙氨酸、辣椒油树脂、琥珀酸二钠和谷氨酸钠等,而糖精钠既是甜味剂,也可作为增味剂。

1. 谷氨酸钠

谷氨酸钠是味精的主要成分,属于氨基酸类增味剂。易溶于水,对光稳定,在碱性条件下加热发生消旋作用,呈味力降低。谷氨酸钠属于低毒物质,不需要特殊规定。

2. 核苷酸系列增味剂

核苷酸广泛存在于各种食品中,例如,鱼、畜、禽类等食品就含有大量肌苷酸,而香菇等菌类则含有大量鸟苷酸。核苷酸不但独有一种鲜味,而且增强风味的能力也较强,尤其是对肉特有的味道有显著影响,所以将其用于肉酱、肉饼、肉罐头、鱼酱等肉、鱼类的加工食品中,其增味效率是味精的 10 倍。我国将 5′-呈味核苷酸二钠、5′-肌苷酸二钠、5′-鸟苷酸二钠列入"可在各类食品中按生产需要适量使用的食品添加剂名单"。近年来又开发了许多天然增味剂,如水解动物蛋白和水解植物蛋白等。这类增味剂不仅风味多样，而且富含蛋白质肽类、氨基酸、矿物质等营养成分。麦芽酚也是一种天然增味剂，存在于数种植物和烘烤过的麦芽、咖啡豆、可可豆等原料中。麦芽酚的水溶性强，主要用于增强食品的水果味和甜味。

 任务实施

常见食品添加剂如表 4-2-1 所示。

表 4-2-1　常见食品添加剂

食品添加剂类别	作用	常见品种
防腐剂	延迟微生物生长或化学变化引起的腐败	山梨酸钾、苯甲酸钠、对羟基苯甲酸酯、丙酸盐等
膨松剂	促使菜肴、面点膨胀、疏松或柔软、酥脆适口	碳酸氢钠、碳酸氢铵、碳酸钠、发酵粉、明矾、酵母等
甜味剂	赋予食品以甜味	糖精钠、阿斯巴甜、山梨糖醇、甘露糖醇、麦芽糖醇、木糖醇、安赛蜜
着色剂	增进、改善食品色泽，增进食欲	苋菜红、胭脂红、柠檬黄、日落黄、靛蓝和亮蓝等
酸度调节剂	维持或改变食品酸碱度；改善食品的感官性状；增进食欲、防腐	柠檬酸、乳酸、酒石酸、苹果酸、枸橼酸钠、柠檬酸钾、碳酸钠、碳酸钾、醋酸、磷酸等
抗氧化剂	防止或延缓食品成分氧化分解、变质	丁基羟基茴香醚、二丁基羟基甲苯、没食子酸丙酯、特丁基对苯二酚、迷迭香提取物、抗坏血酸（又名维生素 C）、维生素 E、植酸、竹叶抗氧化物等
增味剂	补充或增强食品原有风味	氨基乙酸（又名甘氨酸）、L-丙氨酸、琥珀酸二钠、辣椒油树脂、谷氨酸钠等

 任务评价

完成本任务，对照表 4-2-2 进行任务评价。

表 4-2-2　任务评价表

项目	评价标准
知识掌握（50 分）	能简述常见食品添加剂的定义和使用原则（10 分） 能简述常见食品添加剂的种类（10 分） 能简述常见食品添加剂的作用（15 分） 能简述食品添加剂的优缺点（15 分） 回答熟练、全面、正确
技能能力（30 分）	熟悉常见食品添加剂的作用，根据食品添加剂名称可大致判断其所属种类（15 分） 熟悉常见的可家用的食品添加剂，如碳酸氢钠、酵母、发酵粉等，并掌握其使用量（15 分） 熟悉各种食品添加剂的作用，熟悉常见添加剂的名称
人文素养（20 分）	正确看待食品添加剂，合理使用（10 分） 遵守职业道德，了解食品添加剂相关法律法规（10 分）
总分（100 分）	

同步测试

一、单选题

1. 下列物质中，不属于甜味剂的是（　　）。

A. 苯甲酸　　　　　B. 糖精钠　　　　　C. 阿斯巴甜　　　　D. 安赛蜜

2. 味精的主要成分和呈味物质是（　　）。

A. 碳酸氢钠　　　　B. 碳酸钙　　　　　C. 谷氨酸钠　　　　D. 鸟苷酸

3. 下列物质中，属于抗氧化剂的是（　　）。

A. 琥珀酸二钠　　　B. 柠檬黄　　　　　C. 抗坏血酸　　　　D. 酒石酸

4. 目前我国食品添加剂有（　　）个类别。

A. 21　　　　　　　B. 22　　　　　　　C. 23　　　　　　　D. 25

二、多选题

1. 食品添加剂的功能主要有（　　）。

A. 改善食品品质　　　　　　　　　　　B. 延长食品储存期

C. 增加食品营养成分　　　　　　　　　D. 便于食品加工

2. 下列关于碳酸氢钠的描述中，正确的有（　　）。

A. 碳酸氢钠加热可产生二氧化碳

B. 碳酸氢钠对蛋白质有腐蚀作用

C. 可以使食品变得疏松

D. 会破坏食物中的营养物质

任务二

了解转基因食品

任务描述

　　李女士去超市购物，买回来一桶大豆油准备炒菜，无意中发现油桶上标注着这桶大豆油的原材料为转基因大豆。李女士立即开始恐慌起来，不知道该不该使用这桶转基因大豆油。

　　工作任务：

　　1. 同学们，你们可以用自己目前所了解的知识帮助李女士吗？

　　2. 了解转基因食品的现状。

 任务分析

　　完成本项任务要了解转基因技术和转基因食品，知道转基因到底是什么，才能帮助李女士解除忧虑。当然，现在很多人仍然对转基因食品存在一些顾虑，这是很正常的，毕竟对于新鲜事物要有一个接受的过程，随着时间的推移，转基因食品的优劣也将逐渐明朗起来。

了解转基因食品

　　任务重点： 转基因食品的优势。

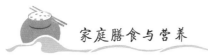

家庭膳食与营养

任务难点： 转基因食品可能存在的问题。

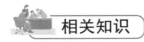 相关知识

人类从开始养殖动物、种植农作物以来，就一直在研究如何对动植物进行遗传改良，培养更多优良的品种。随着社会经济的进步，科学家在生物技术方面取得了很大的突破。自 20 世纪 90 年代以来，转基因食品已经逐渐走入人们的生活。转基因食品是否安全，也成了我们迫切需要知道的问题。

一、转基因技术和转基因食品

（一）转基因技术

转基因技术又称基因工程技术、DNA 重组技术，是按照人们的意愿和设计方案，将某一生物（供体）细胞的基因分离出来或人工合成新的基因，在体外进行酶切和连接并插入载体分子，使遗传物质基因重新组合，然后导入自身细胞或另一种生物（受体）细胞中进行复制和表达的实验手段。

利用转基因技术可以有目的地实现动物、植物和微生物等物种之间的 DNA 重组和转移，对现有物种的性状在短时间内进行完善，或者创造出新的生物特性。简言之，转基因技术是指将人工分离和修饰过的基因导入生物体基因组并使之定向表达，进而引起生物体性状变化的一系列手段。

（二）转基因食品

转基因食品是指以利用转基因技术使基因组构成发生改变的生物直接生产的食品或为原料加工制成的食品。近些年来，全世界用来生产转基因食品的许多转基因作物已经被大面积种植且实现了商品化，主要有大豆、玉米、木瓜、油菜等。转基因技术是生产转基因食品的核心技术，其次还包括转基因生物的种植、养殖或培植，以及转基因产品的加工储存和包装等一系列过程。

世界上很多国家投入了大量的人力、物力、财力来扶持转基因食品的发展，美国、巴西、阿根廷、加拿大是全世界种植转基因作物最多的国家。我国也大力发展转基因技术，2019 年年末我国种植的转基因作物主要是棉花，仅棉花新品种就有 176 个，累计推广面积 4.7 亿亩。

扫一扫视频

（三）转基因食品的种类

1. 植物性转基因食品

我国主要种植的是转基因棉花，其次还有玉米、大豆、甜菜、甜椒等。

2. 动物性转基因食品

如牛、羊、猪、淡水鱼等转基因动物，其中转基因鱼类是比较容易培育的。

3. 转基因微生物食品

此类微生物比较容易培养，能够大大降低生产的成本。如转基因微生物发酵而得到的葡萄酒、啤酒、酱油等。

二、转基因食品的优势

（1）种植转基因作物能够减少农药的使用，在减少成本的同时也保护了环境。不仅让农民更加省心，且人们吃起来也不怕有农药残留、危害健康。

（2）转基因食品一般不受季节、气候的影响，能够让人们一年四季都吃到各种各样的蔬菜，丰富了人们的生活。

（3）转基因食品能够解决粮食短缺问题。转基因技术可培育高产、优质、抗病毒、抗虫、抗寒、抗旱、抗涝、抗盐碱、抗除草剂等特性的作物新品种，减少了作物对农药化肥和水的依赖，降低农业成本，大幅度地提高了粮食作物的单位面积产量，同时改善了食品的质量。

（4）转基因食品的成本比较低，能够降低售价。转基因作物种植面临的风险比较低，自身有抗虫、抗旱等特点，因此种植的成本低，对广大消费者来说无疑是好事。

（5）转基因食品种类多，提高了人们的生活质量。

三、转基因食品可能存在的问题

根据现有的科学知识推测，转基因食品可能会对环境及人体健康造成一定的危害。在生态环境方面的潜在危害主要是基因污染，在人体健康方面的潜在危害主要表现在导致人体过敏、使细菌产生抗药性、改变食品的营养成分和毒性作用等方面。

（一）转基因食品可能引起人体过敏反应

转基因植物引入了外源性基因后，会产生新的蛋白质，可能会使一部分人因很难或无法适应而诱发过敏症。

（二）抗生素标记基因可能会使细菌产生抗药性

抗生素标记基因在商业转基因植物中大量使用。人类食用了这些转基因食品后，食品如果在体内将抗药性基因传给一些致病性细菌，从而使病菌产生一定的抗药性，可能会导致抗生素失效。

（三）转基因食品营养成分的改变

转基因食品中的外源性基因可能会改变食物的成分，包括营养成分构成和抗营养因子的变化。有研究表明，抗除草剂转基因大豆中具有防癌功能的异黄酮成分较传统大豆减少了约14%；转基因油菜中类胡萝卜素、维生素E、叶绿素均发生变化。这些变化实际上导致了食品营养价值降低，食用后会造成人体营养结构失衡，影响人的机体健康。

（四）转基因食品的毒性作用

由于目前的转基因技术不能完全有效地控制转基因后的结果，如果转入的基因发生了突变，那么就可能会产生有毒物质，或者使食品中原有的毒素含量增加，产生毒性作用。

虽然对于转基因食品还存在各种各样的争论，但它的优势还是表现得越来越显著。例如，转基因油菜中的不饱和脂肪酸的含量大大增加了，对心血管有利；转基因牛奶增加了乳铁蛋白、抗病因子的含量，降低了脂肪含量。我国高度关注现代生物技术，支持和鼓励转基因生物和转基因食品的研究。迄今为止，中国是唯一开发出自己的转基因作物并投入生产的发展中国家。

但是，我国生物安全方面的法律法规还不够完善，还不能满足生物安全的管理需要。随着转基因技术的快速发展，转基因食品会越来越多地在市场上出现，我国应进一步加强转基因食品安全性方面法律法规的建设，妥善解决转基因食品安全问题，并在产品包装上标明转基因食品，便于消费者自行选择转基因产品或非转基因产品。从转基因食品的发展趋势来看，未来会有更多的转基因食品出现在人们的生活中。人们应当正确地去认识转基因食品，用科学的眼光去对待它。对于任何一种新鲜事物，如果一味地否定，那无疑会阻碍社会的前进步伐，因此要辩证地看待。

模块五　常见慢病家庭膳食指导

项目一　常见代谢性疾病膳食指导

【项目介绍】

　　新陈代谢是生命的基本特征，是维持机体功能的基础，人体代谢活动受环境、饮食等多方面影响。代谢性疾病60%以上取决于生活方式，肥胖、糖尿病、痛风等几乎都是不良饮食结构和不健康的生活方式共同作用的结果，仅靠药物很难治愈，必须辅以营养治疗。没有不好的食物，只有不合理的膳食习惯。保持健康的关键在于均衡饮食和适量运动。本项目介绍了常见代谢性疾病的家庭营养膳食及健康指导原则。

【知识目标】

　　了解肥胖症、糖尿病常见临床症状；熟悉限能量平衡膳食、高蛋白膳食、轻断食膳食等；掌握各种代谢性疾病营养防治及健康指导原则。

【能力目标】

　　能够从每天的一口饭一口菜做起，从"源头"杜绝慢性病；能够合理搭配营养膳食，针对不同的家庭和不同的人群，根据防治原则设计食谱，指导烹饪；能够指导患者管理好自己，养成良好的生活方式。

【素质目标】

　　好多家庭都有肥胖、糖尿病等慢性病人，家政服务员无论是在家庭还是在机构中，都要以推进"健康中国合理膳食行动"和"国民营养计划"为己任，传递健康饮食理念和健康生活方式；遵守职业道德规范，秉承节约原则和绿色环保的理念，提高自己和服务对象的营养素养，坚持预防为主的卫生健康工作方针。

任务一
肥胖症膳食指导

　　17 岁男孩，身高 173 cm，体重 90 kg，在医院检查确诊为单纯肥胖症。医生建议，平时多运动，在饮食方面切记不要吃高热量、高脂肪的食物，多吃蔬菜、水果。

工作任务：

1. 如果你是这个家庭的服务者，请对男孩的膳食进行指导。
2. 男孩应该选择什么样的生活方式？

 任务分析

　　完成该任务需要掌握肥胖症的膳食营养防治原则，熟悉肥胖症对健康的影响及健康教育内容，熟悉限能量平衡膳食、高蛋白膳食、轻断食膳食，了解肥胖的定义及一般知识。能够科学搭配低能量饮食，达到健康减肥的目的。在任务实施过程中，积极宣传健康体重知识，推进"三减三健"全民健康生活方式行动中的

肥胖症膳食指导

健康体重专项行动，教会居民选择食物，加强个体化的体重管理服务，着力推进以吃动平衡为核心的健康体重管理适宜技术，加强对超重肥胖人群的个体化指导。

　　任务重点：肥胖症营养配餐及健康指导。

　　任务难点：肥胖症膳食控制方案。

 相关知识

一、肥胖症的一般知识

　　随着社会经济的快速发展和居民生活方式的巨大改变，中国居民超重及肥胖患病率快速增长，已成为严重的公共卫生问题。超重是指体质指数（BMI）为 $24.0 \sim 27.9 \ kg/m^2$，如果超过 $28 \ kg/m^2$ 就属于肥胖。肥胖是指体内脂肪堆积过多和分布异常。《中国居民营养与慢性病状报告（2020 年）》显示，6 岁以下和 6~17 岁儿童青少年超重肥胖率分达到 10.4% 和 19.0%，18 岁及以上居民超重率和肥胖率分别为 34.3% 和 16.4%，成年居民超重或肥胖人数已经超过总人数的一半（50.7%）。

　　肥胖症（obesity）是由多种因素引起的慢性代谢性疾病。遗传、环境、内分泌失调、精神因素等均可导致肥胖，能量摄入和能量支出的不平衡是导致个体超重肥胖的直接原因。能量由膳食碳水化合物、脂肪和蛋白质提供，膳食供能比例是指由膳食所提供的宏量营养素摄入种类、比例构成和数量。适量的、比例恰当的能量和宏量营养素摄入量，对维持机体健康、预防慢性疾病相当重要。能量摄入过量、三大供能营养素比例失调，则可增加超重、肥胖、心血管疾病等慢性疾病的发病风险。

　　依据肥胖发生的原因，肥胖症分为遗传性肥胖（有家族性肥胖倾向）、继发性肥胖和单纯性肥胖（营养过剩）。

　　依据脂肪的分布部位，肥胖症分为上身性肥胖（以腹部肥胖为主）和下身性肥胖（以臀部和大腿肥胖为主）。上身性肥胖俗称将军肚，比喻为苹果形肥胖，患心血管疾病和糖尿病的危险性显著增加；下身性肥胖也称梨形肥胖，患疾病的危险性相对较低。

家庭膳食与营养

肥胖症的常用诊断方法是人体测量法，通过测量身高、体重、腰围、臀围计算标准体重、体质指数（BMI）和腰臀比。

> **拓展知识**
>
> **肥胖的诊断**
>
> 肥胖是指体内脂肪过量储存，表现为脂肪细胞数目增加和（或）体积增大。一般以体重或腰围来判断。体重测量标准：清晨、空腹、排空大小便、着背心短裤。
>
> 1. 标准体重法。
>
> 标准体重（kg）= 身高（cm）−105
> 肥胖度（%）=（实际体重−标准体重）/标准体重×100%
>
> 肥胖度在 10%～20% 为超重，在 20%～30% 为轻度肥胖，在 30%～50% 为中度肥胖，≥50% 为重度肥胖。
>
> 2. 体质指数（BMI）：又称体重指数，BMI 是衡量肥胖程度的常用指标。
>
> $$BMI(kg/m^2)= 体重(kg)/身高(m)^2$$
>
> 中国成人正常 BMI：$18.5～23.9 \ kg/m^2$，国际标准的正常 BMI：$18.5～24.9 \ kg/m^2$。
>
> 小于 $18.5 \ kg/m^2$ 为体重过低，$24～27.9 \ kg/m^2$ 为超重，$≥28 \ kg/m^2$ 为肥胖（不适合健美人士）。
>
> 3. 腰围（WC）或腰臀比（WHR）：腰臀比反映人体脂肪的分布特点。
>
> 世界卫生组织规定，WHR 男性≥0.9、女性≥0.8 为上身性肥胖。
>
> 我国规定，WC 男性≥90 cm、女性≥85 cm 为上身性肥胖。

二、单纯性肥胖症营养相关原因

人群的超重肥胖既是社会发展带来的问题，也与人们的生活方式和行为密不可分，不健康的生活方式对超重肥胖产生的影响是巨大的。单纯性肥胖发生的原因一般为长期能量摄入大于能量消耗，进食高热量食物而活动相对不足，使多余的热量在体内以脂肪的形式储存，导致超重和肥胖。有研究表明，肥胖者患脑中风、呼吸器官疾病（睡眠时无呼吸症候群）、脂肪肝、心肌梗死、高血压、糖尿病、高脂血症、痛风、动脉硬化等疾病的风险增加。

超重肥胖的控制必须坚持预防为主，贯穿全生命周期，要从女性备孕、母亲孕期开始，从儿童青少年时期抓起。食不过量，保持能量平衡。食不过量是指每天摄入的各种食物所提供的能量不超过人体所需要的能量。中国女性能量需要量和男性能量需要（6 岁以上人群）分别如图 5-1-1、图 5-1-2所示。

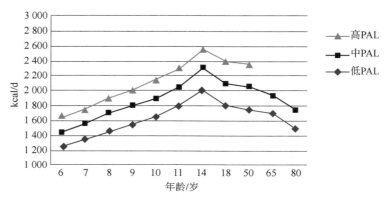

图 5-1-1　中国女性能量需要量

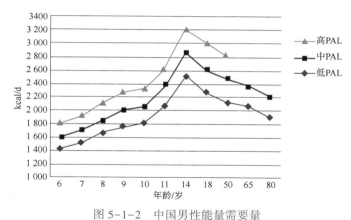

图 5-1-2　中国男性能量需要量

来源：中国居民膳食营养素参考摄入量（DRIs）（2013 版）

三、肥胖症健康指导

（一）膳食指导

1. 限能量平衡膳食（calorie restrict diet，CRD）

在限制能量摄入的同时保证基本营养需求的膳食模式，其宏量营养素供能比例符合平衡膳食的要求。男性每天摄入能量 1 500~1 800 kcal/d，女性摄入 1 200~1 500 kcal/d，能有效减轻体重、降低体脂，改善代谢，易长期坚持达到减肥目标，无健康风险。CRD 对于延长寿命、延迟衰老，以及对相关疾病的发生具有明确干预作用，适于所有年龄阶段及不同程度的超重及肥胖人群。

（1）学会吃"油"。CRD 的脂肪供能比例与正常膳食（20%~30%）一致，过低或过高都会导致膳食模式的不平衡。在 CRD 中补充海鱼或鱼油制剂可增强 CRD 的减重效果。控制饱和脂肪酸的摄入，增加不饱和脂肪酸摄入，少食动物脂肪，膳食胆固醇每天低于 300 mg，宜用植物油，每天约 10~20 g。研究表明，富含多不饱和脂肪酸的食物或补充鱼油不仅可增强 CRD 的减肥效果，对动脉弹性、收缩压、心率、血甘油三酯及炎症指标等均有明显改善作用。

（2）学会吃"糖"。碳水化合物占总能量 40%~55%；谷类为主，多选粗粮，主食控制在每天 200~300 g。

（3）充足蛋白质。CRD 使体脂消耗增加，同时蛋白质消耗增加，食物蛋白质供给要充足，不能低于 1.2~1.5 g/kg，供能比例占总能量的 15%~20%，提高优质蛋白的比例，如鱼类、牛奶、禽类和大豆，使用大豆可增加 CRD 的减重效果。

（4）增加蔬菜、水果、干果等富含膳食纤的食物，同时含丰富的维生素、无机盐，如糙米、燕麦、胚芽米、麸皮面包等，既可增加饱腹感，又可防止便秘。

（5）适当补充维生素 D 和钙，可加强 CRD 的减肥效果。

目前的 CRD 主要有三种类型。

第一种，在目标摄入量基础上按一定比例（减少 30%~50%）递减。

第二种，在目标摄入量基础上每日减少 500 kcal 左右。

第三种，每日供能 1 000~1 500 kcal，即低能量饮食。

> **知识链接**
>
> **低能量膳食（LCD）**
>
> 这是指在满足蛋白质、维生素、矿物质、膳食纤维和水这五大营养素的基础上，适量减

少脂肪和碳水化合物的摄取，将正常自由进食的能量减去 30%~50% 的膳食模式，通常需要在医生监督下进行。1 500 kcal/d 以上的饮食为低能量平衡饮食；女性 800~1 200 kcal/d，男性 1 200~1 500 kcal/d 为低能量饮食；低于 800 kcal/d 为极低热量饮食，极低热量饮食一般仅限于医疗监护下的短时间治疗，仅适用于中青年病人。减脂过程应根据个人的具体情况，按肥胖症营养配餐方案计算每日总热能和蛋白质、脂肪、糖类、矿物质、维生素的摄取量。体重逐渐下降，以每月 0.5~1 kg 为宜。轻度肥胖者每天减少 250 kcal 能量，每月可减少体重 1 kg；中度以上肥胖者每天减少 550 kcal，每周可减少体重 0.5 kg。

2. 高蛋白膳食（high protein diet，HPD）

HPD 膳食模式增加蛋白质摄入供能比，高蛋白质膳食是一类每日蛋白质摄入量超过每日总能量的 20% 或 1.5 g/（kg·d），但一般不超过每日总能量的 30% 或 2.0 g/（kg·d）的膳食模式。蛋白质摄入增加易产生饱腹感，与其他模式相比减重效果更明显，反弹率更低（可能跟肌肉丢失相对较少有关）。缺点是蛋白质的供能比例较高，会增加钙质的流失，注意补充钙等必需营养素；HPD 膳食会增加肝肾负担，肝肾功能不全或慢性肾病患者，建议用 CRD（限制能量平衡膳食）膳食模式减肥。HPD 食谱举例（总能量约 1 070 kcal）如表 5-1-1 所示。

表 5-1-1　HPD 食谱举例（总能量约 1 070 kcal）

餐次	食谱名称	原料/g
早餐	鸡蛋+牛奶+燕麦	鸡蛋 50，低脂牛奶 250，燕麦片 30
加餐	苹果	苹果 100
午餐	米饭+芹菜肉丝+炖豆腐	米饭 100，芹菜 200，瘦肉 75，豆腐 100，海米 3
加餐	黄瓜	黄瓜 200
晚餐	窝头+韭菜炒虾+小米粥	豆面 25，玉米 25，韭菜 200，虾 100，小米 30
加餐	草莓、香蕉等水果	水果 200

3. 轻断食膳食（间歇式断食）

轻断食膳食一般采用"5+2"断食法，这是目前较流行的减肥模式，一周 5 天正常进食，其他不连续 2 天每日仅摄取 500 kcal（女）或 600 kcal（男）能量的食物，即平常能量的 1/4。

轻断食期间营养建议：膳食以粗粮、豆类、蛋、奶、蔬菜、低脂肪肉类（鱼、虾、瘦肉等）为主，轻断食日多喝水、多吃蔬菜水果。注重早餐与午餐，拒绝熬夜与零食，保证蛋白质摄入量。

（二）生活方式指导

1. 平衡膳食，均衡营养，定时定量，保持理想体重

饮食习惯不科学，三餐能量分配不合理、暴饮暴食、进食速度过快等均可使能量摄入过多，导致肥胖。调查显示，父母的饮食习惯直接影响子女，因此，肥胖的父母容易喂养出肥胖子女。另外，人工喂养的婴儿过早添加固体食物、高渗奶喂养也是导致儿童肥胖的高危因素。因此，为了健康的体重，养成良好的饮食习惯十分必要，少吃甜食、咸菜、辣椒、芥末、咖啡、酒类、饮料、罐头制品等；一日三餐定时定量，不暴饮暴食，晚餐少吃。

2. 饮食宜清淡

烹调方法以蒸、煮、烤、炖、拌、卤、氽、凉拌等烹饪方式为主，不宜吃油炸食物及喝肉汤，清茶、柠檬、泡菜、酸黄瓜、醋等可任意选择。

3. 运动是最好的减脂方法

做有氧运动或阻抗运动，比如快步走或者游泳等有一定热量消耗的运动，每天持续 40 分钟以上。

4. 健康心理

减轻压力，保证良好的睡眠，养成规律的生活方式。

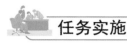 **任务实施**

17 岁男孩一日减肥食谱示例（约 1 800 kcal）如表 5-1-2 所示。

表 5-1-2　17 岁男孩一日减肥食谱示例（约 1 800 kcal）

餐次	食谱名称	原料/g
早餐	鸡蛋+豆浆+燕麦+杏仁	鸡蛋 50，豆浆 250，燕麦片 50，原味杏仁 10
加餐	苹果	苹果 100
午餐	红豆米饭+牛肉滑+拌黄瓜	红豆 15，大米 45，淀粉 15，牛肉 75，黄瓜 200，海米 3
加餐	柚子	柚子 200
晚餐	玉米 1 根+清蒸鱼+小米粥+凉拌菜	玉米棒 200，鱼 100，小米 20，西芹 100，胡萝卜 30，水发木耳 100，香油 5
加餐	酸奶或纯牛奶	300

任务评价

完成本任务，对照表 5-1-3 进行任务评价。

表 5-1-3　任务评价表

项目	评价标准
知识掌握（40 分）	简述衡量肥胖程度的常用标准（10 分） 简述中国人 BMI 的正常标准值（5 分） 简述常见减重膳食模式（10 分） 简述肥胖的分类（5 分） 常用判断内脏脂肪的指标（10） 回答熟练、全面、正确
技能能力（35 分）	能正确引导肥胖者形成健康的生活方式（10 分） 能正确设计减肥餐（10 分） 能指导肥胖者养成良好的生活习惯（5 分） 能根据不同年龄灵活应用减重膳食模式（10 分） 操作娴熟、正确、到位
人文素养（25 分）	能通过交流提高自己和服务对象的健康素养（10 分） 遵守职业道德规范，宣传绿色环保节约理念（10 分） "合理膳食　营养惠万家"，让居民吃得更科学、更健康（5 分）
总分（100 分）	

同步测试

1. 针对肥胖症，低热能膳食应小于（　　　）。

A. 1 500 kcal/天 　　　　　　　　　　B. 1 800 kcal/天

C. 2 000 kcal/天 　　　　　　　　　　D. 2 400 kcal/天

2. 中国人 BMI 正常标准为（　　　）。

A. 18.5~23.9 kg/m² 　　　　　　　　B. 18.5~24.9 kg/m²

C. 24~28 kg/m² 　　　　　　　　　　D. 23.9~28 kg/m²

3. 衡量肥胖程度的常用指标是（　　　）。

A. 血脂含量 　　　B. 肥胖度 　　　C. 体重指数 　　　D. 腰围

4. 减重膳食模式主要有（　　　）。

A. 高蛋白膳食模式 　　　　　　　　　B. 限能量平衡膳食

C. 轻断食膳食模式 　　　　　　　　　D. 低脂肪膳食模式

5. 下面关于肥胖的说法中，错误的是（　　　）。

A. 肥胖是全球最大的公共卫生问题 　　B. 肥胖损害身心健康

C. 肥胖及相关疾病的治疗费用高 　　　D. BMI>24 kg/m² 即可诊断为肥胖

6. 增加蛋白质摄入的作用不包括（　　　）。

A. 减少能量消耗 　　　　　　　　　　B. 增加能量消耗

C. 控制体重的同时保持瘦体重 　　　　D. 增加饱腹感，减少饥饿感

7. 下列指标中，不可用来判断内脏脂肪过多的是（　　　）。

A. 内脏脂肪面积大于 80% 　　　　　　B. 男性腰围大于 90 cm

C. 内脏脂肪面积大于 80 cm² 　　　　　D. 女性腰围大于 80 cm

任务二

糖尿病膳食指导

任务描述

王奶奶，68 岁，身高 161 cm，体重 68 kg，3 年糖尿病史，无并发症，平时口服二甲双胍控制血糖，但近期因血糖控制不好住院两次，每次住院，医生都叮嘱注意饮食调理。

工作任务：

1. 如果你为王奶奶进行家庭营养配餐，应该怎么做？

2. 对王奶奶进行健康指导。

任务分析

完成该任务需要掌握糖尿病的膳食营养防治原则，熟悉糖尿病对健康的影响及健康教育内容，了解糖尿病一般知识。还要注意肥胖与糖尿病的关系，王奶奶体重超标，病史短，无并发症，在安全范围内可以尝试低热量饮食干

糖尿病膳食指导

预，控制体重至正常范围，指导王奶奶养成健康生活方式，掌握科学的营养健康和慢性病防控知识，将减盐、减油、减糖"三减"变成自己的生活方式，养成良好的生活习惯，积极践行合理膳食、适量运动、戒烟限酒、心理平衡等健康文明生活方式。在任务实施过程中，要遵守职业道德规范，秉承以节约原则和吃动平衡为核心的健康理念。

　　任务重点：糖尿病患者的营养配餐及健康指导。

　　任务难点：膳食控制方案。

 相关知识

一、糖尿病的一般知识

　　糖尿病（diabetes mellitus，DM）是一组由遗传和环境因素引起的胰岛素分泌不足或（和）胰岛素作用低下而导致的以慢性血糖增高为特征的代谢性疾病，伴有蛋白质、脂肪、水和电解质等一系列代谢紊乱。

　　在正常生理情况下，由于神经和激素调节，血糖保持正常水平，降低血糖的激素只有胰岛素，升高血糖的激素有胰高血糖素、糖皮质激素、肾上腺素等。糖尿病的主要危险因素有遗传因素、生理因素、社会环境因素、肥胖、体力活动缺乏、营养因素等。

　　世界卫生组织（WHO）根据病因将糖尿病分为 1 型糖尿病、2 型糖尿病、妊娠糖尿病和特殊类型糖尿病，糖尿病患者常伴有心脑血管、肾脏、神经系统和眼部病变等并发症。

拓展知识

四种类型的糖尿病

　　1 型糖尿病：各年龄段均可发病，常见于儿童和年轻人，占糖尿病患者的 5% ~ 10%，主要病变在于胰岛 β 细胞破坏导致胰岛素绝对缺乏，对胰岛素治疗敏感。

　　2 型糖尿病：主要指胰岛素抵抗伴胰岛素相对不足，占糖尿病患者的 90% 以上，常见于 40 岁以上的中老年肥胖者，起病缓慢，早期常无明显症状，常以并发症出现为首诊。

　　特殊类型糖尿病：包括一系列病因比较明确或继发性的糖尿病，主要有以下几类：①胰岛 β 细胞基因缺陷；②胰岛素受体基因异常导致胰岛素受体缺失或突变；③内分泌疾病（拮抗胰岛素的激素过度分泌），如肢端肥大症、甲状腺功能亢进等；④胰腺疾病；⑤药物或化学制剂所制的胰岛损伤；⑥感染，如先天性风疹及巨细胞病毒感染等。

　　妊娠糖尿病：指在妊娠期首次发生或发现的糖尿病，包含部分妊娠前已患有糖尿病但在孕期首次被确诊的患者。妊娠前已确诊为糖尿病的不属于该型，后者被称为"糖尿病合并妊娠"。多数该型妇女在分娩后血糖将恢复正常水平，但也有 30% 的患者在 5 ~ 10 年后转变成 2 型糖尿病。

二、糖尿病的诊断

　　糖尿病诊断标准：目前国际通用的是 1999 年 WHO 糖尿病专家委员会提出的糖尿病诊断标准。

　　（1）糖尿病症状+随机血糖浓度≥11.1 mmol/L。典型糖尿病症状包括多食、多饮、多尿和不明原因的体重下降；随机血糖是指末次进食后任意时间点测得的血糖浓度。

　　（2）空腹血糖浓度≥7.0 mmol/L。空腹指持续 8 小时以上无任何热量摄入。

（3）口服葡萄糖耐量试验中 2 小时血糖≥11.1 mmol/L。口服葡萄糖耐量试验采用 75 g 无水葡萄糖负荷。

以上三种方法都可以单独用来诊断糖尿病，但需要重复试验，两次的试验结果有相关性才能确诊。

三、糖尿病健康指导

（一）营养防治的原则

控制每日总能量的摄入，维持理想体重。对于肥胖症患者，推荐限能量平衡膳食或轻断食膳食；对于消瘦或营养不良者，可增加能量和蛋白质摄入，以达到理想体重。

蛋白质、脂肪和碳水化合物的供应比例要适当，补充微量营养素，食物丰富多样，设置合理的饮食结构和餐次分配。通过营养防治，纠正代谢紊乱，保护胰岛功能，减少并发症的发生。维持或达到理想体重，保证机体的正常生长发育和正常活动。为期一年的低热量饮食干预研究显示，对于超重肥胖的 2 型糖尿病患者，通过饮食干预，减重越多，糖尿病缓解率越高，在一年内体重下降 15 kg 以上的，糖尿病缓解率为 86%。糖尿病缓解率是指在 12 个月内，暂停所有降糖药至少 2 个月后，糖化血红蛋白低于 6.5%。因此，对于那些发病 6 年以内超重肥胖的 2 型糖尿病患者来说，采用低热量饮食，可以有效控制血糖，但低热量饮食不能长期使用，要在医生指导下应用；对于老年人或其他有并发症者，建议用限能量平衡膳食。

（二）膳食指导

1. 合理控制能量

能量摄入量以达到或维持标准体重为宜。肥胖者脂肪细胞增大、增多，胰岛素敏感性降低，不利于治疗。消瘦者对疾病的抵抗力降低，也不利于治疗；一般认为，标准体重的±10%即为理想体重，超过 20% 视为肥胖，低于 20% 为消瘦。糖尿病患者每日总能量摄入量应结合病人的标准体重、体力活动、生理状况等进行计算，成人糖尿病患者每日能量供给量如表 5-1-4 所示。

表 5-1-4　成人糖尿病患者每日能量供给量　　　　　　　单位：kcal/kg

劳动（活动）强度	消瘦	标准	肥胖
休息状态（如卧床）	25~30	20~25	15
轻体力活动（如坐式工作）	35	30	20~25
中体力活动（如电工安装）	40	35	30
重体力活动（如搬运工）	45~50	40	35

2. 限制脂肪摄入量，适量选择优质蛋白质

脂肪摄入占饮食总热量的 20%~30% 甚至更低，每克脂肪产热 9 kcal，其中最好的膳食脂肪来源是单不饱和脂肪酸，提供能量应在 10%~15%，甚至 15% 以上，如橄榄油和花生油等。应控制饱和脂肪酸的摄入，使其不超过 10%。胆固醇入量应控制在每日 300 mg 以下。

糖尿病患者每日蛋白质消耗量大，摄入应接近正常人的标准，成人每日可摄入 1.2~1.5 g/kg，孕妇、乳母、儿童每日为 1.5~2.0 g/kg。应使蛋白质供能达到总能量的 15%~20%，其中至少 1/3 来自动物类优质蛋白质和大豆蛋白，有肾功能损害的应减少蛋白质摄入，建议每日为 0.5~0.8 g/kg。

3. 碳水化合物要适量

碳水化合物是我国膳食中能量的主要来源，主食富含淀粉多糖、膳食纤维、维生素和矿物质，在合理控制总能量的基础上适当进食碳水化合物，对提高胰岛素敏感性和改善葡萄糖耐量均有益处，另外对控制体重可能有利。碳水化合物的供给量占总能量的45%~60%，一般成年患者每日摄入碳水化合物150~300 g，相当于主食250~400 g。控制蔗糖摄入，喜欢甜食可选蛋白糖、甜菊糖、木糖醇等，如食用水果，应适当减掉部分主食，进食时间要安排合理，最好放在两餐之间。多食富含膳食纤维的粗粮，如燕麦、玉米、红薯等，膳食纤维可阻碍食物在胃肠道的吸收，缓解餐后血糖升高。

> **拓展知识**
>
> #### 血糖生成指数（glycemic index，GI）
>
> GI是反映不同分子量和结构的碳水化合物对餐后血糖影响程度的指标。控制血糖是降低糖尿病并发症的关键，对营养治疗有着关键作用。用"GI"反映某种食物和葡萄糖相比升高血糖的速度和能力。如果把葡萄糖的血糖生成指数定为100，那么馒头（富强粉）为88.1，大米饭为83.2，面条（小麦粉）为81.6，南瓜为75，蜂蜜为73，西瓜为72，小米粥为62，豆腐为31，牛奶为28，苹果为36，柚子为25，葡萄为43等。高GI的食物进入胃肠后消化快、吸收率高，葡萄糖释放快，血糖升高明显；反之，低GI食物则葡萄糖释放缓慢，有利于血糖浓度保持稳定。
>
> 一般GI≤55为低GI食物；GI在55~75，为中等GI食物；GI>75，则为高GI食物。

4. 多吃蔬菜，少吃水果

维生素和无机盐、膳食纤维摄入合理充足，糖尿病患者因主食和水果摄入量受限，源于蛋白质等其他营养素的一些低分子有机酸等通过代谢转变为糖，维生素和矿物质多参与此代谢过程，为防止代谢紊乱和并发症，应摄入足够的B族维生素和维生素C，控制钠盐摄入，每日食盐控制在6 g以内。适当增加锌、铬、硒、镁、钙、钾等，以利于胰岛素的合成和分泌，改善糖耐量。病程长的老年患者应注意钙的供给充足，保证每日1 000~1 200 mg摄入，防治骨质疏松。

膳食纤维能促进肠道蠕动，延缓碳水化合物在消化道的吸收，促进胆汁酸排泄，可降低餐后血糖和胆固醇，减轻肥胖。糖尿病患者的膳食中应增加膳食纤维量，每日25~35 g。可溶性膳食纤维在水果和海带等食品中含量丰富，不可溶性膳食纤维在存在于谷类的外皮及蔬菜中。

（三）生活方式指导

养成良好的生活方式，加强自我管理。餐次以少食多餐为原则，做到定时、定量。易低血糖患者可适时加餐2~3次，做到加餐不加量。

1. 自我监测血糖

糖尿病患者不能随意减量、更换药物和停药，外出随身携带糖果以防低血糖。平时可使用便携式血糖仪进行自我血糖监测，每1~2年全面复查一次，以全面了解心、脑、肺、肾等的情况，及早发现并发症。自我血糖监测如图5-1-3所示。

2. 平衡膳食

平衡膳食是指一种科学、合理的膳食，是糖尿病营养治疗的基础。每日应均匀摄入谷薯类，蔬菜水果类，肉、禽、鱼、乳、蛋、豆类，油脂类共四大类食品，做到主食粗细搭配，副食荤素搭配。超重或肥胖者应适度减肥（减少原体重的7%）。

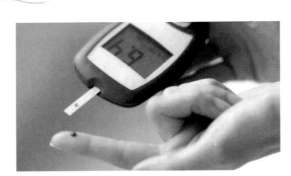

图 5-1-3　自我血糖监测

3. 戒烟戒酒

酒是高能量食物，吸收快但不能维持血糖水平，并使糖负荷后的胰岛素分泌增加，使接受降糖药治疗的患者容易出现低血糖。长期饮酒会损害肝脏，因此血糖控制不佳的病人应禁酒。有充分证据表明，吸烟可以导致 2 型糖尿病，吸烟量越大，起始吸烟年龄越小，吸烟年限越长，发病风险越高。吸烟可以增加糖尿病大血管和微血管并发症的发生风险。有证据提示，长期戒烟可以降低吸烟者的 2 型糖尿病发病与死亡风险。

4. 选择适合的运动

糖尿病患者根据自身情况进行有氧运动，坚持每周 3~5 次中强度运动，如快走、慢跑、骑自行车、打太极拳、打高尔夫球和园艺活动。运动时间每周至少 150 分钟。

（四）糖尿病人食品

1. 蔬菜类和水果类

蔬菜和水果的营养成分相似，主要是维生素、矿物质、膳食纤维和一些生理活性物质。绿叶和黄色蔬菜、浆果类水果含较多维生素 C 和类胡萝卜素等抗氧化营养素。蔬菜能量低，膳食纤维高，维生素和矿物质含量丰富，有助于餐后血糖的控制。水溶性膳食纤维有阻碍碳水化合物吸收、降低餐后血糖的作用，是降低 2 型糖尿病的重要膳食因素。膳食中缺乏铬、维生素 D、维生素 B、维生素 C、维生素 E 及烟酸等均可诱发或加重糖尿病。故平时应增加芹菜、菠菜、香菜、苋菜、荠菜、蕨菜、豆芽、豌豆苗、空心菜、裙带菜、茄子、莲藕、山药、菊芋、荸荠、魔芋、洋葱、大蒜、猕猴桃、樱桃、草莓、杨桃、山楂、荔枝、橄榄、无花果等的摄入量，降低 2 型糖尿病发病风险。

2. 全谷物和豆类

全谷物是由直接经碾磨、粉碎、压片处理保持完整谷物谷粒所具有的胚乳、胚芽、麸质等组成，如糙米、荞麦、燕麦、麦麸等。杂豆主要指除大豆外的豇豆、绿豆、黑豆、黄豆、赤小豆等。全谷物和杂豆类富含膳食纤维、B 族维生素等，其血糖指数相对于精细谷物较低，如果代替谷物主食和白米饭，可显著降低 2 型糖尿病的餐后血糖水平。大豆蛋白对空腹血糖值等无影响，但可降低胆固醇、甘油三酯水平，增加高密度脂蛋白水平，故大豆是非常好的蛋白质来源。

3. 素食膳食

素食膳食不含动物食物，其胆固醇、甘油三酯、钠含量低，膳食纤维丰富，但如果搭配不合理易导致维生素 B_{12}、多不饱和脂肪酸、铁、锌等缺乏。

4. 肉类

肉类含优质蛋白质、铁、锌、维生素 B_{12} 等，但会提高胆固醇和 LDL-C 的水平，很多研究表明，摄入畜肉过多会提高 2 型糖尿病发病风险，建议以禽类、鱼类为主，食乌鸡、鸭肉、鹌鹑、黄鳝、蛤、牡蛎、鲤鱼、鳕鱼、鳗鱼、金枪鱼、三文鱼等，畜肉可食牛肉、兔肉等。油脂以植物油为主，搭配橄榄油、芝麻香油、葵花籽油等。

5. 饮料

提倡喝茶、酸奶。茶含儿茶素、茶多酚等，有利于 2 型糖尿病风险人群的血糖控制，有饮茶习惯者相对于不饮茶者可降低 16% 的发病风险；酸奶促进骨骼健康，改善便秘；咖啡含咖啡因、绿原酸，能加速人体新陈代谢，可降低糖尿病发病风险。慎喝含糖饮料，与不喝含糖饮料者相比，喝含糖饮料者糖尿病发病风险增加。

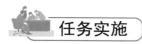

王奶奶一日食谱举例如表 5-1-5 所示。

表 5-1-5　王奶奶一日食谱举例（总能量 1 700 kcal）

餐次	食谱名称	原料/g
早餐	鸡蛋+小米荞麦粥+芹菜拌豆干	鸡蛋 50，小米 50，芹菜 200，豆干 25，荞麦 70
加餐	猕猴桃	猕猴桃 300
午餐	蒸米饭+鳕鱼炖豆腐+冬瓜汤	大米 150，鳕鱼 150，豆腐 100，冬瓜 100，海米 3，香菜 3
晚餐	杂粮面条+香菇油菜+清蒸虾	豆面 25，面粉 30，香菇 10，油菜 200，虾 100
加餐	酸奶	酸奶 300

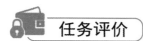

完成本任务，对照表 5-1-6 进行任务评价。

表 5-1-6　任务评价表

项目	评价标准
知识掌握 （40）	简述糖尿病缓解率是什么（10 分） 简述降血糖激素名称（5 分） 简述糖尿病的危险因素（10 分） 理解低血糖生成指数的含义（5 分） 常用的正确的生活方式（10） 回答熟练、全面、正确
技能能力 （35）	能正确引导糖尿病患者形成健康的生活方式（10 分） 能正确设计糖尿病患者的食谱（10 分） 能指导糖尿病患者养成良好的生活习惯（5 分） 能掌握低血糖指数食品并合理搭配（10 分） 操作要娴熟、正确、到位
人文素养 （25）	能通过交流提高自己和服务对象的健康素养（10 分） 遵守职业道德规范，宣传绿色环保节约理念（10 分） "合理膳食　营养惠万家"，让居民吃得更科学、更健康（5 分）
总分（100 分）	

同步测试

1. 糖尿病缓解率指 12 个月内，暂停所有降糖药至少 2 个月后，糖化血红蛋白低于（　　）。

A. 6.5%　　　　　　B. 7%　　　　　　C. 7.5%　　　　　　D. 6%

2. 参与降血糖的激素有（　　）。

A. 胰高血糖素　　　　　　　　　B. 肾上腺素

C. 胰岛素　　　　　　　　　　　D. 糖皮质激素

3. 使用（　　）代替富强粉可以降低 2 型糖尿病发病风险。

A. 牛肉　　　　　B. 大米饭　　　　　C. 全谷物　　　　　D. 苏打饼干

4. 推荐糖尿病患者摄入碳水化合物占全天的（　　），脂肪占（　　），蛋白质占（　　）。

A. 45%～60%　　　　　　　　　B. 25%～35%

C. 15%～20%　　　　　　　　　D. 20%～30%

5. 糖尿病的危险因素有（　　）。

A. 营养因素　　　　　　　　　　B. 体力活动缺乏

C. 遗传因素　　　　　　　　　　D. 肥胖

项目二　心血管疾病的营养与膳食

【项目介绍】

2019 年我国因慢性病导致的死亡占总死亡的 88.5%，其中心脑血管病、癌症、慢性呼吸系统疾病死亡比例为 80.7%。《中国心血管健康与疾病报告 2019》显示，我国 15 岁及以上人群冠心病患病率为 10.2%，60 岁及以上人群冠心病患病率为 27.8%，18 岁及以上居民血脂异常率显著升高（2002 年为 18.6%，2012 年为 40.4%），2013 年 40 岁以上人群脑卒中患病率为 2.1%。

心血管疾病已成为我国重大的公共健康问题。心血管疾病的发生发展具有一定的遗传因素，但生活方式的影响越来越受到重视，较多证据显示心血管疾病与长期膳食不平衡和油盐摄入过多密切相关。本项目介绍了心血管疾病家庭营养膳食原则及食品归类，指导人们健康饮食。

【知识目标】

了解心血管疾病的病因及常见临床症状；熟悉营养相关因素；掌握高血压、高血脂、冠心病营养防治原则及食品禁忌等。

【能力目标】

能够指导慢性心血管病患者管理好自己，养成良好的生活方式，根据不同人群进行营养配餐及健康指导，编制膳食控制方案。

【素质目标】

秉承节约原则和绿色环保的理念，积极推进"三减三健"全民健康生活方式，教会居民选择食物，加强个体化的健康管理服务，以助力"健康中国"为己任，提高自己和服务对象的营养素养，坚持预防为主的卫生健康工作方针，倡导健康生活方式，合理营养，预防疾病，从每天的一口饭一口菜做起，从"源头"杜绝慢性病。

任务一　高脂血症膳食指导

任务描述

张先生，55 岁，身高 176 cm，体重 86 kg，生活不规律，中度脂肪肝，甘油三酯、总胆固醇、LDL-C 值偏高，HDL-C 值偏低，血压偏高，血糖正常。医生建议，平时多运动，在饮食方面切记不要吃高热量、高脂肪的食物，多吃蔬菜水果。

工作任务：

1. 如果你为张先生进行家庭营养配餐，应该怎么做？

2. 对张先生进行健康指导。

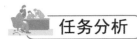

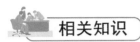

为完成任务，需要知道血脂包含的成分及与营养相关的因素，膳食搭配原则及食物营养成分。在任务实施过程中，要遵守职业道德规范，秉承节约原则和绿色环保的理念，积极推进"三减三健"全民健康生活方式，加强个体化的健康管理服务，坚持预防为主的卫生健康工作方针，把慢病预防摆在突出位置。

高脂血症膳食指导

任务重点：营养配餐及健康指导。

任务难点：血脂异常膳食控制方案。

相关知识

一、血脂概述

脂类是机体能量的来源和组织结构的重要成分，体内脂代谢状况可通过血脂变化反映出来，血脂代谢异常不仅与动脉粥样硬化（AS）的发生、发展有密切关系，对冠心病急性事件（不稳定型心绞痛、急性心肌梗死和冠状动脉性猝死）的发生也有较大影响。

血脂是指血浆中脂类的总称。其主要成分有甘油三酯（TG）、总胆固醇（TC）[包括游离胆固醇（FC）和胆固醇酯（CE）]、磷脂（PL）和游离脂肪酸（FFA）等。甘油三酯即脂肪，参与体内能量代谢；总胆固醇主要参与细胞膜的组成，或转变为胆汁酸和类固醇激素。甘油三酯和胆固醇难溶于水，常和蛋白质结合在一起在血液里运输，称为血浆脂蛋白，以密度的不同，将其分为乳糜微粒（CM）、极低密度脂蛋白（VLDL）、低密度脂蛋白（LDL）和高密度脂蛋白（HDL），四类脂蛋白密度依次增大，颗粒则依次变小。

血浆脂蛋白中胆固醇含量较为稳定，目前常以测定脂蛋白中胆固醇总量代表脂蛋白水平，即高密度脂蛋白胆固醇（HDL-C）、低密度脂蛋白胆固醇（LDL-C）或极低密度脂蛋白-胆固醇（VLDL-C）；HDL-C 具有抗动脉粥样硬化的功能，同时大量流行病资料表明，血清 HDL-C 水平与冠心病发病呈负相关，故将 HDL 称为"好的脂蛋白"。HDL-C 下降多见于肝炎、肝硬化、脑血管病、糖尿病等患者。高甘油三酯血症常伴有低 HDL-C，肥胖、吸烟者的 HDL-C 也常偏低，适量饮酒、长期体力活动和运动会使之升高。动脉粥样硬化患者血浆低密度脂蛋白胆固醇（LDL-C）升高，与冠心病发生呈正相关，因此 LDL 被称为"坏的脂蛋白"。

高脂蛋白血症可分为原发性和继发性两大类。原发性是遗传缺陷所致，如家族性高胆固醇血症。继发性是继发于某种疾病，如糖尿病、肾病、甲状腺功能减退等均可引起高脂血症。

拓展知识

吃苹果可预防高脂血症。苹果能够减少人体血液中的中性脂肪含量，有益身体健康。日本农林省果树研究所的科学家田中敬一对 14 名男女志愿者进行的试验结果显示，他们血液中偏高的中性脂肪值在其食入苹果后逐渐降低到了正常水平。血液里过多的中性脂肪是引发高血脂等病症的重要原因。吃苹果还能够增加血液中的维生素 C 含量，减少肠内的不良细菌数量从而帮助有益细菌繁殖。每天吃苹果可以大大改善肠内的细菌菌丛状况，从而改善人体的消化吸收机能，起到预防高血脂等与生活习惯有关的病症的作用。

二、高脂血症健康指导

（一）营养防治原则

1. 控制能量摄入

能量由膳食碳水化合物、脂肪和蛋白质提供。过多的能量将转化为脂肪，肥胖者每天供能 1 500~2 000 kcal。一般脂肪供能不超过 15%，碳水化合物供能占 60%~65%（一般成人碳水化合物供能 55%~65%），蛋白质供能 15%~20%（一般成人蛋白质供能 10%~15%）。

2. 平衡膳食

全球疾病负担研究显示，不合理的膳食是中国人疾病发生和死亡的最主要因素，2017 年中国有 310 万人的死亡可以归因于膳食不合理。

3. 健康的膳食模式

推荐地中海膳食模式，其特点是食物多样、清淡和加工简单，营养素丰富，单不饱和脂肪酸（橄榄油）和膳食纤维（全谷物）的摄入量很高。

（二）膳食指导

1. 宏量营养素

（1）过多的碳水化合物会变成脂肪存储，特别是血糖生成指数高的碳水化合物，如蔗糖、果糖。建议主食选用全谷类、燕麦（莜麦）、薯类、玉米、高粱米等，以增加膳食纤维和 B 族维生素的摄入量。

（2）蛋白质适量，最好的蛋白来源是大豆及豆制品等，禽肉俗称"白肉"，优于畜肉，多食海鱼和植物蛋白。目前研究未发现鸡蛋与高胆固醇有关联。

（3）限制脂肪摄入。家庭烹饪以不饱和脂肪酸含量高的植物油为主，如橄榄油、豆油、花生油等。忌用肥肉、黄油、油炸食品等高脂肪食物。饱和脂肪酸摄入要小于总能量的 10%，高胆固醇血症病人饱和脂肪酸限制在 7% 以下，胆固醇每天的摄入量小于 300 mg。

2. 蔬菜水果类

增加蔬菜水果摄入量可降低心血管疾病的发病风险。一项涵盖 67 211 名中国女性和 55 474 名男性的研究显示，水果摄入量每增加 80 g/d，心血管疾病风险下降 12%。每天应食用蔬菜 400~500 g，水果 200~400 g，蔬菜水果类食物富含多种维生素、钾、膳食纤维等，有助于降低血脂。

3. 坚果类

适量增加坚果摄入可以改善成年人血脂，但要注意含油脂的坚果。三十颗花生、一百五十粒瓜子、九十粒番瓜子、两汤匙芝麻、六颗核桃、十五颗杏仁（或腰果）都等于一汤匙油脂的摄取量，食用时应注意控制摄入的油脂量和总能量。

4. 多喝水或喝茶

（三）生活方式指导

养成良好的生活方式，加强自我管理，吃饭做到定时、定量。

1. 均衡营养

粗细搭配，多吃蔬菜水果。

2. 戒烟戒酒

酒是高能量食物，高脂血症患者应控制饮酒。同时，及早戒烟不仅可以降低肺癌发病率，对心血管也有保护作用。

3. 运动

每周至少运动 150 分钟，或每周运动至少 3 次，每次超过 40 分钟。

4. 心理健康。

少看手机电脑，多活动、多交流。

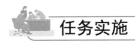 **任务实施**

张先生一日食谱举例如表 5-2-1 所示。

表 5-2-1　张先生一日食谱举例（总能量 1 720 kcal）

餐次	食谱名称	原料/g
早餐	牛奶+燕麦+素包	牛奶 250，燕麦片 25，韭菜 100， 面粉 75，鸡蛋白 25
加餐	猕猴桃	猕猴桃 200
午餐	蒸米饭+拌黄瓜+清蒸武昌鱼+ 冬瓜瘦肉汤	大米 100，武昌鱼 75，黄瓜 100，冬瓜 100， 瘦肉 25，香菜 3
晚餐	荞麦馒头+蒜蓉西兰花+酸奶+ 醋熘白菜	面粉 75，西兰花 100，白菜 100，酸奶 100
加餐	山楂、荸荠、橙子等水果	水果 150

 任务评价

完成本任务，对照表 5-2-2 进行任务评价。

表 5-2-2　任务评价表

项目	评价标准
知识掌握 （40）	简述血浆中脂类成分（10 分） 简述好的脂蛋白含义（5 分） 简述高脂血症饮食原则（10 分） 简述高脂血症营养防治原则（5 分） 简述血浆脂蛋白分类（10） 回答熟练、全面、正确
技能能力 （35）	能正确引导高脂血症患者形成健康的生活方式（10 分） 能正确设计高脂血症患者的食谱（10 分） 能指导高血脂患者养成良好的饮食习惯（10 分） 能掌握血脂异常者每日蔬菜量（5 分） 操作要娴熟、正确、到位
人文素养 （25）	能通过交流提高自己和服务对象的健康素养（10 分） 遵守职业道德规范，宣传绿色环保节约理念（10 分） 合理膳食 营养惠万家"，让居民吃得更科学、更健康（5 分）
总分（100 分）	

 同步测试

1. 下列选项中，不属于血浆中脂类的成分的是（　　）。

A. 甘油三酯　　　　B. 胆固醇　　　　　C. 碳水化合物　　　D. 磷脂

2. 与动脉粥样硬化呈负相关，常常被称为"好的脂蛋白"的是（　　）。

A. CM　　　　　　B. LDL　　　　　　C. HDL　　　　　　D. VLDL

3. 血脂异常的人每日蔬菜量最好不低于（　　　）。

A. 400 g　　　　　　B. 500 g　　　　　C. 200 g　　　　　D. 300 g

4. 高脂血症饮食原则包括（　　　）。

A. 控制能量　　　　　　　　　　B. 提高碳水化合物摄入量

C. 平衡膳食　　　　　　　　　　D. 限制脂肪和胆固醇摄入量

5. 血浆脂蛋白中包括（　　　）

A. 乳糜微粒　　　　　　　　　　B. 极低密度脂蛋白

C. 低密度脂蛋白　　　　　　　　D. 高密度脂蛋白

任务二
高血压患者膳食指导

任务描述

　　赵先生，工程师，60岁，身高173 cm，体重76 kg，高血压病史5年，口服降压药非洛地平每日50 mg，未发现并发症，最近血压不稳定。医院检查后，医生建议，平时多运动，多吃蔬菜水果，不吃高热量、高盐食物。

工作任务：

　　请你为赵先生配餐并进行健康指导。

任务分析

　　为完成任务，需要了解高血压的一般知识和营养相关的因素，膳食营养防治原则及健康指导方案。在任务实施过程中要遵守职业道德规范，秉承节约原则和绿色环保的理念，积极推进"三减三健"全民健康生活方式，加强个体化的健康管理服务，推进"健康中国行动"，坚持预防为主的卫生健康工作方针，把慢病预防摆在突出位置。

任务重点：营养配餐及健康指导。

任务难点：高血压膳食控制方案。

高血压患者
膳食指导

相关知识

一、高血压的一般知识

（一）概述

　　高血压是脑卒中和冠心病发病及死亡的主要危险因素，脑卒中、心脏意外导致的死亡已占全球人口死亡原因的30%以上，其中62%的卒中病例和49%的心肌梗死是由高血压引起的，我国高血压患病率仍呈增长态势，如图 5-2-1 所示。

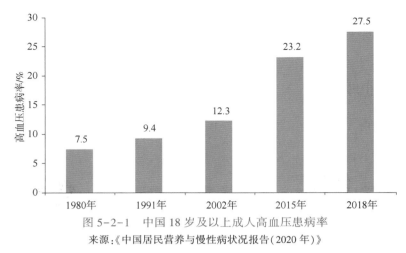

图 5-2-1　中国 18 岁及以上成人高血压患病率
来源：《中国居民营养与慢性病状况报告（2020 年）》

高血压是以体循环动脉收缩压或舒张压持续升高为主要特点的心血管疾病，通常说的高血压即原发性高血压，指在未服用抗压药物的情况下，成人收缩压≥140 mmHg 和（或）舒张压≥90 mmHg，是脑卒中、心衰等的最危险因素，严重影响生存质量。

（二）高血压的危险因素

一般认为影响因素中遗传因素占 40%，环境因素占 60%。在环境因素中，饮食起主要作用，应改善高血压相关的危险因素，如高钠低钾摄入、肥胖、饮酒、缺乏体育活动和不健康饮食。

1. 高钠低钾膳食

高血压患病率与膳食中钠的摄入量呈正相关，与钾摄入水平呈负相关。我国 14 组人群研究表明，膳食钠摄入量平均每天增加 2 g，收缩压和舒张压分别增高 2.0 mmHg 和 1.2 mmHg。食盐量高的地区，高血压发病率也高。高钠低钾膳食是导致我国大多数高血压病人发病的主要危险因素之一。

2. 超重和肥胖

人体脂肪含量与血压水平呈正相关。有调查显示，BMI 每增加 3 kg/m²，4 年内发生高血压的风险男性增加 50%，女性增加 57%。上身性肥胖（苹果形肥胖）与高血压发生相关度较高，男性腰围≥90 cm 或女性腰围≥85 cm，发生高血压的风险是正常腰围者的 4 倍以上。超重和肥胖已成为我国高血压患病率增长的又一重要危险因素。

3. 饮酒

人群高血压患病率随酒量增加而升高。虽然少量饮酒后短时间内血压水平会有所下降，但长期少量饮酒可使血压升高。

二、高血压患者的健康指导

（一）营养防治原则

1. 限盐控油

高盐饮食可引起水潴留、外周血管阻力增加、内皮功能障碍、动脉结构和功能改变、交感神经兴奋性增高。减少饮食中的钠含量不仅可以降低血压水平，还可以降低心血管疾病的发病率和死亡率。

2. 健康膳食模式

健康膳食模式可降低高血压的发病风险。

（1）基于 2002 年中国居民营养与健康状况调查人群进行的横断面研究显示，高摄入水果、蔬菜、坚果类的"南方传统膳食模式"与高血压发病率呈负相关，在该膳食模式上得分最高的四分位人群与最低的四分位人群相比，高血压风险下降 27%。

（2）DASH（Dietary Approaches to Stop Hypertension）降血压饮食方案。推荐 DASH 饮食作为预防及控制高血压的饮食模式。DASH 饮食强调摄食足够的蔬菜、水果、低脂（或脱脂）奶，以维持足够的钾、镁、钙等离子的摄取，并尽量减少饮食中盐和油脂（特别是富含饱和脂肪酸的动物性油脂）的摄入量，可以有效地降低血压。DASH 膳食还可以预防骨质疏松、癌症、心脏病、脑卒中和糖尿病等。DASH 饮食也连续多年被评为年度最佳综合饮食方式。

3. 控制体重

控制体重可使高血压的发生率降低 28%。一是控制能量摄入，体重正常的高血压病人按体力活动强度摄入能量，一般建议每天摄入 1 500~2 000 kcal。超重及肥胖高血压病人根据情况可采用低热量平衡饮食和低热量饮食，与相应体力劳动的健康成年人相比每天减少 500~700 kcal。二是做有氧运动，慢跑、游泳、太极拳等有助于降低血压和减少体重，每周 3~5 次，每次 50~60 分钟，运动强度和时间要考虑年龄和身体状况。减重的速度通常以每周减重 0.5~1.0 kg 为宜。

（二）膳食指导

1. 限制食盐摄入量

盐中的钠能维持体内正常的生理、生化活动和功能，摄取太少或缺乏会出现疲劳、虚弱、倦怠等现象，但长期摄入太多则会增加高血压、胃癌等疾病风险；成人每日食盐摄入量不高于 5 g，我国人均每日烹调用盐 9.3 克，多半源于厨房，减少 5%~10% 的烹调用盐通常不会对菜品口味产生明显影响，且有助于人群逐步适应并养成清淡少盐的饮食习惯；增加天然食材调味增鲜，用葱、姜、蒜、辣椒、花椒等增味，用柠檬和醋等酸味物质提升咸味感觉；控制鸡精、味精、酱油、蚝油、酱料等含钠高的调味品。少食或不食咸菜、火腿、香肠、饼干等含钠盐的各类加工食品；肾功能良好者，使用含钾的烹调用盐。

2. 合理搭配宏量营养素

减少脂肪摄入，适当增加蛋白质量。脂肪控制在总能量的 25% 以下，蛋白质占总能量的 15% 以上。

主食选择粗加工的谷类杂粮，蛋白质以大豆、禽类、鱼虾贝类为主，减少畜肉比例，可以减少脂肪和胆固醇的摄入水平，控制饱和脂肪的摄入，选择橄榄油、大豆油、菜籽油、花生油等植物油烹饪，增加不饱和脂肪酸的比例，少用动物油。控制烹调油摄入量，多用蒸、煮、凉拌等烹饪方式。

3. 多吃蔬菜、水果

蔬菜和水果含钾高，能促进钠的排出，建议高血压病人每天吃 400~500 g 新鲜蔬菜、1~2 个水果。对伴有糖尿病的高血压病人，可选用低血糖生成指数的水果。研究结果表明，增加某些水果或果汁的摄入可有效调节血压水平，对心血管疾病具有保护作用，如高黄酮类水果、猕猴桃、蓝莓、蓝莓粉和蓝莓汁、橙汁、酸樱桃汁、多酚的浆果汁、蔓越莓汁、红葡萄汁、石榴汁等。

4. 增加钾、钙、镁的摄入量

高血压病可食高钾食物，如赤豆、蚕豆、扁豆、冬菇、竹笋、紫菜等含钾量超过 800 mg/100 g 的食物。缺钙可加重高血压，多吃豆类、豆制品、奶类、奶制品，建议每天喝奶 250~300 g。同时，应食用各种干豆、鲜豆、蘑菇、桂圆、豆芽等富含镁的食物。

（三）健康指导

（1）戒烟限酒，少喝咖啡。一天之内，若口服相当于两杯咖啡的咖啡碱药，人的血压就会上升 2~3 个毫米汞柱，咖啡碱可使血管收缩，导致血压升高。

（2）养成良好饮食习惯，按时用餐，杜绝暴饮暴食，少吃炒货等含盐零食。

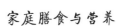

（3）适当运动。

（4）健康心理。

拓展知识

　　高血压多喝含维生素C橙汁。英国医学工作者对641名成年人的血液进行化验后发现，血液中维生素C含量越高的人，其动脉的血压越低。这些研究人员认为，维生素C有助于血管扩张。每天服用60毫克维生素C片，或者多吃些蔬菜、胡椒、柠檬和其他酸味水果，也可起同样作用。

　　早餐时吃些甜瓜和酸奶。甜瓜和酸奶矿物质钾的含量较高，有助于控制血压。一项对2 600人进行跟踪研究的结果表明，6天吃含1克钾的食物，如一个土豆、一只大香蕉和226克牛奶，五星期后血压可下降4个毫米汞柱。

任务实施

赵先生一日食谱举例如表5-2-3所示。

表5-2-3　赵先生一日食谱举例（总能量1 720 kcal）

餐次	食谱名称	原料/g
早餐	小米粥+鸡蛋+包子	小米25，茄子100，海米10，面粉75，鸡蛋50
加餐	橙汁	橙汁200
午餐	馒头+粉皮拌黄瓜+蒜蓉西兰花+鲫鱼豆腐汤	面粉100，黄瓜150，绿豆粉30；西兰花100，鲫鱼50，豆腐100，香菜3
晚餐	稀饭+芹菜肉丝+包子	米25，芹菜100，瘦肉50，面粉75，茄子100
加餐	葡萄	葡萄150

任务评价

完成本任务，对照表5-2-4进行任务评价。

表5-2-4　任务评价表

项目	评价标准
知识掌握（40）	简述高血压的定义（10分） 简述高血压的主要危险因素（10分） 简述高脂血的推荐膳食模式（10分） 简述高血压营养防治原则（10分） 回答熟练、全面、正确
技能能力（35）	能正确引导高血压患者形成健康的生活方式（10分） 能正确设计高血压患者的食谱（10分） 能指导高血压患者养成良好的饮食习惯（10分） 能在膳食中采取低盐措施（5分） 操作要娴熟、正确、到位

项目	评价标准
人文素养 （25）	能通过交流提高自己和服务对象的健康素养（10分） 遵守职业道德规范，宣传绿色环保节约理念（10分） "合理膳食 营养惠万家"，让居民吃得更科学、更健康（5分）
总分（100分）	

 同步测试

1. 摄入食盐过多，最容易造成（　　）。

A. 糖尿病   B. 甲亢

C. 血脂异常   D. 高血压

2. 《健康中国行动（2019—2030年)》倡导成人每日食盐摄入量不高于（　　）。

A. 5 g   B. 9.3 g   C. 25 g   D. 4.3 g

3. 中国营养学会推荐的高血压病人最具代表性健康膳食模式是（　　）。

A. DASH 饮食模式   B. 限能量平衡膳食（CRD）

C. 轻断食膳食   D. 地中海饮食

4. 在未服用抗压药物的情况下，成人血压（　　）均可判断为高血压。

A. 收缩压≥140 mmHg   B. 收缩压≤140 mmHg

C. 舒张压≥90 mmHg   D. 舒张压≤90 mmHg

任务三　冠心病患者膳食指导

任务描述

    王先生是某公司经理，45岁，身高172 cm，体重80 kg，每天两盒烟，高血压病史2年，服用降压药物2年。经常在外就餐，就餐时一般不太喝酒，有时喝些啤酒。生活不规律，一般夜里12点左右睡觉，因胸闷憋气，在熟睡、白天平卧时也会突然出现胸痛、心悸、呼吸困难的症状，诊断为冠心病，经治疗出院后在家调理。

工作任务：

    请你为王先生进行营养膳食指导。

 任务分析

    为完成任务需要了解冠心病的一般知识，掌握营养相关的因素、膳食搭配原则及健康生活方式。在任务实施过程中，要遵守职业道德规范，秉承节约原则和绿色环保的理念，积极推进"三减三健"全民健康生活方式，推进"健康中国行动"，坚持预防为主的卫生健康工作方针，提高居民健康素养。

冠心病患者
膳食指导

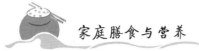

任务重点：营养配餐及健康指导。

任务难点：冠心病膳食控制方案。

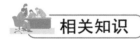

一、冠心病一般知识

冠心病是目前导致发达国家人口死亡的主要原因之一，而且呈逐年提高的趋势。对心脏性猝死老年人的病因分析中发现，其中80%的心脏性猝死老年人的病因是冠心病。其中患病率比较高的是40岁以上的中老年人，脑力劳动者高于体力劳动者，男性高于女性。

冠状动脉粥样硬化性心脏病指冠状动脉发生粥样硬化，使血管腔狭窄或闭塞，导致心肌缺血缺氧或坏死而引起的心脏病，有胸闷、胸痛等症状，简称冠心病，又称为缺血性心脏病。

二、引起冠心病的高危因素

（一）疾病相关

冠心病与高血压、糖尿病、高脂血症、肥胖密切相关。高血压患者患冠心病的概率比血压正常的高出3~4倍；糖尿病患者冠心病发病率常比血糖正常的高，而且病情发展也比较快；高血脂、脂质代谢异常是导致动脉粥样硬化重要的危险因素；肥胖可引起高脂血症、高血压、糖尿病，也是导致动脉粥样硬化的危险因素之一。

（二）营养相关

长期高热量、高脂肪、高胆固醇、高糖饮食，过多的盐摄入，会导致血压不稳，增加冠心病的患病风险。

（三）生活方式

有充分证据说明，吸烟可以导致动脉粥样硬化、冠状动脉粥样硬化性心脏病、脑卒中、外周动脉疾病，吸烟量越大，吸烟年限越长，疾病的发病风险越高。吸烟者比不吸烟的发病率和病死率要高2~6倍，而且与每日吸烟的数量成正比。长期抑郁、沮丧、精神紧张、压力大等，也都是冠心病危险因素。

> **拓展知识**
>
> 牛津大学研究人员分析了13项前瞻性队列研究140万人的数据，经过长达30年的随访发现，红肉和加工肉是冠心病的危险因素。研究发现，每天多吃培根、火腿和香肠等加工肉1两，就会增加18%的冠心病风险。
>
> 每天多吃未经加工的红肉（如牛肉、羊肉和猪肉）1两，会增加9%的冠心病风险，而食用家禽肉与冠心病风险增加之间没有明确的联系。
>
> 研究者分析，这可能是因为红肉中饱和脂肪含量高，加工肉中钠盐含量高。

三、冠心病患者的健康指导

（一）营养防治原则

1. 健康膳食模式

健康膳食模式可降低心血管疾病的发病风险，地中海膳食模式为心血管系统提供保护；高摄入水果、蔬菜、坚果类的"南方传统膳食模式"与高血压发病率呈负相关，降低冠心病诱发因素。

2. 改变生活方式，做好冠心病的三级预防

对高危人群和高血压、高血糖、高血脂以及已经诊断为冠心病的患者提供健康膳食模式和良好生活方式的指导，定制个人营养食谱，均衡营养，合理运动，改善健康状况，控制病情发展，防止和延缓并发症的发生与发展，尽可能提高生活质量。

3. 控制体重

超重、肥胖可增加冠心病的发病风险。BMI 每增加 $5\ kg/m^2$ 可增加冠心病的发病风险 27%，超重人群的冠心病发病风险是体重正常人群的 1.26 倍，肥胖人群的发病风险是体重正常人群的 1.69 倍。

（二）膳食指导

1. 宏量营养素

膳食中胆固醇含量与血浆胆固醇水平呈正相关，血浆胆固醇和甘油三酯含量与冠心病发病率和死亡率呈正相关，故提倡低脂低胆固醇饮食，控制脂肪特别是饱和脂肪酸摄入，少食油腻食物，尤其是动物内脏等含胆固醇高的食物；多吃鱼类、豆类及豆制品等优质蛋白质，鱼类不仅富含优质蛋白质，而且富含不饱和脂肪酸，比如深海鱼类鲑鱼、鲔鱼等，富含 $\Omega-3$ 等不饱和脂肪酸，可以降低血胆固醇，预防冠心病；增加全谷物摄入可降低心血管疾病（CVD）的发病风险，控制高淀粉膳食和高血糖指数膳食。

2. 增加蔬菜和水果摄入

增加蔬菜和水果的摄入量可降低心血管疾病的发病和死亡风险，每增加 80 g/d 蔬菜摄入，心血管疾病的发病风险降低 13%。新鲜蔬菜、水果富含维生素、矿物质和膳食纤维；维生素 C 和 B 族维生素具有软化血管改善心功能作用；镁是心血管系统的保护因子，缺少会导致血管硬化、心肌损害。

3. 低盐、低油，清淡饮食

避免暴饮暴食，饱餐是心肌梗死的诱因。少食油炸、油煎食物。

4. 冠心病患者日常推荐食物

燕麦、荞麦、玉米、大豆、鱼类、花生、胡萝卜、芹菜、韭菜、茄子、甘薯、菌菇类、藻类、山楂、生姜、大蒜，以及其他绿叶蔬菜、黄色蔬菜等。

（三）生活方式指导

1. 遵守医嘱，按时服药，定期去医院复诊

一旦怀疑急性心梗发作，要立即就地休息，稳定患者情绪。同时拨打 120，及时送往医院，不可强行搀扶老年人走动，及时舌下含服硝酸甘油、消心痛，可多次服用。

2. 保持心理平衡

普及冠心病健康知识，意识到良好的情绪有利于疾病恢复，让患者心情放松，缓解焦虑和恐惧心理，避免情绪波动过大，避免焦虑急躁。

3. 控制好血压、血糖、血脂

4. 戒烟、戒酒，不熬夜，养成良好的生活方式

戒烟可明显降低冠心病、脑卒中、外周动脉疾病的发病风险，并改善疾病预后。适量饮酒对于心脏疾病是有益处的，能够降低动脉狭窄及降低凝血的危险性，有效减少心脏疾病再发的机会。每天酒的摄取量约是三分之二瓶啤酒，可以换算成红葡萄酒及绍兴酒一玻璃杯，也可以换算成烈性的酒像白兰地、威士忌、高粱酒一小杯，记得喝了酒就要减少油脂摄取。持续大量饮酒与

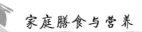

较高的心血管发生风险有关，尤其是在男性中，男性过量饮酒人群动脉僵硬度显著增加。

5. 多喝水，常饮茶，忌冷饮

喝水不足易出现血黏度升高，导致心肌缺血、血管堵塞；每天一杯（236.6 mL）茶使心血管疾病的死亡风险平均降低4%；每天一杯茶可降低2%心血管事件的发生风险；注意避免冷饮，高温天气，血管扩张，进食冷饮，多数患者肠道会受到刺激并导致血管收缩、血压飙升，易出现心绞痛、心梗的症状。

6. 适当运动，逐渐增加活动量，提高心功能

一般可以选择慢跑、快走、游泳、自行车等有氧运动。建议每周走路至少2小时，每周走3~4次，每次30分钟以上，不适合剧烈的运动。冠心病在急性期应绝对卧床休息，在恢复期应根据情况适当运动，以不感到疲劳为宜，不能长时间打牌、下棋。

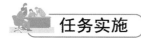 **任务实施**

王先生一日食谱举例如表5-2-5所示。

表5-2-5　王先生一日食谱举例（总能量1 900 kcal）

餐次	食谱名称	原料/g
早餐	牛奶+燕麦+鸡蛋饼+小菜	牛奶250，燕麦片25，胡萝卜75、芹菜25、面粉50、鸡蛋50
加餐	梨	梨200
午餐	馒头+红烧鱼+香菇油菜+海米冬瓜汤	面粉120，鲫鱼100，香菇50、油菜150、冬瓜50、海米5、香菜3
晚餐	米饭+豆腐白菜煲	大米100、豆腐100、瘦肉50、海米5、白菜200、粉丝15
备注	全日烹调用油30 g，盐不超过6 g	
加餐	苹果、橙子等水果	水果200

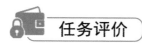 **任务评价**

完成本任务，对照表5-2-6进行任务评价。

表5-2-6　任务评价表

项目	评价标准
知识掌握（35）	简述体重与冠心病的关系（10分） 简述冠心病的主要危险因素（10分） 简述冠心病的膳食指导原则（5分） 简述冠心病的营养防治原则（10分） 回答熟练、全面、正确
技能能力（40）	能正确引导冠心病患者形成健康的生活方式（10分） 能正确设计冠心病患者的食谱（10分） 能指导冠心病患者养成良好的饮食习惯（10分） 能指导冠心病患者正确运动（10分） 操作要娴熟、正确、到位

续表

项目	评价标准
人文素养 （25）	能通过交流提高自己和服务对象的健康素养（10分） 遵守职业道德规范，宣传绿色环保节约理念（10分） "合理膳食　营养惠万家"，让居民吃得更科学、更健康（5分）
总分（100分）	

 同步测试

1. 具有改善心血管结构和功能的维生素为（　　　）。

A. 维生素 A   B. 维生素 D

C. 维生素 C   D. B 族维生素

2. 冠心病的主要危险因素为（　　　）。

A. 吸烟　　　　　　B. 高血压　　　　　　C. 糖尿病　　　　　　D. 肥胖

同步测试参考答案

参考文献

［1］季兰芳. 营养与膳食 ［M］. 4 版. 北京：人民卫生出版社，2019.

［2］刘翠格. 营养与保健 ［M］. 3 版. 北京：化学工业出版社，2017.

［3］王向阳. 烹饪原料学 ［M］. 3 版. 北京：高等教育出版社，2015.

［4］孙长颢. 营养与食品卫生学 ［M］. 8 版. 北京：人民卫生出版社，2017.

［5］中国营养学会. 中国居民膳食指南（2016）［M］. 北京：人民卫生出版社，2016.

［6］中国营养学会. 中国学龄儿童膳食指南（2016）［M］. 北京：人民卫生出版社，2016.

［7］中国营养学会. 中国居民膳食营养素参考摄入量（2013 版）［M］. 北京：人民卫生出版社，2014.

［8］国家职业资格培训教程. 公共营养师（基础知识）［M］. 2 版. 北京：中国劳动社会保障出版社，2012.

［9］国家职业资格培训教程. 公共营养师（国家职业资格三级）［M］. 2 版. 北京：中国劳动社会保障出版社，2012.

［10］中国营养学会. 中国居民膳食指南科学研究报告（2021）［R］. 中国居民膳食指南科学研究报告编写委员会，2021.

［11］《中国居民膳食指南科学研究报告（2021）》.

［12］《中国居民营养与慢性病状况报告（2020 年）》.

［13］《中国超重/肥胖医学营养治疗专家共识（2016 年版）》.

［14］国家卫生健康委疾病预防控制局.《洪涝灾害营养与食品卫生技术指南（2017 年版）》.